现代耳鼻喉科学

基础与实践

XIANDAI ERBIHOUKE XUE JICHU YU SHIJIAN

主编 张 朋 等

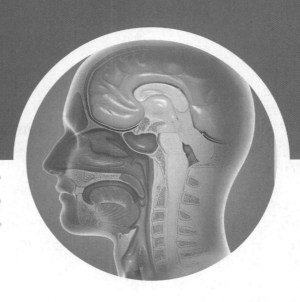

 中国出版集团有限公司

 世界图书出版公司
广州·上海·西安·北京

图书在版编目（CIP）数据

现代耳鼻喉科学基础与实践 / 张朋等主编.—广州：
世界图书出版广东有限公司，2023.10
ISBN 978-7-5232-0927-1

Ⅰ.①现… Ⅱ.①张… Ⅲ.①耳鼻咽喉科学 Ⅳ.
①R76

中国国家版本馆CIP数据核字(2023)第207990号

书　　名　现代耳鼻喉科学基础与实践
　　　　　XIANDAI ERBIHOUKE XUE JICHU YU SHIJIAN
主　　编　张　朋　等
责任编辑　刘　旭
责任技编　刘上锦
装帧设计　品雅传媒
出版发行　世界图书出版有限公司　世界图书出版广东有限公司
地　　址　广州市海珠区新港西路大江冲25号
邮　　编　510300
电　　话　（020）84460408
网　　址　http://www.gdst.com.cn/
邮　　箱　wpc_gdst@163.com
经　　销　新华书店
印　　刷　广州今人彩色印刷有限公司
开　　本　889 mm×1 194 mm　1/16
印　　张　12.75
字　　数　370千字
版　　次　2023年10月第1版　2023年10月第1次印刷
国际书号　ISBN 978-7-5232-0927-1
定　　价　138.00元

编　委　会

主　编　张　朋　游会增　杨　培　姚　远　马士峰　曹　莉

副主编　陈　文　陈协宏　李　曼　李　媛　阎玉彦
　　　　　熊　羽　王　玮　胡　珂　涂载澜　杨　昕

编　委　(按姓氏笔画排序)
　　　　　马士峰　德州市立医院
　　　　　王　丹　航天中心医院
　　　　　王　玮　呼和浩特市第一医院
　　　　　王　巍　呼和浩特市第一医院
　　　　　李　曼　十堰市太和医院（湖北医药学院附属医院）
　　　　　李　媛　深圳市龙华区中心医院
　　　　　杨　昕　北部战区空军医院
　　　　　杨　培　宁夏医科大学总医院
　　　　　余　巧　中国人民解放军西部战区总医院
　　　　　张　朋　淄博市第一医院
　　　　　张秀菊　航天中心医院
　　　　　陈　文　永州市第三人民医院
　　　　　陈协宏　广东省揭阳市人民医院
　　　　　邰旭辉　北部战区空军医院
　　　　　胡　珂　济南市中医医院
　　　　　姚　远　航天中心医院
　　　　　郭良蓉　航天中心医院
　　　　　涂载澜　重庆市人民医院
　　　　　曹　莉　北部战区总医院
　　　　　阎玉彦　河北医科大学附属河北省儿童医院
　　　　　游会增　潍坊市中医院
　　　　　熊　羽　新余市人民医院

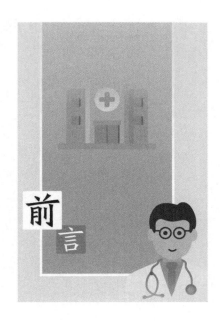

近年来，医学科学的发展日新月异，多种诊断方法和治疗手段相继应用到临床工作中来，极大地丰富了耳鼻喉科学的内容。与此同时，随着我国医疗卫生事业的改革以及人们物质生活、精神生活质量的逐步提高，人们明显加深了对耳鼻咽喉科疾病和健康的关注，也就对就医环境、诊断、治疗等方面提出了更高的要求。本书正是在这样的背景下编写的。

本书首先介绍了耳鼻喉疾病的常规检查以及耳鼻喉常见症状，然后重点介绍了耳鼻喉常见疾病的诊断和治疗等内容。参与编写的各位编者全部工作在临床、教学及科研第一线，理论知识及临床经验丰富，在编写过程中立足临床实践，结合自身经验并参考了国内外文献，力求体现本书编写的实用性。本书所提供的内容准确、规范、实用、通俗易懂，可供高等医学院校临床实习生、进修医生和耳鼻喉临床医生在临床工作中学习和掌握，也可作为基层医院各专业医务人员的参考书。

本书若存在疏漏和不足之处，望广大读者提出宝贵的意见和建议。

编　者

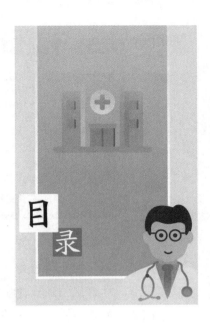

目录

现代耳鼻喉科学基础与实践

第一章

耳部检查

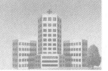

第一节　耳部一般检查法

耳及耳周检查对耳部疾患的诊断与治疗，起着至关重要的作用。

一、耳郭、外耳道口及耳周检查法

1. 视诊　首先，应观察耳郭的形状、大小及位置，注意两侧是否对称，有无畸形、缺损、局限性隆起、增厚及皮肤红肿、触痛、瘘管等。如耳郭向前外方推移，应注意耳后有无肿块。耳后血肿（Battle征）的患者，如果有头部外伤史，需要排除颞骨损伤的可能。其次，应注意耳周有无红、肿、瘘口、瘢痕、赘生物，有无副耳及邻近腮腺肿大。最后，观察外耳道口有无闭锁、狭窄、新生物、瘘口，外耳道皮肤有无红、肿、水疱、糜烂及异常分泌物。如有异常分泌物，则要观察其性状及颜色，如无色水样黏液性、脓性、脓血性、咖啡色或酱油色、有无黑色或白色孢子菌丝。

2. 触诊　触诊检查者用两手拇指以相等压力触诊两侧乳突尖及鼓窦区，注意有无压痛及耳周淋巴结肿大。指压耳屏或牵拉耳郭时出现疼痛或疼痛加重者，提示外耳道炎或疖肿。如耳后肿胀，应注意有无波动感、压痛及瘘口。如有瘘口，应以探针探查其深度及瘘管走向。

3. 嗅诊　某些疾病的分泌物有特殊臭味，有助于鉴别诊断。例如，慢性化脓性中耳炎的脓液有特殊的腐臭；中耳癌等恶性肿瘤及中耳结核伴死骨形成者的分泌物常有恶臭。

4. 听诊　根据患者言语的清晰度及语声的高低有助于判断耳聋的程度及性质。感音神经性聋患者常高声谈话，而传导性聋患者常轻声细语。

二、外耳道及鼓膜检查法

受检者侧坐，受检耳朝向检查者。检查者坐定后调整光源及额镜，使额镜的反光焦点投照于受检耳之外耳道口。对于小儿，嘱其家长正坐于检查椅上，将小儿抱坐于家长之一侧大腿上，使其受检耳朝向检查者，家长以两侧大腿固定住小儿之两腿，一手固定其头，另一手固定小儿肩部及手臂，如此即可进行检查。

（一）检查方法

1. 徒手检查法

（1）双手检查法：检查者一手将耳郭向后、上、外方轻轻牵拉，使外耳道变直；另一手食指将耳屏向前推压，使外耳道口扩大，以便观察外耳道及鼓膜，检查右耳时，以左手牵拉耳郭，检查左耳时则反之（图1-1）。婴幼儿外耳道呈裂隙状，检查时应向下牵拉耳郭，并将耳屏向前推移，方可使外耳道变直，外耳道口扩大。

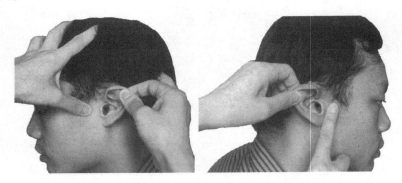

图1-1 双手检查法

（2）单手检查法：如检查者右手需进行拭洗、钳取等操作（如拭洗脓液，钳取耵聍、异物等），则可用单手（左手）检查法。检查左耳时，左手从耳郭下方以拇指和中指夹持并牵拉耳郭，食指向前推压耳屏；检查右耳时，左手则从耳郭上方以同法牵拉耳郭、推压耳屏（图1-2）。

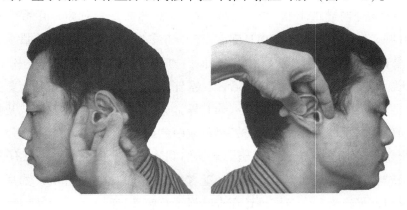

图1-2 单手检查法

2. 耳镜检查法　耳镜形如漏斗，口径大小不一。检查时，应根据外耳道的宽窄选用口径适当的耳镜。

（1）双手检查法：检查右耳时，检查者左手按徒手检查法牵拉耳郭使外耳道变直，右手将耳镜轻轻沿外耳道长轴置入外耳道内，使耳镜前端抵达软骨部即可，并可使耳镜在耳道内稍稍向各个方向移动，以便观察鼓膜及外耳道全貌。检查左耳时则反之。注意耳镜的放置勿超过软骨部和骨部交界处，以免引起疼痛（图1-3）。

（2）单手检查法：检查左耳时，左手拇指及食指持耳镜，先以中指从耳甲艇处将耳郭向后、上方推移，随后即将耳镜置于外耳道内。检查右耳时，仍以左手拇指及食指持耳镜，中指及无名指牵拉耳郭，外耳道变直后随即将耳镜置入（图1-4）。此法可空出右手，便于操作，但要求检查者有娴熟的技巧。

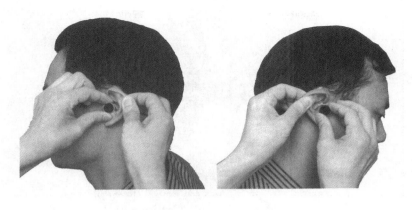

图1-3　双手耳镜检查法

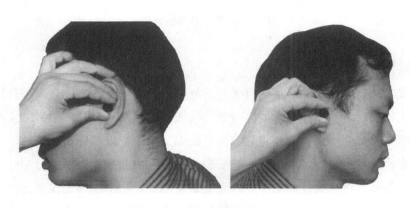

图1-4　单手耳镜检查法

3. 电耳镜检查法　电耳镜是自带光源和放大镜的耳镜，借此可仔细地观察鼓膜，发现肉眼不能察觉的较细微的病变，有些电耳镜所带放大镜的焦距可在一定程度内调节，放大倍数较高。由于电耳镜便于携带，无需其他光源，尤其适用于卧床患者、婴幼儿的检查。

4. 鼓气耳镜检查法　鼓气耳镜是在耳镜的一侧开一小孔，通过一细橡皮管使小孔与一橡皮球连接；耳镜底部安装一放大镜，借此将底部密封（图1-5）。检查时，将适当大小的鼓气耳镜口置于外耳道内，注意使耳镜与外耳道皮肤贴紧，然后通过反复挤压—放松橡皮球，在外耳道内交替产生正、负压，同时观察鼓膜的活动度。鼓室积液或鼓膜穿孔时鼓膜活动度降低或消失，咽鼓管异常开放时鼓膜活动度可增强。鼓气耳镜检查有助于发现细小的、一般耳镜下不能发现的穿孔，通过负压吸引作用还可使潜藏的脓液经极小的穿孔向外流出。此外，鼓气耳镜还能进行瘘管试验、Hennebert试验和鼓膜按摩等。

5. 耳内镜检查法　耳内镜为冷光源硬管内镜，直径有 2.7mm、3mm、4mm 等不同规格，角度分 0°、30°和 70°，镜身长 6cm 或 11cm。可配备电视监视系统和照相设备，在观察细微病变的同时，可进行治疗操作。

6. 手术显微镜　手术显微镜焦距为 225~300mm，有助于精细地观察鼓膜的各种细微变化，并可双手进行治疗操作。

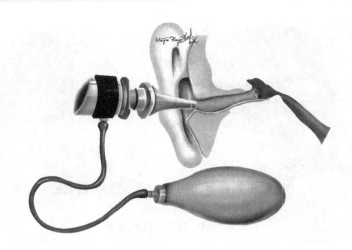

图 1-5 鼓气耳镜检查法

（二）检查操作注意事项

检查外耳道和鼓膜时，应注意外耳道内有无耵聍栓塞、异物，外耳道皮肤是否红肿，有无疖肿、新生物、瘘口、狭窄、骨段后上壁塌陷等。如耵聍遮挡视线，应清除之。外耳道有脓液时，须观察其性状和气味，做脓液细菌培养及药敏试验，并将脓液彻底洗净、拭干，以便窥清鼓膜。

若检查时不易窥及鼓膜的全貌，可稍稍变换受检者的头位，或将耳镜向上、下、前、后轻轻移动，以便看到鼓膜的各个部分。在鼓膜各标志中，以光锥最易辨识，初学者可先找到光锥，然后相继观察锤骨柄、短突及前、后皱襞，区分鼓膜的松弛部和紧张部。除鼓膜的各标志外，还应注意鼓膜的色泽、活动度，以及有无穿孔等。鼓膜或中耳病变时，鼓膜皆可出现不同程度的变化，急性炎症时鼓膜充血、肿胀；鼓室内有积液时，鼓膜色泽呈黄、琥珀、灰蓝色，透过鼓膜可见液面或气泡。有鼓室硬化症时鼓膜增厚，萎缩变薄，出现钙斑。若鼓膜有穿孔，应注意穿孔的位置和大小，鼓室黏膜是否充血、水肿，鼓室内有无肉芽、息肉或胆脂瘤等。

（张　朋）

第二节　咽鼓管功能检查法

咽鼓管功能与许多中耳疾病的发生、发展及预后有关，因此，咽鼓管功能检查是耳科检查方法中的重要内容之一。检查咽鼓管功能的方法很多，繁简不一，且因鼓膜是否穿孔而异。常用的方法如下：

一、鼓膜完整者咽鼓管功能检查法

（一）吞咽试验法

1. 听诊法　将听诊器前端的体件换为橄榄头，置于受试者外耳道口，然后请受试者做吞咽动作。咽鼓管功能正常时，检查者经听诊管可听到轻柔的"嘘嘘"声。

2. 鼓膜观察法　请受试者做吞咽动作，此时观察其鼓膜，若鼓膜可随吞咽动作而向外运动，提示功能正常。

此法简单易行，无需特殊设备，但缺点是存在较强的主观性，受检查者经验技术的影响。

（二）咽鼓管吹张法

本法可粗略估计咽鼓管是否通畅，亦可用于治疗。

1. 瓦尔萨尔法　瓦尔萨尔法又称捏鼻闭口呼气法。受试者以手指将两鼻翼向内压紧、闭口，同时用力呼气。咽鼓管通畅者，此时呼出的气体经鼻咽部循两侧咽鼓管咽口冲入鼓室，检查者或可通过听诊管听到鼓膜的振动声，或可看到鼓膜向外运动。

1704 年 Valsalva（1666—1723）发现一块使咽鼓管开放的肌肉，他相信这块肌肉只有在听觉过程中才能活动。Valsalva 最早将咽鼓管称为欧氏管，他还描述了一种可以使鼓室脓液排入外耳道的方法：让受试者用手指压紧两侧鼻翼，闭嘴用力呼气，空气经咽鼓管进入鼓室，此时受试者感觉鼓膜突然向外膨出。这就是我们现在还采用的 Valsalva 咽鼓管吹张法。

2. 波利策法　波利策法适用于小儿。嘱受试者含一口水，检查者将波氏球前端的橄榄头塞于受试者一侧前鼻孔，另一侧前鼻孔以手指紧压之。嘱受试者将水吞下，于吞咽之时，检查者迅速紧压橡皮球。咽鼓管功能正常者，软腭上举、鼻咽腔关闭、咽鼓管开放的同时，从球内压入鼻腔的空气即可逸入鼓室，检查者通过听诊管可听到鼓膜振动声。

3. 导管吹张法　导管吹张法的原理：通过一根插入咽鼓管咽口的导管向咽鼓管吹气，借助连接于受试者耳和检查者耳的听诊管，以是否听到空气通过咽鼓管时的吹风声，来判断咽鼓管是否通畅。咽鼓管导管前端略弯曲，头端开口呈喇叭状；其尾端开口外侧有一小环，位置恰与导管前端的弯曲方向相反，可指示前端的方向。操作前先清除受试者鼻腔及鼻咽部的分泌物，以 1% 麻黄碱收缩鼻腔和 1% 丁卡因行鼻黏膜表面麻醉。此法会给患者带来一定的痛苦，儿童患者较难配合。

（1）圆枕法：操作时检查者手持导管尾端，前端弯曲部朝下，插入前鼻孔，沿鼻底缓缓伸入鼻咽部。当导管前端抵达鼻咽后壁时（图1-6A），将导管向受检侧旋转90°（图1-6B），并向外缓缓退出少许，此时导管前端越过咽鼓管圆枕，落入咽鼓管咽口处（图1-6C），再将导管向外上方旋转约45°，并以左手固定导管，右手将橡皮球对准导管尾端开口吹气数次，同时经听诊管听诊。咽鼓管通畅时，可闻轻柔的吹风样"嘘嘘"声及鼓膜振动声。咽鼓管狭窄时，则发出断续的"吱吱"声或尖锐的吹风声，无鼓膜振动声，或虽有振动声但甚轻微。咽鼓管完全阻塞或闭锁，或导管未插入咽鼓管咽口，则无声音可闻及。鼓室如有积液，可听到水泡声。鼓膜穿孔时，检查者有"空气吹入自己耳内"之感。吹张完毕，将导管前端朝下方旋转，顺势缓缓退出。此法最常用。

（2）鼻中隔法：①同侧法，经受试耳同侧鼻腔插入导管，导管前端抵达鼻咽后壁后，将导管向对侧旋转90°，缓缓退出至有阻力感时，提示已抵达鼻中隔后缘。此时再将导管向下、向受检侧旋转180°，其前端即进入咽鼓管咽口。②对侧法，若受检侧因鼻甲肥大或鼻中隔偏曲而导管不易通过时，可从对侧鼻腔插入导管，抵达鼻咽后壁后，向受检侧旋转90°，退出至鼻中隔后缘，再向上旋转45°，同时使前端尽量伸抵受检侧，亦可进入咽鼓管咽口。

注意事项：①导管插入和退出时，动作要轻柔，顺势送进或退出，切忌使用暴力，以免损伤鼻腔或咽鼓管口的黏膜。②吹气时用力要适当，用力过猛可致鼓膜穿孔，特别当鼓膜有萎缩性瘢痕时，更应小心。③鼻腔或鼻咽部有脓液、痂皮时，吹张前应清除之。

咽鼓管吹张法的禁忌证：①急性上呼吸道感染。②鼻腔或鼻咽部有脓性分泌物、脓痂而未清除。③鼻出血。④鼻腔或鼻咽部有肿瘤、异物或溃疡。

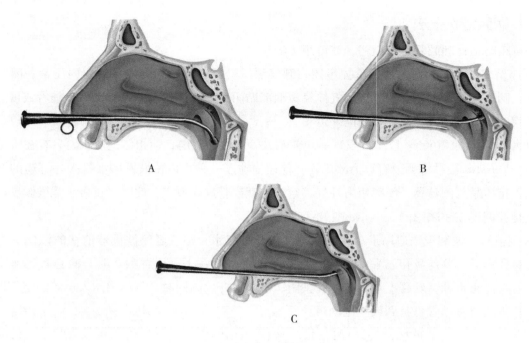

图 1-6　咽鼓管吹张导管法

（三）声导抗仪检查法

1. 负压检测法　负压检测法是用声导抗的气泵压力系统检测吞咽对外耳道压力的影响。检查时将探头置于外耳道内，密封、固定。把压力调节到 -200mmH$_2$O，嘱受检者吞咽数次。正常者吞咽数次后压力即趋于正常（约 0mmH$_2$O）。若吞咽数次后不能使负压下降到 -150mmH$_2$O 者，提示咽鼓管功能不良；若吞咽一次压力即达 0mmH$_2$O 者，提示咽鼓管异常开放。

2. 鼓室导纳曲线峰压点动态观察法　比较捏鼻鼓气法或捏鼻吞咽法前后的鼓室导抗图，若峰压点有明显的移动，说明咽鼓管功能正常，否则为功能不良。

3. 226Hz 和 1 000Hz 探测音鼓室声导抗测试　目前普遍认为成人及 2 岁以上儿童推荐使用 226Hz 低频探测音进行中耳功能测定，在英国、美国发布的听力诊断指南均推荐 0~6 个月的婴幼儿使用 1 000Hz 高频探测音进行中耳功能检测。这可能与婴幼儿中耳腔内存在羊水和间叶细胞，因此总质量较高，气腔容积相对较小，中耳共振频率较低，1 000Hz 高频探测音声导纳对中耳质量系统改变较敏感，而 226Hz 低频探测音无法体现质量占优势的传音系统导纳改变有关。对于 7~24 个月的幼儿究竟是用低频还是高频探测音来评价中耳功能准确性更高，国内外研究尚存在争议。1 000Hz 高频探测音鼓室导抗图在中耳功能正常婴幼儿中主要表现为单峰型，而 226Hz 低频探测音鼓室导抗图主要表现为双峰型。

（四）咽鼓管纤维内镜检查法

咽鼓管纤维内镜直径为 0.8mm，可自咽鼓管咽口插入通过向咽鼓管吹气而使其软骨段扩张，观察咽鼓管黏膜情况。

二、鼓膜穿孔者咽鼓管功能检查法

（一）鼓室滴药法

通过向鼓室内滴（注）入有味、有色或荧光素类药液，以检查咽鼓管是否通畅。本法尚能了解其排液、自洁能力。检查时受试者仰卧，患耳朝上。滴药种类有两种。

1. 有味药液　向外耳道内滴入 0.25％ 氯霉素水溶液等有味液体，鼓膜小穿孔者需按压耳屏数次，然后请受试者做吞咽动作，并注意是否尝到药味并记录其出现的时间。

2. 显色药液　向外耳道内滴入如亚甲蓝等有色无菌药液，用电子鼻咽镜观察咽鼓管咽口，记录药液从滴入咽口开始显露药液所经历时间。

（二）荧光素试验法

将 0.05％ 荧光素生理盐水 1～3mL 滴入外耳道内，请受试者做吞咽动作 10 次，然后坐起，用加滤光器的紫外线灯照射咽部，记录荧光在咽部出现的时间，10 分钟内出现者提示咽鼓管通畅。

（三）咽鼓管造影法

将 35％ 碘造影剂滴入外耳道，经鼓膜穿孔流入鼓室。然后在外耳道口经橡皮球打气加压或让碘液自然流动，通过咽鼓管进入鼻咽部。同时作 X 线拍片或 X 线电影录像，可了解咽鼓管的解剖形态、有无狭窄或梗阻及其位置，以及自然排液功能状况等。

（四）鼓室内镜检查法

用直径 2.7mm 30° 或 70° 斜视角的硬管鼓室内镜可观察咽鼓管鼓室口的病变。

（五）声导抗仪检查法

用声导抗仪的气泵压力系统检查咽鼓管平衡正负压的功能，又称正、负压平衡试验法。

1. 正压试验　检查时将探头置于外耳道内，密封、固定，向外耳道内持续加压，当正压升至某值而不再上升反开始骤降时，此压力值称开放压，示鼓室内的空气突然冲开咽鼓管软骨段向鼻咽部逸出。当压力降至某值而不再继续下降时，此压力值称关闭压，示咽鼓管软骨已由其弹性作用而自行关闭。然后请受试者做吞咽动作数次，直至压力降至"0"或不再下降时，记录压力最低点。

2. 负压试验　向外耳道内减压，一般达 −200mmH$_2$O（即 −1.96kPa，注：1mmH$_2$O $= 9.8 \times 10^{-3}$ kPa）时，请受试者做吞咽动作。咽鼓管功能正常者，于每次吞咽时软骨段开放，空气从鼻咽部进入鼓室，负压逐渐变小，直至压力不再因吞咽而改变时。记录所做吞咽动作的次数及最后的压力。

（六）咽鼓管声测法

利用吞咽时咽鼓管开放瞬间在管腔内通过空气传导声音的原理，对咽鼓管的开闭功能进行检测。声测法是在生理状态下进行的无创检查，无论鼓膜穿孔与否均可进行，对咽鼓管异常开放的诊断尤具价值，此法还能记录到吞咽动作发生后咽鼓管开放的潜伏期和开放的持续时间。

此外，还有咽鼓管光测法、压力舱检查法等。

（张　朋）

第三节　听功能检查法

临床听功能检查法分为主观测听法和客观测听法两大类。主观测听法要依靠受试者对刺激声信号进行主观判断，并做出某种行为反应，故又称行为测听。由于主观测听法可受到受试者主观意识及行为配合的影响，故在某些情况下（如伪聋、智障者、婴幼儿等）其结果不能完全反映受试者的实际听功能水平。主观测听法包括语音检查法、表试验、音叉试验、纯音听阈及阈上功能测试、Bekesy 自描测听、言语测听等。与主观测听法相反，客观测听法无需受试者的行为配合，不受其主观意识的影响，故其结果客观、可靠。临床上常用的客观测听法有声导抗测试、听诱发电位以及耳声发射测试等。

一、音叉试验

音叉试验是门诊最常用的听力检查法之一，每套音叉由 5 个不同频率的音叉组，即 C_{128}、C_{256}、C_{512}、$C_{1\,024}$、$C_{2\,048}$，其中最常用的是 C_{256} 及 C_{512}。

检查时，检查者手持叉柄，将叉臂向另手的第一掌骨外缘或肘关节处轻轻敲击，使其振动，然后将振动的叉臂置于距受试耳外耳道口 1cm 处，两叉臂末端应与外耳道口在一平面（图 1 - 7），检查气导（AC）听力。注意敲击音叉时用力要适当，如用力过猛，可产生泛音而影响检查结果。检查骨导（BC）时，应将叉柄末端的底部压置于颅面中线上或鼓窦区。采用以下试验可初步鉴别耳聋为传导性或感音神经性，但不能准确判断听力损失的程度，无法进行前后比较。

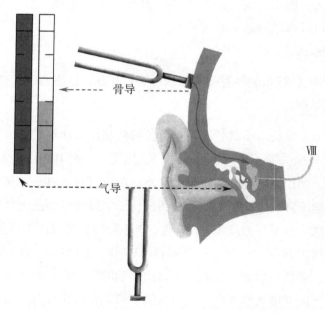

图 1 - 7　Rinne 试验阳性

（一）Rinne 试验

Rinne 试验（RT）旨在比较受试耳气导和骨导的长短。方法：先测试骨导听力，一旦受试耳听不到音叉声时，立即测同侧气导听力（图 1 - 7），受试耳此时若又能听及，说明气导 > 骨导（AC > BC）为 RT 阳性（ + ）。若不能听及，应再敲击音叉，先测气导听力，当不再听及时，立即测同耳骨导听力，若此时又能听及，可证实为骨导 > 气导（BC > AC），为 RT 阴性（ - ）。若气导与骨导相等（AC = BC），则以"（ ± ）"表示之。

（二）Weber 试验

Weber 试验（WT）用于比较受试者两耳的骨导听力。方法：取 C_{256} 或 C_{512} 音叉，敲击后将叉柄底部紧压于颅面中线上任何一点（多为前额或额部，亦可置于两第一上切牙之间），同时请受试者仔细辨别音叉声偏向何侧，并以手指示之。记录时以"→"示所偏向的侧别，" = "示两侧相等（图 1 - 8）。

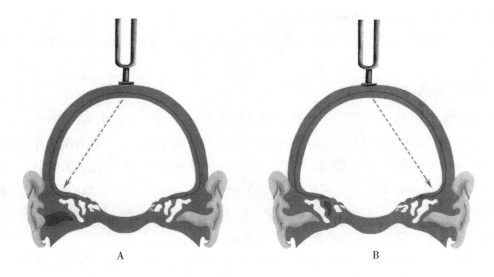

A. 示骨导偏向试验偏患侧；B. 示骨导偏向试验偏健侧

图 1 - 8　Weber 试验

（三）Schwabach 试验

Schwabach 试验（ST）旨在比较受试者与正常人的骨导听力。方法：先试正常人骨导听力，当其不再听及音叉声时，迅速将音叉移至受试耳鼓窦区测试之。然后按同法先测受试耳，后移至正常人。如受试耳骨导延长，以"（＋）"示之，缩短则以"（－）"表示，"（±）"示两者相似。

（四）Gelle 试验

鼓膜完整者，可用 Gelle 试验（GT）检查其镫骨是否活动。方法：将鼓气耳镜口置于外耳道内，密闭之。用橡皮球向外耳道内交替加、减压力，同时将振动音叉的叉柄底部置于鼓窦区。若镫骨活动正常，患者所听之音叉声在由强变弱的过程中尚有忽强忽弱的不断波动变化，为阳性（＋）；无强弱波动感者为阴性（－）。耳硬化或听骨链固定时，本试验结果为阴性。

二、纯音听力计检查法

纯音听力计系利用电声学原理设计而成，能发生各种不同频率的纯音，其强度（声级）可加以调节，通过纯音听力计检查不仅可以了解受试耳的听敏度，估计听觉损害的程度，并可初步判断耳聋的类型和病变部位。

普通纯音听力计能发生频率范围为 125 ~ 8 000Hz 的纯音，可将其分为低、中、高三个频段：250Hz 以下为低频段；500 ~ 2 000Hz 为中频段，又称语频段；4 000Hz 以上为高频段。超高频纯音听力的频率范围为 8 ~ 16kHz。声强以分贝（dB）为单位。在听力学中，以 dB 为单位的声强级有数种，如声压级（SPL）、听力级（HL）、感觉级（SL）等。声压级是拟计量声音的声压（P）与参考声压（P_0，规定 $P_0 = 20\mu Pa$ RMS）两者比值的对数，单位为 dB（SPL）：声压级（dB SPL）$= 20 \lg P/P_0$。听力级是参照听力零级计算出的声级：听力零级是以一组听力正常青年受试者平均听阈的声压级为基准，将之规定为 0dB HL，包括气导听力零级和骨导听力零级。纯音听力计以标准的气导和骨导听力零级作为听力计零级，在此基础上计算其强度增减的各个听力级。因此，纯音听力计测出的纯音听阈均为听力级，以 dB（HL）为单位。感觉级是不同个体受试耳听阈之上的分贝值，故引起正常人与耳聋患者相同 dB 数值的感觉级（SL）之实际声强并不相同。

根据测试目的或对象不同，听力测试应在隔音室内或自由声场内进行，环境噪声不得超过 GB 和 ISO 规定的标准。

（一）纯音听阈测试

听阈是足以引起某耳听觉的最小声强值，是在规定条件下给一定次数的声信号，受试者对其中 50% 能做出刚能听及反应时的声级。人耳对不同频率纯音的听阈不同，但在纯音听力计上已转换设定为听力零级（0dB HL）。纯音听阈测试即是测定受试耳对一定范围内不同频率纯音的听阈。听阈提高是听力下降的同义词。通过纯音听阈检查可了解三个方面的问题：①有无听力障碍；②听力障碍的性质（传导性聋或感音神经性聋）；③听力障碍的程度。由于纯音测听是一种主观测听法，其结果可受多种因素影响，故分析结果时应结合其他检查结果综合考虑。

1. 纯音听力测试法　纯音听阈测试包括气导听阈及骨导听阈测试两种，常规测试准备如下：①一般先测试气导，然后测骨导。②测试前先向受试者说明检查方法，描述或示范低频音与高频音的声音特征，请受试者在听到测试声时，无论其强弱，立即以规定的动作表示之。③检查从 1 000Hz 开始，以后按 2 000Hz、3 000Hz、4 000Hz、6 000Hz、8 000Hz、250Hz、500Hz 顺序进行，最后再对 1 000Hz 复查一次。④正式测试前选择听力正常或听力较好之耳做熟悉试验。

（1）纯音气导听阈测试：纯音气导听阈测试有经气导耳机和自由声场测听两种方式，标准手法有上升法和升降法两种。

1）上升法：具体为最初测试声听力级应比上述"熟悉试验"中受试耳刚能听及的听力级降低 10dB，以"降 10（dB）升 5（dB）"规则反复测试 5 次。如在此 5 次测试中受试者有 3 次在同一听力级做出反应，即可确定该听力级为受试耳之听阈，将此记录于纯音听阈图上。

2）升降法：升降法与上升法基本相同，但以升 5（dB）降 5（dB）法反复测试 3 次，3 次所测听力级之均值为听阈。

（2）纯音骨导听阈测试：纯音骨导听阈测试时，将骨导耳机置于受试耳鼓窦区，对侧耳戴气导耳机，被测耳之气导耳机置于额颞部，以免产生堵耳效应。测试步骤和方法与气导者相同。

当测试耳的刺激声强度过大时，应注意避免产生交叉听力。交叉听力指在测试聋耳或听力较差耳时，如刺激声达到一定强度但尚未达受试耳听阈，却已以被对侧耳听及的现象，交叉听力又称影子听力，由此描绘的听力曲线与对侧耳之听力曲线极为相似，称为"音影曲线"。"音影曲线"可出现于骨导和气导测试中，为了避免"音影曲线"的产生，在测试纯音听阈时，应注意采用掩蔽法。由于测试声经受试耳传入颅骨后，两耳间的声衰减仅为 0～10dB，故测试骨导时，对侧耳一般均予掩蔽。气导测试声绕过或通过颅骨传至对侧耳，其间衰减 30～40dB，故当两耳气导听阈差值≥40dB，测试较差耳气导时，对侧耳亦应予以掩蔽。用作掩蔽的噪声有白噪声和窄频带噪声两种，目前一般倾向于采用以测试声频率为中心的窄频带噪声。

2. 纯音听阈图的分析　纯音听阈图以横坐标示频率（Hz），纵坐标示声强级（dB），用表 1－1 中所列的相应符号，将受试耳的听阈记录于图中。再将各相邻音频的气导听阈符号连线，骨导符号不连线，如此即可绘出纯音听阈图（或称听力曲线）。注意"↗""↘"与相邻频率的气导符号不能连线。根据纯音听阈图的不同特点，可对耳聋做出初步诊断。

表1-1 纯音听阈图记录符号

	右（红色）	左（蓝色）
气导，未掩蔽	○	×
气导，掩蔽	△	□
骨导，未掩蔽	<	>
骨导，掩蔽	[	]
气导，未反应	↘	↙
骨导，未反应	↙ ↘	↘ ↙

（1）传导性聋：骨导正常或接近正常，气导听阈提高；气骨导间有间距，此间距称气-骨导差，此气-骨导差一般不大于60dB（HL）；气导曲线平坦、或低频听力损失较重而曲线呈上升型（图1-9）。

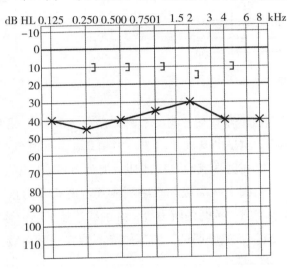

图1-9 传导性聋（左耳）

（2）感音神经性聋：气、骨导曲线呈一致性下降，无气骨导差（允许3~5dB误差），一般高频听力损失较重，故听力曲线呈渐降型或陡降型（图1-10）。严重的感音神经性聋其曲线呈岛状。少数感音神经性聋亦可以低频听力损失为主。

（3）混合性聋：兼有传导性聋与感音神经性聋的听力曲线特点。气、骨导曲线皆下降，但存在一定气骨导差值（图1-11）。

（二）纯音阈上听功能测试

阈上听功能测试是用声强大于受试耳听阈的声信号进行的一系列测试，对鉴别耳蜗性聋与神经性聋具有一定的参考价值。阈上听功能测试主要包括响度重振现象测试和病理性听觉适应现象测试。

1. 响度重振试验 声音的强度和响度是两个不同的概念。声音的强度是一种物理量，可进行客观测量。响度则是人耳对声强的主观感觉，不仅与声音的物理强度有关，而且与频率有关。正常情况下，强度和响度之间按一定的比值关系增减，声强增加，人耳所感到的响度亦随之增大，声强减弱，响度变小。耳蜗病变时，声强在某一强度值之上的进一步增加却能引起响度的异常增大，称为响度重振现象，简称重振现象。通过对重振现象的测试，有助于耳蜗性聋与蜗后性聋的鉴别诊断。重振试验的方法有多种，如双耳交替响度平衡试验法、单耳响度平衡试验法、短增量敏感指数试验法、Metz 重振试验法、Bekesy 自描听力计测试法等。

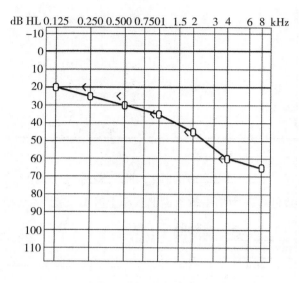

图 1 - 10　感音神经性聋（右耳）　　　　　　　图 1 - 11　混合性聋（左耳）

（1）双耳交替响度平衡试验法：双耳交替响度平衡试验法（ABLB）适用于一侧耳聋，或两侧耳聋但一耳较轻者。方法：在纯音听阈测试的基础上，选一中频音、其两耳气导听阈差值大于 20dB（HL）者进行测试，仅测试气导听力。先在健耳或听力较佳耳增加听力级，以 10～20dB 为一档，每增加一档后，随即调节病耳或听力较差耳的阈上听力级，至感到两耳响度相等为止。如此逐次提高两耳测试声强，于听力表上分别记录两耳响度感一致时的听力级，并画线连接。当两耳最终在同一听力级感到响度一致时，提示有重振（图 1 - 12）。若虽经调试，两耳始终不能在一听力级上达到相同的响度感，表示无重振。

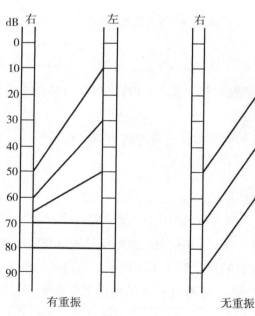

图 1 - 12　响度平衡试验

（2）Metz 重振试验法：Metz 重振试验法是在纯音听阈和声导抗声反射测试的基础上，通过计算同一频率纯音听阈和镫骨肌声反射阈之间的差值来评定重振现象的有无。正常人差值为 75～95dB，≤60dB 提示有重振，为耳蜗性聋的表现；≥100dB 提示蜗后性聋。但应注意，该阈值差可因耳蜗性聋严重程度的不同而有差异，重度者阈值差可甚小，而轻度耳蜗生聋阈值差可大于 60dB。

（3）短增量敏感指数试验法：短增量敏感指数试验法（SISI）是测试受试耳对阈上 20dB 连续声信号中出现的微弱强度变化（1dB）的敏感性，以每 5 秒出现一次，共计 20 次声强微增变化中的正确辨别率，即敏感指数来表示。耳蜗病变时，敏感指数可高达 80%～100%，正常耳及其他耳聋一般为 0～20%。

2. 病理性听觉适应现象测试　在持续声刺激的过程中，听神经的神经冲动排放率轻度下降，表现为在声刺激的持续过程中产生短暂而轻微的听力减退，即响度感随声刺激时间的延长而下降的现象，则称为听觉适应，感音神经性聋，特别是神经性聋时，听觉疲劳现象较正常明显，听觉适应现象在程度及速度上均超出正常范围，后者称病理性听觉适应，简称病理性适应。测试病理性适应现象的方法有音衰变试验、Bekesy 自描听力计测试等。

（1）音衰变试验：用纯音听力计测试音衰变试验，选 1～2 个中频纯音作为测试声。测试时先以听阈的声级连续刺激受试耳 1 分钟，若在此时间内受试耳始终均能听及刺激声，此测试声试验即告结束。若受试耳在不到 1 分钟的时间内即已不能听及，则应在不中断刺激声的条件下，立即将声级提高 5dB，再连续刺激 1 分钟。若受试耳能听及刺激声的时间又不满 1 分钟，应依上法再次提高刺激声声级，直至在 1 分钟内始终均能听及刺激声为止，计算测试结束时刺激声的声级和听阈之间的差值。正常耳及传导性聋为 0～5dB，耳蜗性聋差值增大，一般为 10～25dB，30dB 或 >30dB 属神经性聋。

（2）Bekesy 自描听力计测试：由 Bekesy 设计的自描听力计可同时发放连续性和脉冲性纯音。Bekesy 自描听力计测试时，由受试者对测试声做出反应，仪器可自动描绘出具有两条锯齿形曲线的听力图。根据两条曲线的位置及其相互关系，以及波幅的大小，可将此听力图分为 4 型（图 1-13）。根据此听力图不仅可了解受试耳的听敏度及耳聋程度，还可提示有无重振及听觉疲劳现象，以鉴别耳蜗性聋和蜗后性聋。但近年来临床上已很少使用该方法。

（3）镫骨肌声反射衰减试验：镫骨肌声反射衰减试验是通过所谓声反射半衰期评定，即在镫骨肌声反射测试中，计算镫骨肌反射性收缩幅度衰变到为其收缩初期的一半所经历的时间。耳蜗性聋或正常人偶有轻度衰减现象，但蜗后病变（如听神经瘤）者有严重衰减现象，半衰期可为 3 秒（不超过 5 秒）。本检查不属纯音听力计范畴，其方法和原理参见本节声导抗检查有关内容。

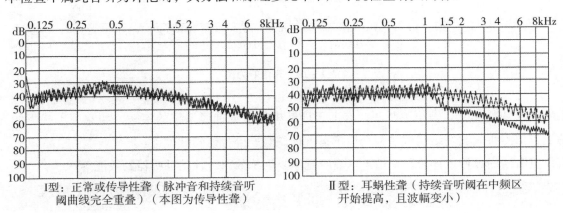

I型：正常或传导性聋（脉冲音和持续音听阈曲线完全重叠）（本图为传导性聋）

II型：耳蜗性聋（持续音听阈在中频区开始提高，且波幅变小）

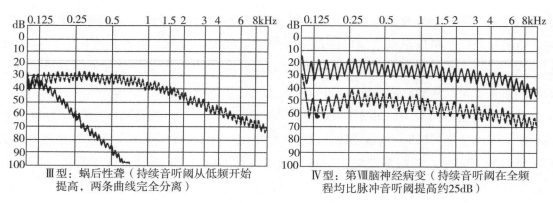

Ⅲ型：蜗后性聋（持续音听阈从低频开始提高，两条曲线完全分离）

Ⅳ型：第Ⅷ脑神经病变（持续音听阈在全频程均比脉冲音听阈提高约25dB）

图 1-13　Bekesy 听力图

三、言语测听法

纯音听阈只说明受试耳对各种频率纯音的听敏度，不能全面反映其听功能状况，如感音神经性聋患者多有"只闻其声，不明其意"的现象。言语测听法作为听功能检查法的组成部分，不仅可弥补纯音测听法的不足，而且有助于耳聋病变位置的诊断。

言语测听法是将标准词汇录入声磁带或 CD 光盘上，检测时将言语信号通过收录机或 CD 机传入听力计并输送至耳机进行测试。由于注意到方言对测试结果的影响，目前除普通话词汇外，还有广东方言等标准词汇。主要测试项目有言语接受阈（SRT）和言语识别率（SDS）。言语接受阈以声级（dB）表示，在此声级上，正常受试耳能够听懂 50% 的测试词汇。言语识别率是指受试耳能够听懂所测词汇中的百分率。将不同声级的言语识别率绘成曲线，即成言语听力图（图 1-14）。根据言语听力图的特征，可鉴别耳聋的种类。

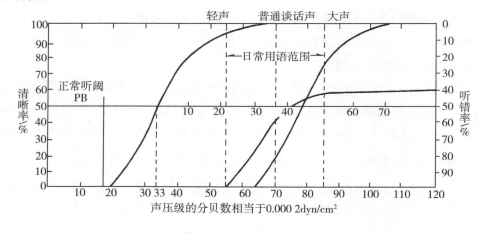

图 1-14　言语听力图

用敏化（或称畸变）言语测听法，有助于诊断中枢听觉神经系统的疾病，如噪声干扰下的言语测听、滤波言语测听、竞争语句试验、交错扬扬歌词试验、凑合语句试验等。

言语测听法尚可用于评价耳蜗植入术后听觉康复训练效果，评估助听器的效能等。

四、声导抗检测法

声导抗检测是客观测试中耳传音系统、内耳功能、听神经及脑干听觉通路功能的方法。声波在介质中传播需要克服介质分子位移所遇到的阻力称声阻抗，被介质接纳传递的声能叫声导纳，合称声导抗。声强不变，介质的声阻抗越大，声导纳就越小，两者呈倒数关系。介质的声导抗取决于它的摩擦（阻力）、质量（惯性）和劲度（弹性）。质量对传导高频音的影响较大，而劲度对传递低频音的影响最大，就中耳传音系统讲，它的质量主要由鼓膜及听骨的重量所决定，比较恒定。听骨链被肌肉韧带悬挂，摩擦阻力甚小；劲度主要由鼓膜、韧带、中耳肌张力及中耳空气的压力所产生，易受各种因素影响，变化较大，是决定中耳导抗的主要部分，故声导抗测试用低频探测音检测中耳的声顺（劲度的倒数）。测量此部分就可基本反映出整个中耳传音系统的声导抗。

目前常用于测量中耳声导抗的仪器多是根据等效容积原理设计的，由刺激信号、导抗桥和气泵三大部分组成，经探头内的 3 个小管引入被耳塞密封的外耳道内（图 1－15）；经上管发出 220Hz 或 226Hz 85dB 的探测音，鼓膜返回到外耳道的声能经下管引入微音器，转换成电讯号，放大后输入电桥并由平衡计显示。经气泵中管调整外耳道气压由 +200mmH$_2$O 连续向 −400mmH$_2$O 变化，以观察鼓膜在被压入或拉出状态时导抗的动态变化。刺激声强度为 40 ～ 125dB 的 250Hz、500Hz、1 000Hz、2 000Hz、4 000Hz 纯音，白噪声及窄频噪声，可经耳机向另一耳或经小管向同侧耳发送，以供检测镫骨肌声反射。

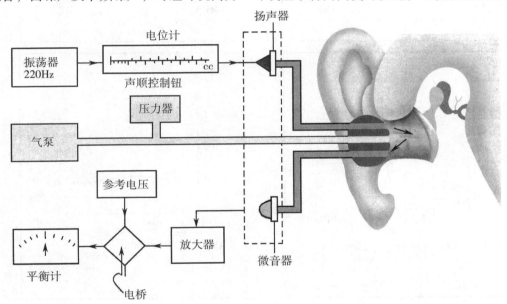

图 1－15　声导抗测试仪模式图

1. 鼓室导抗测量　鼓室导抗测量乃测量外耳道压力变化过程中的声导抗值，是声导抗检测的重要组成部分。

（1）静态声顺：鼓膜在自然状态和被正压压紧时的等效容积毫升数，即声顺值。两者之差为鼓膜平面的静态声顺值，代表中耳传音系统的活动度；正常人因个体差异此值变化较大，且与各种中耳疾病重叠较多，不宜单独作为诊断指征，应结合镫骨肌声反射与纯音测听综合分析。

（2）鼓室导抗图：在 −200mmH$_2$O ～ +200mmH$_2$O 范围连续逐渐调节外耳道气压，鼓膜连续由内向外移动所产生的声顺动态变化，可用荧光屏或平衡计显示，用记录仪以压力声顺函数曲线形式记录下来，称为鼓室导抗图或声顺图、鼓室功能曲线（图 1－16）。上述检查多采用 226KHz 探测音，根据曲线形状，声顺峰与压力轴的对应位置（峰压点），峰的高度（曲线幅度），以及曲线的坡度、光滑度等，可较客观地反映鼓室内各种病变的情况。一般来讲，凡中耳功能正常者曲线呈 A 型；As 型常见于耳硬化、听骨固定或鼓膜明显增厚等中耳传音系统活动度受限时；若其活动度增高，如听骨链中断、鼓膜萎缩、愈合性穿孔以及咽鼓管异常开放时，则曲线可呈 Ad 型；B 型曲线多见于鼓室积液和中耳明显粘连者；C 型曲线表示着咽鼓管功能障碍、鼓室负压。由于中耳疾病错综复杂，上述图形与中耳疾病并无一对一之关系，特别是在鼓膜与听骨链复合病变时，曲线可以不典型，应结合其他检查综合分析。

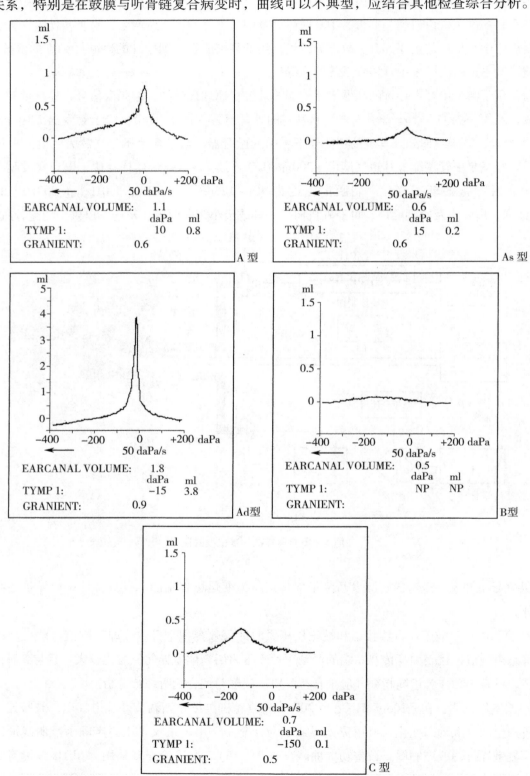

图 1-16　鼓室导抗图各常见型

2. 镫骨肌声反射 镫骨肌声反射的原理在听觉生理学中已做了介绍，正常耳诱发镫骨肌声反射的声音强度为70～100dB（SL）。正常人左右耳分别可引出交叉（对侧）与不交叉（同侧）两种反射（图1-17）。

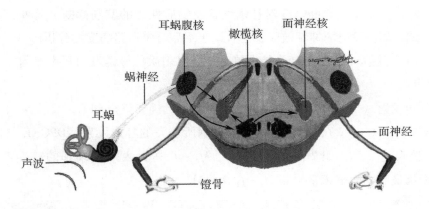

图1-17 镫骨肌反射示意图

（1）镫骨肌声反射检测内容包括：①反射阈。②振幅。③潜伏期。④衰减。⑤图形等（图1-18）。镫骨肌声反射弧中任何一个环节受累，轻者影响它的阈值、潜伏期、幅度、衰减度等，重者可使其消失。因此，根据反射的有无和变异，对比交叉与非交叉反射，就可为许多疾病的诊断提供客观依据。

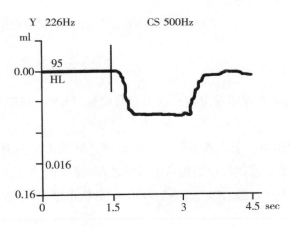

图1-18 镫骨肌反射正常图例

（2）镫骨肌声反射检测的临床意义：镫骨肌声反射的应用较广，目前主要用于①估计听敏度。②鉴别传导性与感音性聋。③确定响度重振与病理性适应。④识别非器质性聋。⑤为蜗后听觉通路及脑干疾病提供诊断参考。⑥可对某些周围性面瘫做定位诊断和预后预测，以及对重症肌无力作为辅助诊断及疗效评估等。

五、耳声发射检测法

研究表明，耳声发射可在一定意义上反映耳蜗尤其是外毛细胞的功能状态。诱发性耳声发射阈值与主观听阈呈正相关，尤其是畸变产物耳声发射具有较强的频率特性。听力正常人的瞬态诱发性耳声发射和$2f_1-f_2$畸变产物耳声发射的出现率为100%。耳蜗性聋且听力损失>20～30dB（HL）时，诱发性耳声发射消失。中耳传音结构破坏时，在外耳道内亦不能记录到耳声发射。蜗后病变未损及耳蜗正常功能时，诱发性耳声发射正常。由于诱发性耳声发射的检测具有客观、简便、省时、无创、灵敏等优点，目前在临床上耳声发射已用于：①婴幼儿的听力筛选方法之一。②对耳蜗性聋（如药物中毒性聋、噪声性聋、梅尼埃病等）的早期定量诊断。③对耳蜗性聋及蜗后性聋的鉴别诊断。此外，通过测试对侧耳受到声刺激时对受试耳耳声发射的抑制效应，还有助于蜗后听觉通路病变的分析。

1. 瞬态诱发性耳声发射（TEOAE） 是由单个瞬态声刺激信号诱发的耳声发射。临床上常用短声（click）作为刺激声。

2. 畸变产物耳声发射（DPOAE） 是由两个不同频率的纯音（f_1 和 f_2，且 $f_1 > f_2$），以一定的频比值（一般 $f_2 : f_1 = 1 : 1.1 \sim 1.2$），同时持续刺激耳蜗所诱发的耳声发射，DPOAE 与该两个刺激频率（又称基频）呈数学表达关系，如 $2f_1 - f_2$、$f_2 - f_1$、$3f_2 - f_1$ 等，入耳记录到的畸变产物耳声发射中，$2f_1 - f_2$ DPOAE 的振幅最高，故临床常检测 $2f_1 - f_2$ DPOAE。

六、听性诱发电位检测法

声波在耳蜗内通过毛细胞转导、传入神经冲动，并沿听觉通路传到大脑，在此过程中产生的各种生物电位，称为听性诱发电位（AEP）。用这些电位作为指标来判断听觉通路各个部分功能的方法，称电反应测听法（ERA），它是一种不需要受试者做主观判断与反应的客观测听法。

听性诱发的生物电位种类较多，目前应用于临床测听者主要有耳蜗电图、听性脑干诱发电位、中潜伏期反应及皮层电位等，它们的信号都极微弱，易被人体的许多自发电位、本底噪声及交流电场等所掩盖，需要在隔音电屏蔽室内进行检测，受检者在保持安静状态下，利用电子计算机平均叠加技术提取电信号。

（一）耳蜗电图

耳蜗电图（ECochG）包括 3 种诱发电位：耳蜗微音电位（CM）和电位（SP）以及听神经复合动作电位（CAP，常简作 AP）。

1. 检测方法 临床上用短声、短音或短纯音作刺激声，刺激重复率 10 次/秒，记录电极用针状电极经鼓膜刺到鼓岬部近圆窗处，或用极小的银球电极紧放在鼓膜后下缘近鼓环处；参考电极置同侧耳垂或头顶；鼻根部或前额接地电极。滤波带宽 3 ~ 3 000Hz，分析窗宽 10 毫秒，平均叠加 500 次。

2. 耳蜗电图检查内容

（1）CM：系用单相位刺激声通过两种相位相减，可获 CM，常用短纯音作刺激声。CM 电位为交流电位，几乎没有潜伏期，波形与刺激声的波形相同，持续的时间相同或略比声刺激长，振幅随声强增加。

（2）SP 和 AP：正常人在外耳道或鼓膜表面经无创电极记录到的 SP 为负直流电位，同样无潜伏期和不应期。AP 主要由一组负波（$N_1 \sim N_3$）组成，其潜伏期随刺激强度的增加而缩短，振幅随之相应增大。AP 是反映听觉末梢功能最敏感的电位，是耳蜗电图中的主要观察对象。因为 CM 对 AP 的干扰严重，临床上常用相位交替变换的短声刺激将 CM 消除，这样记录出的图形为 SP 与 AP 的综合波（图 1 - 19、图 1 - 20）。

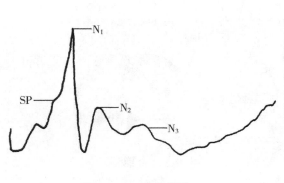

图 1 - 19 耳蜗电图

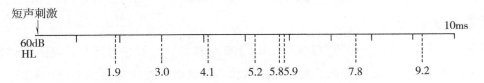

图 1 - 20 不同刺激强度 ECochG 正常波形

对各波的潜伏期、振幅和宽度（时程）、-SP/AP 振幅的比值，以及刺激强度与 AP 振幅的函数曲线和刺激强度与潜伏期函数曲线等指标进行分析，可有助于对听神经及其外周听觉传导通路上各种耳聋进行鉴别、客观评定治疗效果。

（二）听性脑干反应测听

听性脑干反应测听（ABR）是检测声刺激诱发的脑干生物电反应，由数个波组成，又称听性脑干诱发电位。

1. 检测方法 刺激声为短声、滤波短声或短纯音，刺激重复率 20 次/秒。记录电极为银 - 氯化银圆盘电极，置颅顶正中或前额发际皮肤上，参考电极置同侧或对侧耳垂内侧面或乳突部；前额接地电极。带通滤波 100~3 000Hz，平均叠加 1 000~2 000 次，分析窗宽 10 毫秒。

2. 听性脑干诱发反应 听性脑干诱发反应由潜伏期在 10 毫秒以内的 7 个正波组成，它们被依次用罗马数字命名。各波的主要来源与正常人的平均潜伏期见图 1 - 21。ABR 中 Ⅰ、Ⅲ、Ⅴ 波最稳定，而Ⅵ、Ⅶ 两波最差（图 1 - 22）。临床上分析指标包括①Ⅰ、Ⅲ、Ⅴ 波的峰潜伏期及振幅；②Ⅰ~Ⅲ、Ⅲ~Ⅴ、Ⅰ~Ⅴ 波的峰间期；③两耳 Ⅴ 波的峰潜伏期和 Ⅰ~Ⅴ 波的峰间期差；④各波的重复性等。听性脑干诱发反应可用于判定高频听阈、新生儿和婴幼儿听力筛查、鉴别器质性与功能性聋、诊断桥小脑角占位性病变等；对听神经病、多发性硬化症、脑干胶质瘤，脑外伤、昏迷、脑瘫痪、脑死亡等中枢神经系统疾病的诊断、定位与治疗选择、结果判断等，可提供有价值的客观资料。

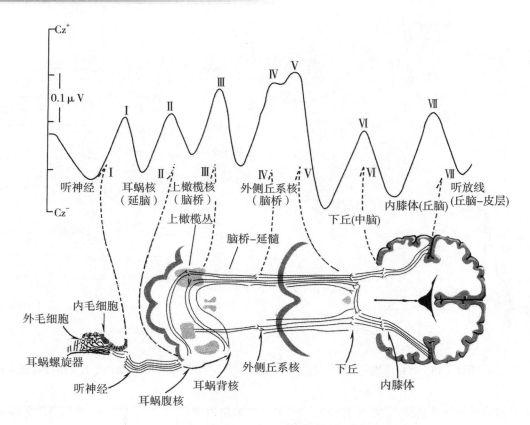

图 1-21　听性脑干反应 7 个典型波形及其来源示意图

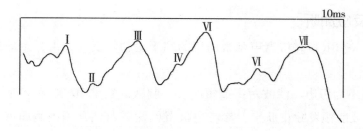

图 1-22　正常 ABR 波形

（三）中潜伏期听诱发电位与 40Hz 听相关电位

中潜伏期听诱发电位（MLAEP）是在给声后 12～50 毫秒记录到的诱发电位。其意义尚未阐明，但对客观评估听阈有价值。

40Hz 听相关电位（40Hz AERP）是指以频率为 40Hz 的刺激声所诱发、类似 40Hz 的正弦波电位。为听稳态诱发电位，属于中潜伏期反应的一种。主要用于对听阈阈值的客观评估，尤其是对 1 000Hz 以下频率的听阈确定更有价值。40Hz AERP 在 500Hz、1KHz、2KHz 的平均反应阈为 10dB nHL（图 1-23）。

（四）皮层听诱发电位

皮层听诱发电位（CAEP）产生于声刺激后 30～100 毫秒以内，属于慢反应，可由短纯音诱发。记录电极置头顶，参考电极置乳突或额部。虽然在清醒状态与睡眠状态所记录的 CAEP 不同，但因 CAEP 可用纯音诱发，故可客观检测不同频率的听阈。成人 CAEP 的反应阈为 10dB nHL，儿童为 20dB nHL。

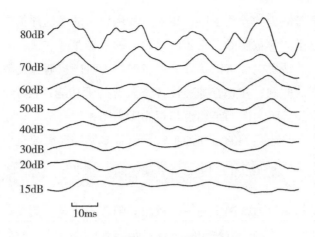

图 1 - 23　40Hz 相关电位正常波形

（五）多频稳态诱发电位

多频稳态诱发电位（ASSR）技术是近年来才发展起来的一种新的客观听力检测技术，它首先由澳大利亚墨尔本大学耳鼻咽喉科系 Richard 等人（1983）报道。其测试结果频率特异性高，客观性强，可适用于重度和极重度耳聋患者，因而受到越来越多的重视。

1. 基本原理　调频（FM）和调幅（AM）处理后的不同频率声波（载频 CF），刺激耳蜗基底膜上相应部位听觉末梢感受器，其听神经发出神经冲动，沿听觉通路传至听觉中枢，并引起头皮表面电位变化，这种电位变化通过放大技术，可由计算机记录下来。计算机再对反应信号振幅和相位等进行复杂的统计学处理，系统自动判断是否有反应出现。

2. 检测方法　采用双通道模式。患者平躺在床上。刺激声为经 FM 和 AM 处理的不同频率的声波，两耳载频为 0.5kHz、1.0kHz、2.0kHz、4.0kHz，左耳调频为 77Hz、85Hz、93Hz、101Hz，右耳调频为 79Hz、87Hz、95Hz、103Hz。电极为纽扣式电极，记录电极位于前额发际皮肤处，接地电极位于眉间，两侧乳突部作为参考电极。增益为 100K，带通滤波为 30 ~ 300Hz，平均叠加 400 次，伪迹拒绝水平为 31%，耳塞为 ER3A 插入式。

3. 检查方法和参数设置　ASSR 测试时，患者平躺在床上。电极为纽扣式电极，记录电极位于前额发际皮肤处，接地电极位于眉间，参考电极位于两侧乳突或者耳垂。不同的 ASSR 测试仪具有不用的调制声信号、不同的系统参数、不同的计量单位和不同的单位换算法。

4. 结果判断　电脑根据所采集的信号，对其进行复杂的统计学分析，自动判断结果，得到客观听力图、相位图、频阈图和详细的原始数据。

通过与其他一些听力测试方法如纯音测听、ABR、40Hz AERP 等相比较，证明 ASSR 有很好的临床应用价值。据报道，ASSR 与 Click ABR 结果的相关性高达 0.90 以上，ASSR 与纯音阈值也有良好的相关性，500Hz、1KHz、2KHz、4KHz 的相关性均在 0.75 ~ 0.89 间，听力损失越大，差值越小，并且在听力图结构上也很相似；ASSR 阈值与 40Hz AERP 相比较，500Hz 时差值在 15dB 以内，1 000Hz 时差值在 10dB 以内。

5. 临床应用　多频稳态诱发电位技术属于客观测听方法，在不能进行行为测听或行为测听不能得到满意结果人群的听力测量中是很重要的。多频稳态诱发电位可以用于新生儿听力筛查；它还是婴幼儿听力检测中一种可靠而重要的手段，对确定婴幼儿（尤其 <6 个月）各个频率的听力损失程度极为重

要，是婴幼儿助听器选配不可缺少的检测手段；在人工耳蜗植入的术前评估中，利用多频稳态诱发电位获得各个频率点的听力状况是非常重要的，它还可以用于助听器佩戴和人工耳蜗植入效果的判断；对于成年人可以通过测定多频稳态诱发电位来间接推算患者的行为听阈；通过比较波幅的变化，多频稳态诱发电位还可以用于麻醉深度的监测；在感音神经性耳聋患者的听功能评价中，ASSR 不但可以获得与行为测听相关性很高的结果，而且听力图的结构也与行为听力图相似。

由于多频稳态诱发电位在临床运用的时间尚不长，有很多问题还需要进一步研究。

七、婴幼儿听力检测法

婴幼儿听力检测曾经是临床听力检测中的一个挑战。随着现代科技的发展，已能对婴幼儿听力进行准确的评估。可用于婴幼儿听力检测的方法包括上述各项客观检查方法。此外，常用于婴幼儿听力检测的行为测听方法如下。

1. 行为观察测听　行为观察测听（BOA）是对正在玩弄玩具的受试儿童发出刺激声，并观察受试儿童对刺激声的行为反应，如中止吮吸、眨眼等。行为观察测听适用于 0 ~ 6 个月的婴幼儿，和还不能主动控制头部运动的婴幼儿。

2. 条件定向反应测听　条件定向反应测听（COR）是观察受试儿童听到刺激声后，转头寻找声源方向的行为反应。适合 1 ~ 3 岁幼儿。

3. 视觉强化测听　视觉强化测听（VRA）与条件定向反应测听的测听设计基本类似，但 VRA 的视觉强化玩具位于受试儿童正前方，与刺激声源呈 90°直角。

4. 可触奖品条件强化操作测听　可触奖品条件强化操作测听（TROCA）是通过吸引受试儿童听到刺激声后，自己按某一装置的按钮而获得奖品的方法，进行条件反射测听。适合 2 ~ 4 岁幼儿。

5. 游戏测听　游戏测听（CPA）是用刺激声结合各种游戏建立条件反射来进行测听。适合 ≥3 岁的儿童。

（张　朋）

第四节　前庭功能检查法

前庭系统疾病可导致平衡功能障碍，而与前庭系统相关的系统疾病亦可直接或间接影响前庭系统功能，故前庭功能检查有助于前庭系统疾病的诊断和鉴别诊断。前庭功能检查是通过系列的测试方法观察前庭自发性或诱发性体征，并根据检查结果和患者病史相结合诊断眩晕疾病。

前庭功能检查的主要目的在于了解前庭功能状况，并为定位诊断提供依据。由于前庭神经系统和小脑、脊髓、眼、自主神经等具有广泛的联系，因此，前庭功能检查不仅与耳科疾病有关，而且和神经内、外科、眼科、内科、创伤科等亦有密切关系。了解中枢神经系统在维持平衡功能和视觉稳定方面的整合机制，对评价前庭功能检查结果亦非常重要。前庭功能检查主要可分为平衡及协调功能检查、眼动检查两个方面。

一、平衡及协调功能检查

检查平衡功能的方法很多，可将其大致分为静平衡和动平衡功能检查两大类。现择其中常用者简述如下。

（一）静态平衡功能检查法

1. 闭目直立检查法　做闭目直立检查法时请受试者直立，两脚并拢，两手手指互扣于胸前并向两侧拉紧，观察受试者睁眼及闭目时躯干有无倾倒。平衡功能正常者无倾倒，判为阴性。迷路或小脑病变者出现自发性倾倒。

2. Mann 试验法（闭目直立试验）　Mann 试验法又称强化 Romberg 试验。被检者一脚在前，另一脚在后，前脚跟与后脚趾相触（踵趾足位），其他同 Romberg 试验。此外，还有单足直立试验。

3. 静态姿势描记法　上述静态平衡功能检查法均凭主观判断，结果不够精确。静态姿势描记法（又称静态平衡仪检查法）则可取得客观而精确的检查结果（图 1−24）。

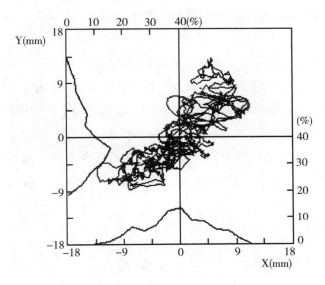

图 1−24　静态平衡仪检查法结果图

4. 感觉整合和平衡的临床试验（CTSIB）或改良 CTSIB　被检者分别站立于坚硬平板和海绵垫上，以及分别在睁眼和闭眼条件下，评估其维持平衡的功能。如与姿势描记平板结合使用，又称为海绵垫姿势描记，可定量评价不同站立面条件下的姿势稳定性。

（二）动态平衡功能检查法

1. 星形足迹行走试验　行星形足迹行走试验时，受试者蒙眼，向正前方行走 5 步，继之后退 5 步，依法如此行走 5 次。观察其步态，并计算起点与终点之间的偏差角。偏差角大于 90°者，提示两侧前庭功能有显著差异。

2. 动态姿势描记法　动态姿势描记法有两种类型，一种测试受检者在跨步运动中的重心平衡状态；另一种通过改变受检者视觉条件（睁眼、闭眼及视野罩随动）以及站立面条件（固定、随动），来检测受检者在不同感觉条件下维持平衡的功能。

（三）肢体试验

1. 过指试验　行过指试验时，检查者与受试者相对端坐，检查者双手置于前下方，伸出双食指。请受试者抬高双手，然后以检查者之两食指为目标，用两手食指同时分别碰触之，测试时睁眼、闭目各做数次，再判断结果，常人双手均能准确接触目标，迷路及小脑病变时出现过指现象。

2. 书写试验 又称闭眼垂直写字试验。受试者正坐于桌前，身体各处不得与桌接触，左手抚膝，右手握笔，悬腕，自上而下书写一行文字或画简单符号，约 15～20cm。先睁眼后闭眼各书写一次，两行并列。观察两行文字的偏离程度和偏离方向，偏斜不超过 5° 为正常，超过 10° 提示两侧前庭功能有差异。

（四）协调功能检查

小脑功能障碍主要表现为协调障碍及辨距不良，故协调功能检查用于检测小脑功能。常用方法包括指鼻试验、指－鼻－指试验、跟－膝－胫试验、轮替运动及对指运动等。

二、眼动检查

眼动检查法通过观察眼球运动（包括眼球震颤）来检测前庭眼反射（VOR）径路、视眼反射径路和视前庭联系功能状态。

眼球震颤简称眼震。眼震是眼球的一种不随意的节律性运动。前庭系的周围性病变、中枢性病变以及某些眼病均可引起眼震。前庭性眼震由交替出现的慢相和快相运动组成。慢相为眼球转向某一方向的缓慢运动，由前庭刺激所引起；快相则为眼球的快速回位运动，为中枢矫正性运动。眼震中的慢相朝向前庭兴奋性较低的一侧，快相朝向前庭兴奋性较高的一侧。因快相便于观察，故通常将快相所指方向作为眼震方向（图 1－25）。按眼震方向的不同，可分为水平性、垂直性、旋转性以及对角性等眼震。眼震方向尚可以联合形式出现，如水平－旋转性、垂直－旋转性等。

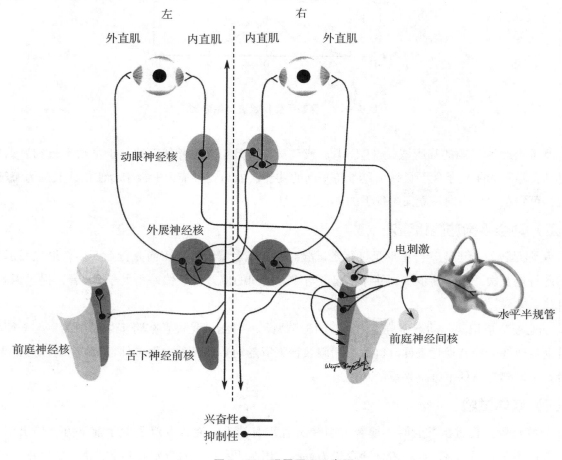

图 1－25 眼震原理示意图

（一）眼震观察方式

1. 裸眼检查法 检查者用肉眼观察受试者裸眼，注意有无眼震及眼震的方向、强度等，用裸眼及 Frenzel 眼镜检查时，眼震强度可分为 3 度，Ⅰ度——眼震仅出现于向快相侧注视时；Ⅱ度——向快相侧及向前正视时均有眼震；Ⅲ度——向前及向快、慢相侧方向注视时皆出现眼震。

2. Frenzel 眼镜检查法 Frenzel 眼镜为一屈光度为 +15D ~ +20D 的凸透镜，镜旁装有小灯泡；受试者戴此镜检查时，可避免裸眼检查时因受到固视的影响而使眼震减弱或消失的缺点。此外，由于凸透镜的放大作用及灯泡的照明，还可使眼震更容易被察觉。

3. 眼震电图描记法 眼震电图描记仪（ENG）是一种记录眶周电极间电位差的仪器。从生物电的角度来看，可将眼球视为一带电的偶极子，角膜具正电荷，视网膜具负电荷。当眼球运动时，由角膜和视网膜间电位差形成的电场在空间的相位发生改变，眶周电极区的电位亦发生变化；眼震电图描记仪将此电位变化放大，并通过描绘笔记录之（图 1 – 26、图 1 – 27）。用眼震电图描记仪记录眼震比肉眼观察时更为精确，可检出肉眼下不能察觉的微弱眼震，并提供振幅、频率及慢相角速度等各种参数；通过计算机分析，尚可对快相角速度、旋转后眼震及视动后眼震等难以用肉眼观察的参数进行分析处理，更可提高其在诊断中的价值。ENG 检查既可在暗室，也可在亮室进行；受试者睁眼、闭眼时均可检查，后者可消除固视的影响。但 ENG 有时亦可出现伪迹，不能记录旋转性眼震，应予以注意。

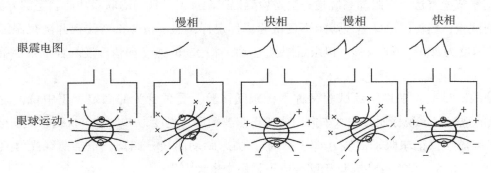

图 1 – 26 眼震电图描记原理示意图

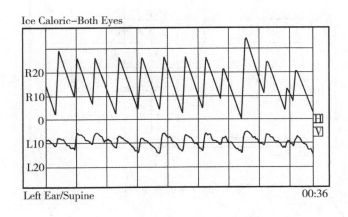

图 1 – 27 眼震电图（快相向右）

4. 红外视频眼震图仪描记法 红外视频眼震图仪描记法（VNG）是近年来应用于临床检测眼球震颤的仪器，受检者佩戴特制的眼罩，该眼罩上有红外摄像头而将眼动情况记录、传送至显示器及计算机。观察眼震直观。

（二）眼动检测方法

1. 自发性眼震检查法　自发性眼震是一种无须通过任何诱发措施即已存在的眼震。裸眼检查时，检查者立于距受试者 40～60cm 的正前方。请受试者按检查者手指所示方向，向左、右、上、下及正前方 5 个基本方向注视，观察其眼球运动。注意，检查者手指向两侧移动时，偏离中线的角度不得超过 20°～30°，以免引起生理性终极性眼震。若用眼震图仪记录，受试者仅向前正视即可。

按自发性眼震的不同，可初步鉴别眼震属周围性、中枢性或眼性（表 1-2）。

表 1-2　自发性眼震鉴别表

	周围性	中枢性	眼性
眼震性质	水平性，略带旋转	可为垂直性，旋转性或对角线性	钟摆性或张力性
方向	一般不变换	可变换	无快慢性
强度	随疾病发展过程而变化	多变	不稳定
眩晕感及恶心、呕吐等自主神经症状	有，严重程度与眼震强度一致	可无，若有，其严重程度与眼震强度不一致	无

2. 视眼动系统检查法　视眼动系统检查法是检测视眼动反射及视前庭联系功能状态的方法。

（1）扫视试验：扫视试验又称视辨距不良试验或称定标试验。请受试者注视并随视跟踪仪之灯标亮点移动，其速度为 350～600°/秒。以眼震图仪记录眼球运动的速度和精确度。脑干或小脑病变时结果异常。

（2）平稳跟踪试验：平稳跟踪试验又称平稳跟随试验。受试者头部固定于正中位，注视距眼前 50～100cm 处的视标，该视标通常作水平向匀速的正弦波摆动，速度为 40°/秒。视线跟随视标运动而移动，并以电眼震描绘仪记录眼动曲线（图 1-28），临床眼动曲线分四型，正常曲线光滑（Ⅰ型、Ⅱ型），曲线异常（Ⅲ型、Ⅳ型）主要见于脑干或小脑病变患者中。

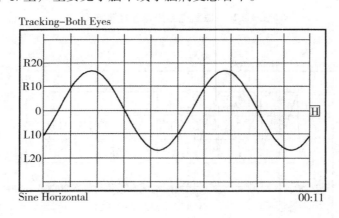

图 1-28　平稳跟踪图片

（3）视动性眼震检查法：视动性眼震（OKN）是当注视眼前不断向同一方向移动而过的物体时出现的一种眼震。检查时请受试者注视眼前作等速运动或等加、减速度运动的、黑白条纹相间的转鼓或光条屏幕，记录当转鼓（或光条屏幕）正转和逆转时出现之眼震。正常人可引出水平性视动性眼震，其方向与转鼓运动的方向相反，两侧对称，速度随转鼓运动速度而改变。眼震不对称、眼震减弱或消失，或方向逆反，主要提示中枢病变。自发性眼震或某些眼病可影响结果。

（4）凝视试验：当眼球向一侧偏移时方出现的眼震称注视性眼震（又称凝视性眼震）。注视性眼震的快相与眼球偏转的方向一致，强度随偏转角度增大而加强，眼球向前直视时眼震消失，多提示中枢性病变。

3. 前庭眼动检查法　主要指半规管功能检查。

（1）冷热试验：冷热试验是通过将冷、温水或空气注入外耳道内诱发前庭反应。根据眼震的各参数，其中主要是慢相角速度来分析反应的强弱，评价半规管的功能。

1）双耳变温冷热试验：双耳变温冷热试验，又称 Fitzgerald – Hallpike caloric test。受试者仰卧，头前倾 30°，使外半规管呈垂直位。先后向外耳道内分别注入 44℃ 和 30℃ 的水（或空气），每次注水（空气）持续 40 秒，记录眼震。一般先注温水（空气），后注冷水（空气），先检测右耳，后检测左耳，每次检测间隔 5 分钟。有自发性眼震者先刺激眼震慢相侧之耳。

一般以慢相角速度作为参数来评价一侧半规管轻瘫（UW；或 CP）和优势偏向（DP），Jongkees 计算公式为：

$$CP = \{[(RW + RC) - (LW + LC)] / (RW + RC + LW + LC)\} \times 100\% \ (\pm 20\% \text{以内为正常})$$

$$DP = \{[(RW + LC) - (LW + RC)] / (RW + RC + LW + LC)\} \times 100\% \ (> \pm 30\% \text{为异常})$$

RW = 右侧 44℃，RC = 右侧 30℃，LW = 左侧 44℃，LC = 左侧 30℃

此外，用冷热刺激尚可研究前庭重振与减振、固视抑制失败等，以区别周围性和中枢性前庭系病变。

2）微量冰水试验：受试者体位同双耳变温冷热试验，或正坐、头后仰 60°，使外半规管呈垂直位。从外耳道向鼓膜处注入 0.2mL 4℃ 的水，保留 10 秒后偏头，使水外流，记录眼震。若尤眼震，则每次递增 0.2mL 4℃ 的水试之，当水量增至 2mL 亦不出现反应时，示该侧前庭无反应，试毕一耳后休息 5 分钟再试对侧耳。前庭功能正常者 0.4mL 可引出水平性眼震，方向向对侧。

（2）旋转试验：旋转试验基于以下原理，即半规管在其平面上沿一定方向旋转，开始时，管内的淋巴液由于惰性作用而产生和旋转方向相反的壶腹终顶偏曲；旋转骤停时，淋巴液又因惰性作用使壶腹终顶偏曲，但方向和开始时相反。旋转试验方法主要分为两类：①正弦脉冲式旋转试验。②摆动旋转试验两类。

4. 其他激发性眼震检查法

（1）位置性眼震检查法：位置性眼震是患者头部处于某种位置时方才出现的眼震。检查时取如下头位：①坐位，头向左、右歪斜，前俯、后仰，向左、右各扭转 60°。②仰卧位，头向左、右扭转。③仰卧悬头位，头向左、右扭转。每次变换位置时均应缓慢进行，在每一头位至少观察记录 30 秒。观察诱发眼震的特征如潜伏期、持续时间、疲劳性、眼震方向及伴发眩晕的有无等。

（2）变位性眼震检查法：变位性眼震是在头位迅速改变过程中或其后短时间内出现的眼震。变位性眼震主要用于诊断良性阵发性位置性眩晕。常用的变位性眼震检查法，如 Dix – Hallpike 变位试验方法如下：受试者先坐于检查台上，头平直。检查者立于受试者右侧，双手扶其头，按以下步骤进行，坐位 – 头向右转 45° – 仰卧右侧 45°悬头 – 坐位 – 头向左转 45° – 仰卧左侧 45°悬头 – 坐位，每次变位应在 3 秒内完成，每次变位后观察、记录 20～30 秒，注意潜伏期、眼震性质、方向、振幅、慢相角速度及持续时间等，记录有无眩晕感、恶心、呕吐等。如有眼震，应连续观察、记录 1 分钟，眼震消失后方可变换至下一体位。若在重复的检查中，原有的眼震不再出现或强度减弱，称疲劳性眼震。

无论是周围性或中枢性前庭系病变，均可引起这两种眼震。

（3）瘘管征：将鼓气耳镜置于外耳道内，不留缝隙。向外耳道内交替加、减压力，同时观察受试者的眼球运动及自主神经系统症状，询问有无眩晕感。当骨迷路由于各种病变而形成瘘管时，则会出现眼球偏斜或眼震，伴眩晕感，为瘘管征阳性；仅感眩晕而无眼球偏斜或眼震者为弱阳性，提示有可疑瘘管；无任何反应为阴性。由于瘘管可被肉芽、胆脂瘤等病变组织堵塞，或为机化物所局限而不与外淋巴隙相通，以及在死迷路时，瘘管虽然存在却不激发阳性反应，故瘘管试验阴性者不能排除瘘管存在之可能，应结合病史及临床检查结果判断。

（4）Hennebert 征和 Tullio 现象：①向外耳道加减压力引起眩晕者，称 Hennebert 征阳性，可见于膜迷路积水，球囊与镫骨足板有粘连时。②强声刺激可引起头晕或眩晕，称 Tullio 现象，可见于外淋巴瘘患者、前半规管裂隙综合征或正常人中。

（5）摇头眼震（HSN）是通过头部的主动水平方向上的摇头，记录摇头后的眼震。可引出单相或双相眼震，该眼震反映了水平半规管的功能。

三、耳石器功能检查

前庭诱发肌源性电位（VEMP）是由高强度的短声或短纯音诱发的同侧颈肌（胸锁乳突肌）或对侧眼外肌的短潜伏期肌电图，胸锁乳突肌记录的为颈性前庭诱发肌源性电位（cVEMP），眼肌记录的为眼性前庭诱发肌源性电位（oVEMP）。肌肉的反应起源于前庭系统，该电位的可能起源为 cVEMP 和 oVEMP。cVEMP 反映的是同侧的球囊和前庭下神经通路的功能，而 oVEMP 反映的是对侧的椭圆囊和前庭上神经通路的功能。测试参数包括引出率、反应阈、两侧对称性、反应电位潜伏期等。此外，主观水平视觉（SHV）和主观垂直视觉是近年来发展的新型耳石检查方法，该检查主要用于测试椭圆囊功能。

（张　朋）

第五节　耳部影像学检查法

一、人工耳蜗植入术后耳部 X 线检查法

颞骨岩乳突部的 X 线拍片可对耳部某些疾病的诊断提供参考，但近年来，由于颞骨 CT 在临床的应用，岩乳突部的 X 线拍片已逐渐被取代。但 X 线拍片对于人工耳蜗植入术后电极植入状态的评估仍有重要的应用价值，通过不同投照位置的应用，可用于评估电极植入的部位及深度。

人工耳蜗植入术后耳部 X 线拍片的常用投照位置如下。

1. 后前位　成人坐位，儿童俯卧位。头颅正中面对台面中线并垂直于台面，前额和鼻紧靠台面，使听眶线（眶下缘与外耳道上缘间连线）与台面垂直。X 光投射中心线对准枕外隆凸下方 3cm 处，与暗盒垂直（图 1 - 29）。

2. 斯氏位　成人坐位，儿童俯卧位。头颅矢状面与暗盒成 45°角，听眶线与暗盒垂直。X 光投射中心线向头侧倾斜成 12°角，对准被检侧的枕外隆凸与外耳孔联线的中内 1/3 交点，射入暗盒中心。

3. 耳蜗位　体位同斯氏位。头颅矢状面与暗盒成 52°角，听眶线与暗盒垂直（图 1 - 30）。

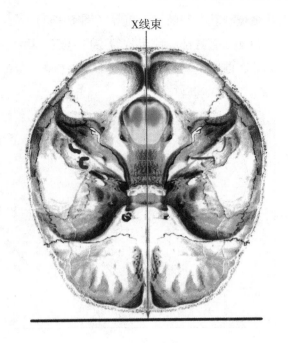

图 1 - 29 后前位

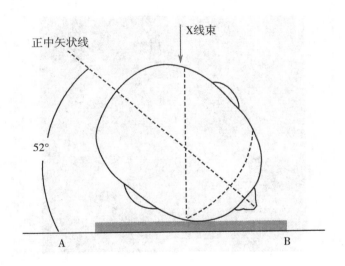

图 1 - 30 耳蜗位

4. 改良斯氏位 体位同斯氏位。头颅矢状面与暗盒间角度可在 40°至 54°间变换，以取得最好的显示效果。

二、颞骨 CT 扫描

颞骨 CT 扫描可采用轴位和冠状位。轴位扫描常规采用听眶线为基线，即外耳道口上缘与眼眶上缘顶点的连线；从此基线向上逐层扫描。冠状位可取与听眶线呈 105°或 70°的基线（图 1 - 31）。

从外耳道口前缘开始，自前向后逐层扫描。两种位置的扫描层厚均为 1 ~ 2mm，层间距为 1 ~ 2mm。轴位扫描一般有 6 ~ 8 个重要层面，由下而上分别可显示咽鼓管骨段、骨性外耳道、锤骨、耳蜗、颈静脉球窝、圆窗、砧骨、镫骨、锤砧关节、面神经管水平段和迷路段、内耳道、前庭、鼓窦、水平半规管、前半规管、后半规管、乙状窦板、乳突和鼓室天盖等（图1-32）。冠状位一般取6~7个层面，从前至后可分别显示锤骨、耳蜗、颈动脉管升部、前半规管、内耳道、后半规管、外耳道、水平半规管、中鼓室、下鼓室、鼓窦、鼓室天盖、前庭等。

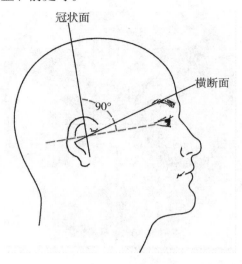

图1-31　颞骨CT扫描的轴位和冠状位

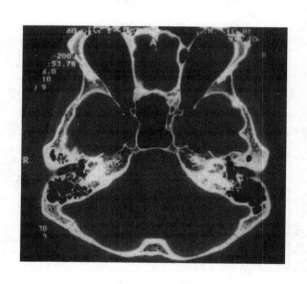

图1-32　正常颞骨CT

由于高分辨率CT扫描能清晰地显示耳部及其邻近组织的精细解剖结构，对耳部的先天畸形、外伤，各种中耳炎症及某些耳源性颅内并发症（如硬脑膜外脓肿、乙状窦周围脓肿、脑脓肿等），肿瘤等具有较高的诊断价值，在临床上得到了广泛的应用。颞骨CT薄层扫描及膜迷路实时三维重建亦可观察内耳发育状况及人工耳蜗植入术后电极植入状态。但是CT对中耳内软组织阴影的性质尚不能做出准确的判断。

三、颞骨的 MRI 检查

磁共振成像（MRI）具有很高的软组织分辨率，可为明确耳部病变组织的性质提供参考，如听神经瘤、颈静脉球体瘤、中耳癌、乙状窦血栓形成、耳源性脑脓肿等，其中，特别是对听神经瘤，具有重要的诊断价值。通过膜迷路水成像方法可观察膜迷路发育状态（图1-33）、有无纤维化或骨化情况；头轴位扫描可沿听神经长轴方向观察听神的完整性（图1-34），斜矢状位扫描可在不同层面上观察听神经、前庭神经及面神经截面（图1-35）。

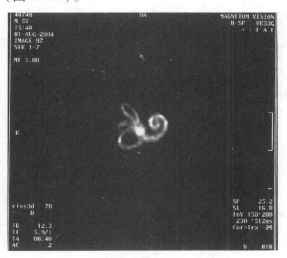

图1-33 膜迷路水成像 MRI

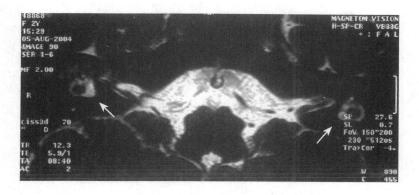

图1-34 头轴位 MRI

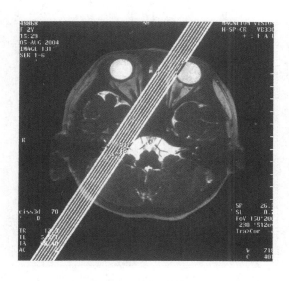

图1-35 听神经轴位 MRI

四、其他

数字减影血管造影（DSA）对耳部血管瘤，如耳郭血管瘤，颈静脉球体瘤，动－静脉瘘等有较高的诊断价值，并可在此基础上对供血血管施栓塞术。

（张　朋）

第二章

鼻部检查

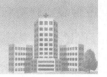

第一节　鼻及鼻窦检查法

一、外鼻及鼻腔的一般检查法

（一）视诊

1. 鼻梁的形状　鼻梁有凹陷、歪斜者，除发育异常外，应想到外伤、萎缩性鼻炎及梅毒的后遗症；高度鼻中隔偏曲者，鼻梁也可能显著歪斜。鼻梁对称性增宽、变饱满，常常是鼻息肉的体征，被称为"蛙鼻"。若整个外鼻肥大，则可能是鼻赘或某些全身性疾病如肢端肥大症、黏液性水肿等的表现。

2. 鼻翼　检查鼻翼有无塌陷性畸形和缺损。鼻翼缺损多为外伤或梅毒后遗症；在儿童出现呼吸困难时，吸气期鼻翼可向外异常扩张，若吸气时鼻翼异常凹陷，则可能是鼻翼萎陷症。

3. 皮肤　注意外鼻、面颊及上唇等处皮肤有无红肿、破溃及新生物，鼻梁上有无瘘管开口。患有酒渣鼻者，其鼻尖及鼻翼处皮肤弥漫性充血、发亮或有片状红斑，可伴有痤疮形成。鼻疖者除出现红肿外，可伴有显著疼痛，红肿中心还可出现脓点。患急性上颌窦炎时，有时可出现面颊部皮肤红肿；患急性筛窦炎时，眼眶内角近内眦部皮肤可能红肿；急性额窦炎可引起同侧眉根部及眶内上角皮肤红肿。鼻唇间皮肤皲裂或糜烂多为长期流涕或变应性鼻炎所致。外鼻的皮肤癌可呈斑样隆起或赘疣状小硬结节，常伴有溃疡形成。

4. 前鼻孔的形状　患腺样体肥大的儿童，前鼻孔常呈窄隙状；鼻烫伤或鼻硬结病可引起前鼻孔完全或不完全闭锁。

5. 外鼻周围　注意检查面颊部左右是否对称，表面有无局限性隆起；眼球有无移位以及眼球运动有无异常等。

（二）触诊

患鼻疖或鼻前庭炎时，鼻翼变硬，触痛明显；患鼻硬结病时，鼻翼变硬而无触痛；鼻中隔脓肿者，鼻尖可有触痛或按压痛；鼻骨骨折错位时，鼻梁有触痛，并可感觉到下陷、鼻骨移位等畸形；如果形成了皮下气肿，触之有捻发感。患急性额窦炎在眶内上角可有触痛或按压痛；患急性上颌窦炎时在面颊部可有触痛或按压痛。鼻窦囊肿有颜面部隆起者，按压时有如按压乒乓球之感。

（三）叩诊

可用单指直接叩击或双指间接叩击患处，以了解有无疼痛。患急性上颌窦炎在面颊部可有叩痛；患急性额窦炎时，额窦前壁可有叩痛，并且叩痛区常与额窦本身大小相当。

（四）听诊

注意听患者发声或小儿哭声，可推知其鼻腔有无阻塞性病变。鼻腔阻塞时，可出现闭塞性鼻音；而患腭裂或软腭麻痹者，可出现开放性鼻音。

（五）嗅诊

患臭鼻症或牙源性上颌窦炎，可嗅到特殊腥臭味；恶性肿瘤患者则可出现特有的"癌肿气味"。

二、鼻窦的一般检查法

前述之视、触、叩、听、嗅及前、后鼻镜检查亦为鼻窦检查法之重要组成部分。而今，CT、MRI及鼻内镜等的广泛应用，已使鼻窦疾病的诊断变得容易，但下述方法仍常被用于鼻窦的检查。

（一）头位引流法

头位引流法为先将鼻腔脓液拭净，用1%麻黄碱棉片收缩中鼻道及嗅裂黏膜，以利窦口畅通。然后嘱受检者将头部倾倒在一定位置上约15分钟，以便脓液流出，再行前、后鼻镜检查，判断脓液的来源。检查一侧上颌窦时，将头向对侧偏倒而使受检侧上颌窦居于上方，如果发现中鼻道内又有脓流出，表示由上颌窦而来；若未见脓液，尚须做后鼻镜检查，因由上颌窦流出的脓液也可流入鼻腔后部。如果前、后鼻孔均未见脓液，但受检者闻到有臭味，说明上颌窦中可能积脓，但量少不够流出。检查前组筛窦则头需稍向后仰；检查后组筛窦则应稍向前俯；检查额窦，则头直立；检查蝶窦则须低头，面向下将额部或鼻尖抵在桌面上。

（二）上颌窦穿刺冲洗法

上颌窦穿刺冲洗法是临床上诊断和治疗上颌窦疾病，特别是上颌窦炎的常用方法。

1. 操作方法　先用浸有2%丁卡因或4%可卡因溶液的卷棉子置放于下鼻道前段顶部，约10～15分钟后取出（上述麻醉药物中加少许1‰肾上腺素液，可大大减少穿刺时的出血；若术前先行解释，操作熟练，则不施任何麻醉也可顺利进行穿刺，尤其对久经穿刺的患者更易成功）。穿刺时，检查者一手持特制的穿刺针，针尖斜面朝向鼻中隔，由前鼻孔伸入下鼻道，针尖落于距下鼻甲前端约1.5cm处（因该处骨壁最薄，易于刺破），并使其紧靠下鼻甲根部，方向指向上、外，并稍向后，即斜对患者同侧眼外眦。另一手固定患者枕部，以防头向后移动，然后用拇指和示指固定针管的后2/3处，掌心抵住针柄，将针慢慢紧压刺穿骨壁以进入窦腔。穿刺时用力不可过猛，并以其余手指抵住患者唇部，有落空感觉时立即停止前进，以防刺入过深。倘若位置准确，只因骨壁过厚不能刺透，可使患者头后仰，术者站立，用臂力将针慢慢压入。如仍不成功，则可用小锤轻敲针尾刺入。若针已进入窦内，骨壁薄者，则轻摇针柄，可觉针尖在窦腔内自由活动。穿刺成功后，拔出针芯，抽吸无回血时，再以温热无菌生理盐水冲洗，此时应嘱患者低头并张口自然呼吸，观察有无脓液、脓块随水流出，有时脓液混于冲洗液中可使水变得混浊。必要时须收集洗出液离心后做脱落细胞检查。如事先拟收集脓液做特殊检验，可先用注射器将窦内脓液抽出送检。洗出液澄清后，确定针尖全部位于窦内者，可缓缓注入空气，将窦内剩余盐水冲出。

2. 并发症及注意事项　上颌窦穿刺冲洗若操作不当，可出现较多并发症。

（1）晕厥：多出于患者精神紧张、疼痛或空腹之故。一般在平卧片刻后即可恢复，但应注意观察有无其他意外情况，如麻醉药物中毒、反射性休克、气栓形成等。

（2）刺入鼻黏膜下造成黏膜撕裂：针刺方向与骨壁过于平行，因此刺入黏膜后向后滑行于下鼻道外侧骨壁与黏膜之间，造成黏膜撕裂伤。故操作时，针尖应对准同侧眼外眦，针柄尽量压向鼻小柱，穿刺针也不可过钝。

（3）刺入面部软组织：乃因针未进入下鼻道即行穿刺或因上颌窦小而深居骨面深处所致。刺入上颌窦前软组织下时如贸然注水，面部会立即肿起，患者也感胀痛，此时应立即拔针，重行穿刺。

（4）刺破眶下壁：为针尖方向过高或穿刺时患者头部偏斜或摆动所致。注水时，下睑立即肿起或眼球突出而不能运动，此时应立即拔针停止冲洗，并使用抗生素防止感染，严密观察。

（5）窦内黏膜未穿破：因窦内黏膜过厚或呈息肉样变，窦腔过小，仅仅刺穿骨壁，未穿破窦内黏膜。注水时，患者感觉胀痛，注入的水也不能流出。此时可将针轻轻再往窦内推进，刺破黏膜进入窦腔后再行冲洗。

（6）刺入对侧壁黏膜下层：穿刺时用力过猛，不能控制而误刺入对侧窦壁的黏膜下。注水时觉阻力甚大而无水流出或仅有少许水流出，患者也感胀痛。此时应将针稍向外撤，务使冲洗时不感觉有阻力，水流通畅，且患者不觉疼痛。

（7）刺破上颌窦后外壁：也因穿刺时用力过猛所致。注水时水进入颞下窝，面颊立即肿起，此种意外可引起颞下窝、翼腭窝或其他颈深部感染、脑膜炎等严重后果。若不幸发生，应立即撤针停止冲洗，以大量强效抗生素控制感染，并密切观察病情进展。

（8）窦内有息肉或窦口已封闭：穿刺针刺入窦腔后，觉进入实质组织，注水时阻力甚大，水也无从流出，应将针拔出。如感知针尖确在窦腔内，也可不拔针而在附近加刺一针，冲洗时水即可由另一针管流出。我单位遇此情况曾利用双腔管上颌窦穿刺针进行穿刺，可避免患者多受一针之苦。

（9）气栓形成：冲洗前后，如无必要，一般不可注入空气。若将空气注入血管，空气可循上颌窦的静脉经面静脉、颈内静脉而进入心脏或延髓呼吸中枢血管，引起突然死亡；或气栓进入视网膜中央动脉，发生暂时性盲。这种并发症虽极罕见，但非常危险，应严加防范。

气栓的症状：当空气进入血管时，患者自觉有物或水泡从颈部或咽部下流，迅觉心慌、头昏。继则视气栓所在部位不同，很快发生下述不同症状：呼吸抑制或不规则，偏瘫，癫痫样痉挛，昏迷，视力障碍；刺激性干咳，胸闷，胸痛；皮肤青紫或呈大理石色。检查见血压下降，脉细弱，心脏听诊有磨轮样杂音。迅速发生死亡者约15%～50%。患者如能度过开始的10～15分钟，一般可免于死亡。

急救：立即将患者置于头低位，以防气栓进入动脉系统后进入脑血管，同时让患者左侧卧，可以防止空气进入心冠状动脉或阻塞右心室出口（即肺动脉起点）。此外应给氧、用中枢兴奋剂，做好人工呼吸准备。

预防：严格按照正规操作进行上颌窦穿刺术。冲洗前，将注射器中预先盛满冲洗液，不使空气有进入血管的机会；并于注水前先行抽吸，如有回血，立即停止操作。冲洗中，应随时观察患者反应，不可用力注水，如觉有阻力，应立即寻找原因并作调整。冲洗完毕，如非确知针尖全部处于窦腔内，不可注入空气。

（10）急性上颌骨骨髓炎、大出血，也是上颌窦穿刺术的罕见并发症。

（游会增）

第二节　鼻阻力检查法

一、鼻阻力的形成及其生理意义

鼻腔是一结构复杂、曲折多变的管道，正常人经鼻呼吸（也有少数人终生用口呼吸而无不适者）时，通过鼻腔的空气受到鼻内孔的限制和鼻腔内各部的摩擦，这就是鼻阻力。它的产生对于维持正常的呼吸生理具有十分重要的意义。在成人中，呼吸道阻力的一半以上来自鼻腔，吸气时，由于鼻阻力的参与才能产生足够的胸腔负压，使得空气进入肺泡和静脉血流入右心。呼气时，因鼻阻力的作用肺泡内气体不致很快被排出，能有足够的时间进行气体交换。鼻腔阻力过低会引起肺功能降低，例如有些萎缩性鼻炎或下鼻甲切除过多的患者常有呼吸不适感；鼻阻力过大，则允许通过鼻腔的气流不足，患者就会感到鼻塞、呼吸困难而不得不改用口腔呼吸。通过口腔呼吸的空气不能得到很好的加温、加湿和清洁过滤，从而增加呼吸系统罹病的机会，在小儿中则影响面部的发育。因此，鼻阻力的正常与否是评价鼻呼吸功能的重要指标。

鼻阻力的大小主要取决于鼻咽部与鼻外大气压之间的压差和鼻气道的横截面积。由于胸部的呼吸运动，鼻咽部的气压随呼吸而变化，呼气时，鼻咽部的气压大于外部，使得气流通过鼻腔呼出；吸气时，鼻咽部的气压小于外部，使得气流通过鼻腔吸入。鼻气道的横截面积则由鼻腔的解剖结构和鼻黏膜血管的舒缩变化所决定，是影响鼻阻力最重要的因素。很多鼻腔疾病如鼻中隔偏曲、息肉、肿瘤，鼻腔鼻窦感染、肉芽和粘连等都可以改变鼻气道的横截面积而影响鼻阻力。

二、鼻阻力的检查方法

1. 询问病史　通过病史可初步了解患者有无鼻塞、哪一侧鼻塞、鼻塞次数、持续时间、诱因等；并可用无、轻、中、重分别记录鼻塞的程度。

2. 鼻镜检查　可以了解鼻内的解剖结构有无畸形或异常改变，鼻气道有无占位性病变，鼻甲是否充血、肿胀，黏膜有无干燥、萎缩等。

3. 比较两侧鼻腔的通气程度　嘱患者堵住一侧鼻腔呼吸，再堵住另一侧鼻腔呼吸，然后比较两侧鼻腔的通气程度。也可用标有刻度的铜板或玻璃镜（图 2-1）平置于受检者鼻前，告之其用鼻自然呼气，然后对比板上气斑的大小来比较两侧鼻腔的通气程度。

4. 测量最大呼气量　嘱患者用力呼气，用最大呼气流量仪测出其最大呼气量，此值被认为与鼻阻力相关。

5. 鼻测压计法　鼻测压计是能同时记录鼻气道压力和流速变化的仪器，用它来测量鼻阻力的方法称为鼻测压法，它可以反映出一定时间内鼻气道内压力、通气量与时间之间的关系，能客观地显示鼻气道的通气状况。

6. 鼻声反射测量法　给鼻腔一个短震动波，然后用鼻声反射测量仪测量其反射声，从而测出鼻腔内某一处的横截面积。Hilberg 认为此法所获结果较鼻测压法取得的结果要稳定、可靠，患者也无须太多的配合，且无损伤、易于操作，是一个很有前途的方法。

7. 其他方法　CT 和 MRI 可以了解鼻气道的横截面积，但很难确定统一的正常参考值，通常是把检查的结果与患者的鼻塞程度结合起来比较分析。也有人用激光多普勒测量鼻黏膜血流的状况以了解下鼻甲的充盈状况。

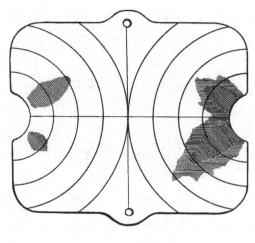

图 2 - 1 呼气板

在上述所有检查中，鼻压计测压法是目前最为客观和被普遍使用的方法，本节将重点介绍之。

三、鼻压计测量鼻阻力的原理和方法

鼻压计主要由 3 大部分组成，即压力传感装置、呼吸流速描记装置和数据处理装置。由压力传感器测得的压力和呼吸流速描记器测得的流速通过转换器转变成电信号，与一载波放大器连接并以电压值的方式输入数据处理系统进行处理，后者通常由电子计算机或微处理器来完成。

鼻压的测量和呼吸流速的测量实际是同步完成的，但在操作中却有不同的测量方式。

1. 鼻压的测量　须先测出空气经过前鼻孔和后鼻孔的压力以求出经鼻压力差。前鼻孔的压力与大气压相等，故实际上需要测量的是后鼻孔的压力。常用的方法有前鼻测压法、经口后鼻测压法和经鼻后鼻测压法，三者之间的区别在于与测压计连接的压力传导管所放的位置不同。

（1）前鼻测压法（图 2 - 2）：将压力传导管与非测试侧的前鼻孔连接，周围用胶布密封，这样该前鼻孔内的压力就近似于鼻咽部的压力，压力传导管将此处的压力传至测压计，即可测出大气压与鼻咽部之间的压差，此亦即是对侧鼻腔前后鼻孔之间的压差。本法操作简单，缺点是压力传导管与鼻孔连接时会使鼻翼变形而使检查结果受到一定的影响，传导管的管径和接头的形状也是影响结果的因素。本法一次只能测一侧鼻阻力，鼻腔总阻力需要分别测出两侧鼻腔阻力再以公式计算。

（2）经口后鼻测压法（图 2 - 3）：将压力传导管经口腔送至软腭后方近鼻咽处，测量闭口安静呼吸时鼻咽部的压力变化。本法的优点在于可直接测到后鼻孔的压力，不受前鼻测压法时鼻翼可能变形产生的影响，尤其可同时测双侧鼻腔的总阻力（若是测一侧鼻腔的阻力，仍需将对侧鼻孔密封）。缺点是传导管放在口咽部时会使受检者产生恶心等不适，软腭和舌的运动也会对结果有所影响，但若事先对患者进行解释和训练，通常可获满意效果。

（3）经鼻后鼻测压法（图 2 - 4）：将压力传导管经非检测鼻腔送至鼻咽部，将该侧鼻孔管周用胶布密封，直接测量后鼻孔处的压力。本法测得的结果较以上二法要稍稳定，可避免经口后鼻法对咽部产生的刺激和软腭运动的影响，对鼻翼的牵拉也较小，可测量一侧的鼻阻力，也可用于同时测量鼻腔的总阻力，但测量总阻力时传导管的管径对鼻气道的横截面积会有一定影响。插至鼻腔深处的传导管亦会使受试者（特别是有鼻腔疾患者）感到不适。

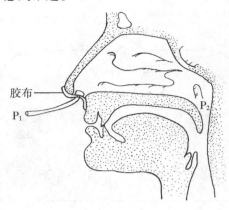

P₁. 前鼻孔压力；P₂. 鼻咽部压力

图2-2　前鼻测压法

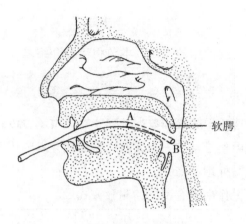

图2-3　经口后鼻测压法

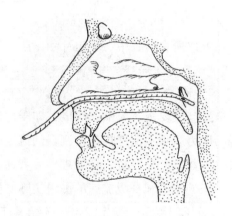

图2-4　经鼻后鼻测压法

　　总的说来，以上三法各有优缺点，前鼻测压法因其临床操作简单、易被患者接受而应用广泛，也是国际标准所采纳者，但前鼻法不能用于有鼻中隔穿孔的患者，前鼻法和经鼻后鼻法也不能用于有腺样体肥大的患者。如果鼻腔完全堵塞，则任何鼻测压法都无法进行。

　　2. 鼻通气量的测量　　可将与呼吸流速描记器连接的通气管放在受检鼻腔的鼻孔处直接测得，但通气管可能改变鼻的解剖结果而影响检测结果，现多使用面罩代替之（图2-5），可将整个面部或其一部分罩住，但要求面罩的密封性能良好。

　　除此以外，也有用身体容积描记仪来测量呼吸流量者，方法是将受检者置于一密闭舱内，根据呼吸运动时胸腔体积的变化，用身体容积描记仪记录身体容积的变化，从而测知呼吸流量。此法测量精确，但设备复杂、昂贵，不易推广。

　　取得了鼻压和鼻通气量的检测结果，即可据此推算鼻腔的阻力。

　　在正常的呼吸状况下测量鼻阻力的方法称为主动测压法；另有所谓被动测压法，是为了排除肺呼吸的影响而设计的一种方法，就是在测患者鼻压时，嘱患者暂停呼吸，将一已知流速的空气泵入受检侧的鼻腔中，再用前述之鼻测压法测量前、后鼻孔之间的压差。此法因鼻咽部的压力不受呼吸影响而变化，故所测得的鼻阻力值在该气流下为一定值，易于分析、比较。由于主动测压法能更真实地反映鼻的呼吸生理，因而仍是实际应用中的主要方法。

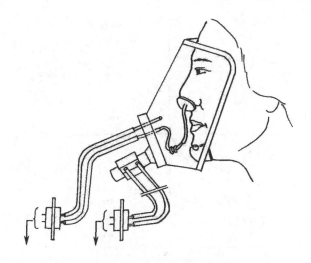

图 2 - 5　用面罩前鼻测压法

3. 具体测试过程　普遍采用经前鼻测压法和经面罩测鼻通气量的方法，常规操作过程如下。

（1）受检者取坐位，检查前至少休息 30 分钟，此前应停用可能影响结果的口服药和滴鼻剂。

（2）开机预热鼻压计。鼻压计在使用前应被校正，校正的方法是压力传感器用水压计校正，流速描记器用流速计或旋转仪校正，也可用参数固定的"人工鼻"校正。

（3）将通过面罩引入的压力传感管放在非检查侧鼻孔内固定好，周围用胶布密封。

（4）戴上面罩，嘱受检者如常呼吸，检查面罩及通气管有无漏气，压力传导管有无过分弯折及其他问题。

（5）进行检测，记录检测结果。

（6）测完一侧鼻阻力后，再按同法测对侧。

（7）两侧都测完后，使用血管收缩剂喷鼻，隔 5 分钟后再喷一次，10 分钟后按前法重复测量两侧的鼻阻力。

（8）将记录的结果打印出来，放置病历保存和送交医师评估。

儿童应用较小的面罩，测试方法同成人。对主诉仅躺卧时才感到鼻塞的患者，应检测不同体位的鼻阻力，如坐位、仰卧位、左侧卧位、右侧卧位，再用血管收缩剂，并重复检测以资比较。对变应性鼻炎患者，可行鼻腔激发试验前后对比检测。

四、鼻阻力的记录与报告方式

1. 鼻阻力的记录方式　测得的鼻压和呼吸流速可以一坐标图表示出来，以 X 轴表示经鼻压差，Y 轴表示呼吸流速，把不同压差下的呼吸流速绘成坐标连接起来。一般情况下，随着压差的增加，呼吸流量也增加，但当压差增至临界点时，呼吸流量不再明显增加，这是由于鼻前庭软骨穹隆部有节制气流的瓣膜作用。故最后将各坐标连接起来的时候，得到的不是一条直线，而是一 S 形或乙状曲线（图 2 - 6），此即压力 - 流速曲线，是鼻阻力的基本记录形式，在鼻压计上可被自动显示和打印出来。

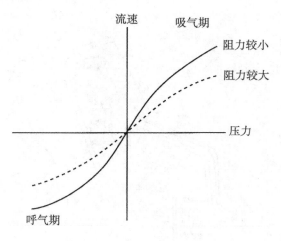

图 2-6 压力-流速曲线

2. 鼻阻力的计算   一侧鼻腔的阻力可由下述公式计算：

$$Rn = \frac{P}{v}$$

Rn 表示鼻腔阻力；P 表示经前后鼻孔的鼻压差；v 表示流速。鼻阻力的单位是 Pa／（cm³·s）〔帕／（立方厘米·秒）〕或 cmH₂O／（L·s）〔厘米水柱／（升·秒）〕，国际单位采用前者。

两侧鼻腔的总阻力可由下述公式计算：

$$\frac{1}{Rt} = \frac{1}{R_1} + \frac{1}{Rr}$$

Rt 表示鼻腔总阻力，R₁ 表示左侧鼻腔阻力，Rr 表示右侧鼻腔阻力。

3. 鼻阻力的报告方式   通常以压力-流速曲线上吸气期的鼻阻力为报告的基础（如图 2-7）。

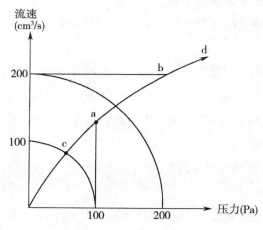

图 2-7 鼻阻力报告法

a. 规定压差下的流速；b. 规定流速下的压差；c. 半径法；d. 最大阻力值

（1）读取某一规定压差下的流速，是目前较普遍的方法，通常采用 150Pa 为规定的压差点，也有用 100Pa 者。用此法只需把两侧的流速相加就可算出两侧鼻腔的总阻力。

（2）读取某一规定流速下的鼻压力，但有些有严重鼻塞的患者难以达到规定的流速值。

（3）读取最大压差下的鼻通气量。

（4）读取一定半径范围内曲线上的阻力值，通常以一个坐标单位（如100Pa）或两个坐标单位（如200Pa）为半径画圈，与曲线相交之处的压差流速比值即为鼻阻力值。

（5）报告平均阻力值，可由计算机自动完成。

以上读取的压差和流速值均需经阻力计算公式计算出最后的阻力值。

4. 鼻腔阻力的正常值　由于各家所用仪器型号不同、鼻测压的方法不同、统计方法不同、鼻腔阻力值的获取方法不同，因而至今尚未取得统一的鼻腔阻力正常标准值。现将国内外几家的报告简介如下。

Pallanch 等：80例正常人在半径＝2处的两侧平均阻力值为 0.33Pa/（$cm^3 \cdot s$）。

Jessen 和 Malm：100例健康人在压差为150Pa处的两侧平均阻力值为 0.54Pa/（$cm^3 \cdot s$）。

Jones 等：59例正常人前鼻测压法在150Pa压差处的鼻总阻力值为 0.38Pa/（$cm^3 \cdot s$）。

卜国铉：421例正常人双侧总鼻阻力平均为 0.126～0.328kPa·s/L。

五、影响鼻阻力测量的因素

1. 鼻周期　80%的成人及大约56%的儿童可因双侧鼻黏膜血管交互地发生舒缩而使双侧的鼻腔阻力产生自发性的交替变化，此即鼻周期；持续时间为1～6小时，平均2.9小时。鼻周期的存在可使一侧鼻气道阻力发生改变，但双侧鼻腔的总阻力相对不变。因此有人主张应以鼻腔的总阻力为报告值，以避免报告单侧鼻阻力时由鼻周期产生的误差。

2. 鼻翼扩张和鼻前庭塌陷　Solow 等发现一侧鼻孔堵塞时，对侧鼻翼的肌张力就会增加并引起鼻阻力增加。

Haight 等也发现深吸气时会出现鼻翼扩张和鼻前庭塌陷而使鼻阻力增加，这可能与鼻阈的改变有关，但正常人受此影响不大。

3. 仪器　仪器的型号、仪器是否经过校正、开机后的预热时间、导管的连接不良、通气管和面罩漏气都会使检测结果不准。

4. 鼻分泌物的影响　鼻腔分泌物可增加鼻阻力，检查前应予清除。

5. 温度和空气湿度　冷空气可反射性地引起鼻黏膜血管扩张而增加鼻阻力；空气湿度的影响尚不确定。

6. 运动　适度的运动对鼻阻力并无影响，但在剧烈运动时，鼻阻力会明显降低并可持续近20分钟，这被认为是交感神经兴奋而使鼻腔可勃起组织的充血程度减退所致。

7. 情绪和心理变化　急慢性情绪紊乱可使鼻分泌物增多和鼻黏膜充血而增加鼻阻力；任何引起交感神经血管紧张素增加或是肾上腺髓质分泌肾上腺素过多的紧张刺激可使鼻腔阻力减小。

8. 二氧化碳浓度　缺氧或窒息时，动脉血中的 CO_2 浓度升高可使鼻阻力减小，这可能是由于颈交感神经的反应或 CO_2 刺激中枢或外周化学受体使交感神经紧张性增加、影响鼻腔血管的充盈度所致。过度换气和血 CO_2 浓度下降时可使鼻阻力增加。

9. 体位改变　体位可显著影响鼻腔阻力，仰卧时鼻阻力最大；直立时最小；侧卧时，下一侧的鼻阻力最大，侧卧的时间越长，阻力增加越大，持续时间也越长。这可能是颈静脉压力的改变和交感神经反射的缘故。

10. 受检时间　一天内在不同的时间检测鼻阻力可有不同的结果，夜晚的阻力最大，早晨最小，故对同一患者进行比较测量时，应选在每天相同的时间里进行。

11. 药物　用氯化木甲唑啉滴鼻的患者，鼻腔总阻力可减少20%～50%，其他有些治疗鼻病的普通药物也会影响鼻腔的阻力，例如使用抗组胺药在鼻未受到激发时可以增加鼻的阻力。故检查前患者应暂停口服可影响结果的药物和鼻腔喷雾剂。

12. 物理、化学刺激　空气中的烟雾、二氧化硫等可使鼻阻力增加。

13. 性别、年龄、体重、身高和人种　年龄与鼻阻力有一定的关系，成人随着年龄的增长鼻阻力有下降的趋势；婴儿的鼻阻力要高出成人6倍，接近16岁时则已显著降低。白色人种鼻阻力较黑色人种大，黄色人种居其中。性别、身高和体重无明显影响。

六、鼻压计测鼻阻法的应用

除评估患者鼻塞的程度外，鼻测压法也可用于其他方面。

1. 鼻腔变应原激发试验　鼻腔变应原激发试验是把特异性变应原引入鼻内观察其引起的病理生理变化。变应性鼻炎患者鼻黏膜受到致敏原刺激后会产生超敏反应，出现水肿和分泌物增多的症状，从而明显增加鼻腔阻力。常用的皮试方法只能提供间接结果，不如观察靶器官的变化来得直接准确。但这一试验要求方法客观，反应激发前后的结果稳定、具可比性并能重复验证，鼻测压法就能满足这些要求。其优点还在于可以计算激发试验前后鼻腔阻力变化的百分比，而询问症状通常是不准确的。用鼻压计进行鼻腔激发试验在方法和结果判定上目前还没有统一标准，有人主张测试鼻腔总阻力的变化，有人主张只测试一侧鼻阻力；有人以鼻阻力增加＞40%为判断试验阳性的标准，有人用25%、30%或100%。

2. 对阻塞性睡眠呼吸暂停的患者进行监测　有睡眠呼吸暂停的患者，睡眠时鼻腔阻力会出现异常的变化，可用鼻测压计监测。

3. 鼻内疾病手术效果的评价　术前术后分别测量鼻阻力，差值即可作为判断手术效果的客观依据。

4. 评价鼻疾病用药的效果　鼻炎、鼻窦炎等鼻内疾病局部或全身用药的效果皆可借助鼻测压法评价。

5. 研究鼻的生理功能。

6. 用于法医学鉴定和评价环境因素对人产生的影响等等。

（游会增）

第三节　嗅觉检查法

嗅觉的检查受到很多限制，首先，嗅觉的机制不完全明了，加上嗅觉的某些特性，使得嗅觉的检查至今还没有一套客观、完善和易行的标准方法。其次，嗅觉在人们的生活中不如听觉和视觉受到重视，很多伴有嗅觉障碍的疾病通过其他检查手段大多能得到明确诊断，并不一定要进行嗅觉检查，这使得嗅觉的检查没有被普遍和常规地开展起来。但嗅觉的检查是研究嗅觉机制的重要手段，有时也是诊断某些疾病的主要手段，因此嗅觉的检查应该受到重视并得到进一步研究发展。

通常判断嗅觉功能的是嗅阈，包括最小察觉阈和最小识别阈。单位时间内一定数量的某种气味分子随气流到达嗅区，刚能引起嗅细胞兴奋的最小刺激，使大多数正常人产生嗅觉反应，该气体分子的量称为该嗅素的嗅阈。刚能察觉到某气味嗅素的最低浓度，但还不能准确说出闻到的气味的名称，如果降低一档浓度，就闻不出气味，该浓度的刺激强度谓之最小察觉阈。最小识别阈则是指能确切地说出所闻到的某种嗅素名称的最低浓度。

在进行嗅觉检查时必须考虑到下述因素的影响。

1. 嗅适应和嗅疲劳　在嗅素的连续刺激下，久之嗅觉便会减退，以至消失，此称为"嗅适应"。由嗅素刺激开始到嗅适应现象出现的这段时间，称为"嗅适应时间"。嗅适应之后，离开嗅素的刺激，仍嗅不出气味，经过一段时间才恢复嗅觉，这个现象称为"嗅疲劳"。这一段恢复时间，称为"嗅疲劳时间"。

Tucker 与 Beidler 用电生理学方法证实，嗅适应的产生和嗅适应时间的长短，与嗅素刺激的强弱有关。嗅素刺激越强，嗅适应时间越短；嗅素刺激越弱，嗅适应时间越长，甚至不产生嗅适应。某个嗅素引起的嗅适应，只对此嗅素无反应，对其他嗅素仍有正常的嗅觉。但在两个很相似、易混淆的嗅素之间有可能出现交叉嗅适应现象。又用嗅阈测定对嗅疲劳的恢复情况进行观察，嗅疲劳时嗅阈升高，随着嗅疲劳的消除，嗅阈下降，开始较快，以后逐渐缓慢恢复到原来的嗅阈水平。嗅疲劳时间的长短与中枢功能状态有关，功能不好者延长。

2. 嗅神经与其他脑神经的关系　嗅觉的过程中常伴有记忆、情感和其他心理反应等，如某些气味可引起人们喜欢或厌恶的感情；可唤起久远的记忆；可伴有味觉的改变等，这常常是第 V、Ⅸ、Ⅹ 对脑神经共同参与的结果。这使得嗅觉功能的检查更为复杂，因为这种精神、物理因素远非简单的数字所能表示。

3. 嗅素的选择　嗅素是能散发气味的物质。一般来说，人能鉴别 3 000～10 000 种气味。Zwaarde-maker 将嗅素分为 9 类，按其由弱至强的顺序排列如下。

（1）酒类或水果类。

（2）芳香类：①樟脑。②草木。③柠檬。④杏仁。⑤茴香。

（3）香胶类：①花。②百合。③香兰。

（4）奇香或麝香类。

（5）葱蒜类。

（6）焦臭类。

（7）羊脂酸类。

（8）恶臭类。

（9）作呕气味类。

许多嗅素不仅能刺激嗅神经，也可同时刺激三叉神经产生冷、热或痛的感觉，如液体氨、冰醋酸、酒精等；或同时刺激舌咽神经和面神经的感觉纤维而产生味觉，如氯仿等。

用来测试嗅觉的嗅素必须气味纯正，易于复制，不能选择在同一名称下有多种混合气味的物质如肥皂用作测嗅物。测嗅素应为人类所熟悉的气味，可以用日常已知的名称来表达，如清凉油常代表薄荷味；测嗅素不应在测试后带来不良反应或留下不舒服的感觉。对三叉神经产生刺激的嗅素如醋酸可用来鉴别伪失嗅。

常用检查嗅觉的方法有以下几种。

一、简单测试法

此法主要用于体检和门诊常规检查。选用日常所用能产生气味的嗅素如醋、玫瑰水、大茴香、樟脑、煤油、酱油、麻油、酒精、柠檬汁等作为测嗅素，以水为对照物，将它们分装小瓶中。装嗅素的小瓶应大小、式样相同，色深而不透明，平常要勤换瓶内试剂，以免日久变味或挥发。检查时，检查者手持小瓶嘱受检者以手指按闭一侧鼻孔，以另侧鼻孔嗅之，并说明瓶中气味（不必说出名称）；然后再以同法试对侧。小瓶不可使受检者自持，也不可在刚试完一侧鼻孔后立即以原瓶检查对侧，小瓶置于桌上时应有意使其排列错乱，以免受检者暗记。受检者一次答错，不可立即判断为嗅觉不良，因可能由于精神紧张等所致，可换其他试液重试一次。此外，嗅觉容易发生疲劳，在检查中要有适当的间隔时间。

二、稀释法嗅阈测试

选用下述 10 种气味单纯的嗅素作测试物。

1. 乙苯乙基乙醇——花香。

2. 甲基环戊（醇酮）——焦煳气味。

3. 异缬草酸——腐臭味。

4. 十一烷内酯——水果香。

5. 甲基吲哚——粪臭味。

6. 埃萨内酯——麝香味。

7. 酚——石炭酸味。

8. 消旋樟脑——樟脑味。

9. 硫化二丙烯——蒜臭味。

10. 醋酸——醋味。

临床上通常取前 5 种标准测嗅素进行测试，将上述嗅素按 10 的倍数递减稀释成 10^0、10^{-1}······10^{-7} 共 8 种浓度，装入 5mL 褐色瓶内按顺序排成 5 行共 40 瓶（若取 10 种排成 10 行 80 瓶），放在特制的盒中。

测试时，取 0.7cm×10cm 的无味滤纸浸沾一定量的测试液令受试者嗅闻，每种均从低浓度开始，逐渐增加浓度直至受检者能嗅到气味，该浓度即其最小察觉阈；再逐渐增加浓度至其能说出是某种气味，即其最小识别阈。

正常人对 10 种嗅素的最小察觉阈为 10^{-3} ~ 10^{-5}，最小识别阈为 10^{-5} ~ 10^{-7}。将上述结果制成图，以横坐标表示嗅素，以纵坐标表示嗅素浓度，可得一类似听力图的嗅觉图。

三、PM 甲醇嗅觉检查法

以苯乙基－甲乙基－甲醇（简称 PM－甲醇）进行嗅觉检查，方法是将不同浓度的 PM－甲醇分装在 9 个小瓶内，代表 9 个阈值，其范围为 −25 ~ 55ds（ds = decismell，嗅觉单位），将瓶内嗅物喷入鼻内，能被嗅到的最低浓度即为嗅阈，正常人的平均阈值为 8.5ds。

四、Zwaardemaker 法

所用测嗅仪（如图 2－8），将测嗅素涂布于测嗅仪的外管内壁上，玻璃内管的一端则与一侧鼻孔连接，安静吸气，逐渐将内管向外拉出，涂有测嗅素的外管中可被从内管吸入的空气的容积便随之扩大，直到被试者能感到嗅素气味，记录内管刻度，即为最小察觉阈。因测试时被试者的吸气流量不尽相同，结果会受到一定影响。

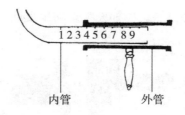

图 2 - 8　测嗅仪

五、Elsberg 嗅觉检查法

本法用以测试嗅阈及嗅疲劳时间。测试时用煮熟的咖啡气味作为嗅素，用注射器先吸入 0.5mL 混有嗅素的空气，向一瓶内注入并使受试者嗅之，逐渐加量，直至被检者能嗅知为止，记录此时所用气体量，即为最小察觉阈。测试嗅疲劳时间时，按上述嗅阈值的量继续每隔 30 秒钟向瓶内注入一次，直至被检者不能再嗅出气味时为止，所用时间即为其嗅疲劳时间。

六、嗅谱图法

Douek 根据 Amoore 的"立体化学学说"，选择 7 种原嗅素作为测试嗅阈的嗅素，它们是醚类、樟脑、麝香、花香、薄荷、辛辣和腐臭类气味。将 7 种物质分别溶解在 7 只封闭的瓶子里（如图 2 - 9），穿过瓶塞与瓶内空气连通的两根管子分别与受检查鼻孔和一注射器相连。测试时推动注射器内塞使空气进入受检者鼻腔，引起嗅觉所需的空气体积即可从注射器上读出，此即是受检者的嗅阈。分别测试两侧鼻腔对上述 7 种原嗅素的嗅阈，绘成嗅谱图（O. S. G）（图 2 - 10）。

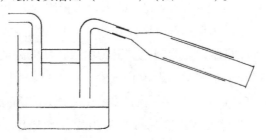

图 2 - 9　Douek 嗅觉检查法

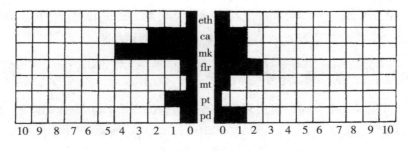

图 2 - 10　嗅谱图

eth，醚类；ca，樟脑；mk，麝香；flr，花香；mt，薄荷；pt，辛辣；pd，腐臭

如对某一种原嗅素嗅觉缺失，在嗅谱图上便可出现一条黑带（如图 2 - 11），称为"失嗅带"。有失嗅带的患者，对含有此原嗅素的某些复合气味会产生嗅觉倒错现象。有嗅黏膜病变者，将嗅素加至

7~8个单位（即毫升）浓度注入嗅区，不论何种原嗅素均出现同一的不能分辨的嗅觉，称为"嗅觉同一反应"。

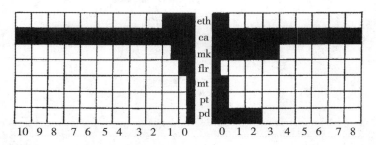

图 2-11　嗅谱图上出现失嗅带

七、标准微胶囊嗅功能检查法

标准微胶囊嗅功能检查法（SIT），美国宾州嗅觉研究中心将此法于1984年应用于临床和实验室。取40种嗅素，分装于微胶囊内，按不同气味把它们编排在4本小册子内，在每页上印有4项多选答案，患者可用指甲或铅笔划破胶囊，自行测试，每答对1种气味记1分，根据记分标准，评价嗅觉功能。此法使用简便，不需检查用的空间环境或设备。

八、CCCRC 嗅觉检查法

用不同的嗅素分别测试最小察觉阈和最小识别阈。测最小察觉阈时用正丁醇（1-butanol）。正丁醇在离子水中的最高浓度为4%（Vol/Vol），试验用的系列稀释浓度为4%~2.3×10⁻⁵%（以气相浓度表示之为 $3\,055\times10^{-6}\sim46\times10^{-9}$），从高到低分别以0~11共12级记之。把每种浓度的正丁醇60mL放在聚氯乙烯瓶内，患者同时拿到2只瓶，一为嗅素，另为白水，从低浓度（一般从9）开始测试。如能对同一稀释度经4次检查均能辨别出正丁醇，即停止试验，按浓度级别记分（0~11分），测试结果即为最小察觉阈。若第一次不能正确辨别，则逐步增加浓度至4次均能准确辨认为止，要求在20分钟内两侧鼻孔分别测试完毕。测最小识别阈时是取8种日常用物（如桂皮、咖啡、樟脑丸等）作为嗅素，放入塑料缸内，上面覆以纱布，两鼻孔分别测试，让患者对所测嗅素命名（可提示物品），如8种嗅素均不能正确命名，记0分，以此类推，记分从0至7。全部测试时间为15分钟，分值即表示最小识别阈。将上述两项检查积分综合分析即可判断受检者的嗅觉功能。此法的优点是正丁醇气味易于辨别，且毒性低，容器易清洗，采用的其他嗅素亦为人所熟悉，检查方法简便。

九、吡啶试验

正常嗅觉者吸入含吡啶的空气时，可出现呼吸暂停数秒的现象，如果嗅觉缺失，便无此反应。受检者蒙住眼睛，戴上面罩，胸腹连接记纹鼓以记录呼吸曲线。经面罩呼吸一段时间，自然形成缺氧状态，使呼吸运动增强而规律。此时，当吸气时，注入面罩内20mL饱和的吡啶空气。如呼吸运动曲线无改变，即为嗅觉缺失，如现呼吸暂停反应，表明有嗅觉。此法尤宜于检查伪失嗅者。

十、静脉注射药物检查法

静脉注入新维生素 B_1（alinamin，即丙硫硫胺）或其他某些药物可以产生嗅觉反应。方法是将新维

生素 $B_1$10mg（2mL）于 20 秒内匀速注入右肘正中静脉，受试者平静呼吸，稍后即可嗅到蒜臭味。从注射开始到出现气味的一段时间称为潜伏期，正常为 8～9 秒；以后到新维生素 B_1 臭味消失的时间称为持续期，正常为 60～80 秒。嗅觉障碍者潜伏期延长，持续期缩短。

Bocca（1965）等已证实，所谓"静脉性"或"血行性"嗅觉，并非静脉或血管内有嗅觉器，而是嗅素注入静脉后随血行至嗅黏膜，并在气流的作用下发生的。如静脉注入物质不能扩散至嗅沟，或无气流到达嗅区，就不能产生这种嗅觉。进一步证实这种嗅觉与嗅素的扩散程度和产生嗅觉的呼吸气流有关。如静脉内注射乙醚，因其扩散率高，仅须少量气流进入嗅区就可产生嗅觉，例如在气管切开术后患者只需做吞咽或颊肌运动也会有嗅觉。所以，气流是绝对不可少的。

由于静脉检查给予的嗅刺激高于正常阈值一万倍，因此阴性结果可以被认为嗅觉完全丧失。此法有时可用于中枢神经性嗅觉障碍的鉴别。

十一、嗅觉诱发电位测定（OEP）

1954 年 Ottoson 记录了动物头皮用嗅素刺激嗅觉上皮时所引起的电位，并命名为电反应嗅觉图（EOG）。1966 年 Finkenzeller 等用气味剂香草醛刺激人类嗅黏膜，在头皮特定部位记录到了 OEP。这是人类第 1 次在人类自身记录到 OEP。其后不久，Allison 等用同样方法记录到了 OEP。但当时所用刺激装置极其简陋，刺激时不能排除刺激气流对鼻腔内的触压觉和温度觉的影响。直到 1978 年，Kobal 等研制了一种嗅觉刺激装置，在刺激嗅区黏膜的同时不会引起呼吸区黏膜的温度和体感变化。目前在一些科技发达的国家已研制开发出了较为完善的嗅觉诱发电位检查装置。1998 年后，北京协和医院等单位也共同研制出了化学刺激诱发嗅性电位的记录装置。

嗅觉诱发电位检查装置包括嗅觉刺激系统、脑电图仪与计算机记录系统等。

在进行 OEP 测试时，①应先了解病史，有无与嗅觉相关的疾患，有无头部外伤史，抽烟、饮酒、特殊用药史。②保持测试环境之温度及湿度的相对恒定、适宜及良好的屏蔽。③做好对受试者的交代工作，清理好受试者的鼻腔分泌物，使受试者处于合适之体位，并避免其出现不必要的动作。④确定正确的刺激参数，在刺激过程中应保持刺激剂的浓度和流量恒定，使刺激具有可重复性。刺激次数取决于背景噪声的振幅大小、OEP 各波的振幅大小以及对信噪比的改善要求。一般认为叠加 16～32 次比较合适。选择好刺激的间隔以减少嗅疲劳和嗅适应现象对记录的影响，一般取 60 秒为宜。⑤固定好电极与导联，脑电反应的记录部位是根据国际标准的 10～20 法，在头皮上共有 16 个部位装配电极，两侧乳突部的电极接地。⑥处理好伪迹，排除眨眼、皱眉、吞咽、咬牙及四肢活动等生理伪迹的干扰，加白噪声掩蔽排除听觉系统产生的信号，另外，还须注意做到仪器接地良好，远离干扰源，导线有效屏蔽，各插座须有效接触等。

陈兴明（2002）等将 OEP 各波根据其正负极性和出现顺序分别命名为 P_1、N_1、P_2、N_2、P_3。又根据 P_1 和（或）P_3 波出现与否，将 OEP 波曲线分为四型（图 2–12）。

不同学者得到的 OEP 波形基本相似，但各波的潜伏期和振幅值存在差别，可能主要与所用嗅素的种类和浓度、受检者入选条件及其年龄等有关，另外，应用不同的化学刺激器及记录系统，结果也会存在差异。同时，对各波的来源尚无明确之结论，故嗅觉诱发电位的检查有待于进一步完善。目前认为，嗅觉诱发电位检查至少在以下几方面可用于临床。

1. 嗅觉系统疾病的诊断与鉴别诊断。

2. 临床监测，术中、术后进行电刺激或嗅素刺激诱发的嗅觉电位检查，可判定术中是否损伤了嗅神经，并可对术后并发症的原因进行分析。

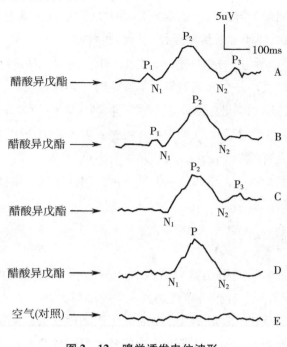

图 2－12　嗅觉诱发电位波形

3. 对手术疗效进行评价，特别是对术后失嗅患者的评价具有重要的临床意义。

4. 可协助某些临床疾病的诊断。早老性痴呆和帕金森病患者常有嗅球与嗅皮质中枢的损害，多伴有嗅觉功能障碍。Sakuma 等通过临床观察发现，嗅觉诱发电位检查对早老性痴呆和帕金森病的早期诊断有帮助。

（游会增）

第四节　鼻腔及鼻窦内镜检查法

鼻腔和鼻窦内的许多疾病借助前、后鼻镜有时难以详查，某些鼻部手术按常规方法亦难获得满意效果或者易给患者带来较大创伤与痛苦。受到内镜在其他方面检查和治疗获得成功的启示，1901 年 Hischmann 成功地试用膀胱镜进行了中鼻道检查和手术，此举开创了鼻内镜应用的先河，但只因当时器械不完善而未能推广。20 世纪 70 年代奥地利学者 Messerklinger 根据 Hopkins 理论制成了体积小、光度强、视野开阔的柱状镜望远型鼻内镜，鼻内镜的临床应用才被广泛开展起来，并得到迅速发展。

一、适应证

1. 鼻腔内镜检查适应证　有鼻部症状或怀疑周围器官病变与鼻有关者，经常规前、后鼻镜检查无满意发现时，均可行鼻腔内镜检查。

（1）有鼻塞、流涕、头痛症状，疑为鼻炎，鼻窦炎或鼻中隔偏曲，但不能明确阻塞之部位或分泌物来源时。

（2）原因不明、部位不详的鼻出血，除了解出血部位和原因外，还可在镜下进行简单的止血操作。

（3）脑脊液鼻漏。

（4）不明原因的嗅觉障碍，可观察嗅区有无损伤、破坏或颅底有无骨折。

（5）鼻腔或鼻咽部的新生物，包括颈部有转移性包块和传导性耳聋怀疑有鼻咽部病灶者，可在镜检下探明原发部位、浸润范围并行活检。

（6）鼻腔异物，可在镜下探取。

（7）配合鼻腔、鼻窦手术及观察手术前后的改变，也可配合眼科的泪囊鼻腔吻合手术等。

（8）任何其他检查如 X 线、CT 等发现鼻腔有异常者。

（9）进行鼻腔生理功能的研究，如观察鼻黏液毯的活动等。

2. 上颌窦内镜检查适应证

（1）有鼻塞、头痛、流脓涕等症状，已行或未行 X 线检查，拟诊为上颌窦炎，可在镜下检查窦口有无阻塞并指导冲洗治疗。

（2）虽无临床症状，但 X 线发现上颌窦内有异常阴影或骨壁破坏。

（3）牙源性上颌窦炎了解窦内有无异生牙及瘘管。

（4）鼻出血在鼻腔内未找到出血部位。

（5）上颌窦异物。

（6）上颌窦肿瘤取活检。

（7）相邻部位的肿瘤，了解上颌窦有无受侵犯。

（8）上颌窦骨壁骨折及眶底骨折，探明骨折部位。

（9）鼻窦手术后了解窦口或造口是否通畅，有无粘连。

3. 蝶窦内镜检查适应证

（1）蝶窦阻塞性病变，如化脓性蝶窦炎、蝶窦囊肿，既可在内镜下明确诊断，又可进行引流和手术。

（2）X 线拍片或 CT 检查发现蝶窦有占位性病变者，可了解病灶的部位并行活检。

（3）脑脊液鼻漏在其他部位未找到瘘孔者。

（4）眶尖综合征怀疑为蝶窦病变者。

4. 额窦内镜检查适应证

（1）探查和治疗化脓性额窦炎、额窦囊肿。

（2）额窦肿瘤，了解原发部位、浸润范围并行活检。

（3）额窦骨壁骨折。

（4）脑脊液鼻漏怀疑与额窦病变有关者。

（5）配合额窦手术，术中便于检查死角。

二、检查方法

1. 鼻腔内镜检查　患者取平卧、坐位或半坐卧位皆可，检查前用1%丁卡因棉片麻醉鼻腔黏膜，棉片上可加少许血管收缩剂如1%麻黄碱或1‰肾上腺素，重点检查部位如中鼻道、嗅裂、蝶筛隐窝等处麻醉尤要充分，少数过于紧张的患者检查前可用镇静剂。

检查者站在患者头部右侧，检查时，检查者将左手放在患者鼻翼处固定内镜，右手示指与拇指如执笔状持镜送入鼻腔依序检查各部。

根据各自习惯，检查者可选择中鼻道或下鼻道径路进行检查，也可直接先检查可疑病变部位。由于单一视角的内镜难以完成全面检查，检查中可交替使用不同视角的内镜反复检查。

选择中鼻道进镜时，先找到中鼻甲前端，正常中鼻甲前端略呈球形，黏膜稍厚，色红润，表面光滑，有明显的颈，颈之后是中鼻道。中鼻甲向内凸有如边缘稍厚之薄片状。有时见到隆起的鼻甲泡及其开口。中鼻道入口处外侧壁有一隆起为钩突，发育较好的钩突有时易误认为中鼻甲，大的筛泡有时也会被误认为钩突。钩突与筛泡间有一条深沟，即下半月裂，裂之后下部渐深并凹入侧壁中，是为筛漏斗，较浅的漏斗常可直接看到上颌窦开口。钩突在此处变厚即钩突尾。半月裂在筛泡前上方扩大为三角形，即鼻额裂，有时可见到顶部之额窦开口及周围小筛窦开口。筛泡之上沿鼻额裂向后，即筛泡与中鼻甲根部形成的穹隆称为上半月裂，裂内有 1~4 个筛窦开口，或窦口合并为深沟状，沟内再分别开口。上半月裂与鼻额裂间，有一凹窝称侧窦。筛泡与筛漏斗之后，为比较平坦的后囟，上颌窦内病变可在此表现为充血、肥厚和息肉等。后囟和钩突下的下囟均可能有上颌窦副口。

中鼻甲后端较厚，有时稍呈球形肥大。嗅裂外侧有上鼻甲，上鼻甲有时仅为小隆起状，而上鼻道比较宽敞，可见 1~3 个后组筛窦的开口。上鼻甲之上有时见到最上鼻甲及鼻道，均发育很差，最上鼻道和鼻中隔之间为蝶筛隐窝，窝的下方贴近鼻中隔处可见到蝶窦开口。越过中、下鼻甲后端后即进入鼻咽部，以咽鼓管圆枕为标志，其下方是咽鼓管咽口，嘱患者做吞咽动作时可看到咽鼓管咽口的开放并可判断其通畅程度。咽鼓管圆枕之后为咽隐窝，呈深沟状凹陷，鼻咽癌即好发于此区。两侧咽隐窝之间为鼻咽顶及后壁，在鼻咽顶后壁中央常有一凹窝，称为咽囊，腺样体位于其上。稍微退出内镜可见到鼻中隔后端及下鼻甲后端。退镜时可经下鼻道同时检查上颌窦副口和鼻泪管开口。检查毕，退出鼻腔，并按同法检查对侧。

经下鼻道进镜可依序检查下鼻甲前端、下鼻甲全表面、下鼻道、鼻泪管开口、上颌窦副口及鼻中隔。到达鼻咽部后，再经蝶筛隐窝、中鼻道退出。

常见鼻腔疾病的镜下表现如下。

（1）炎症：鼻腔的急性炎症表现为黏膜充血、肿胀、鼻甲水肿，有时有黏液性或黏液脓性分泌物；慢性炎症时，鼻腔黏膜暗红、增厚；若下鼻甲黏膜苍白、肥厚呈桑葚状或结节状则是肥厚性鼻炎的表现。上颌窦急性炎症时从鼻腔可在其自然开口处见到稀薄脓液，呈搏动性外溢，窦口周围黏膜急性充血水肿；有慢性炎症时，可见一条脓柱或脓血柱从窦口直通后鼻孔；慢性蝶窦炎有时也可见到这样的脓柱。

变应性鼻炎发作期表现为鼻腔黏膜苍白水肿，也有充血而暗红者，以下鼻甲为甚，有时伴有息肉或中、下鼻甲呈息肉样变。

萎缩性鼻炎表现为鼻腔宽大，黏膜干燥，鼻甲缩小，下鼻甲尤甚，有时鼻腔有灰绿色脓痂充塞，清除后可见黏膜干燥萎缩，甚至糜烂而易出血。

（2）息肉：鼻腔息肉多发生于中鼻道附近的区域，以钩突、筛泡和中鼻甲最为常见，早期可表现为黏膜炎症呈水肿、苍白改变，例如中鼻甲息肉样变；久之则形成单个或多个垂出之息肉，有蒂或为广基。息肉较多而引起鼻塞时，常不易确定其根部何在，若压迫或堵塞鼻窦开口影响鼻窦通气和引流，易造成鼻窦炎，可见到脓性分泌物。来自上颌窦的息肉循息肉蒂可找到上颌窦开口或副口，息肉有时向后垂脱可到达后鼻孔，有时息肉蒂粗大被嵌顿于窦口，出现淤血、坏死，可反复引起鼻腔出血。临床有时见到的出血坏死性息肉即因于此。

（3）鼻出血：鼻出血的部位以鼻中隔前下区最为多见，用常规前鼻镜检查即能查明。其次，下鼻道外侧壁后方近鼻咽处的吴氏－鼻咽静脉丛也是易出血的部位，尤其多见于老年人中，前鼻镜不易看清，通过内镜即可看到此处血管扩张成团甚至出血。有些出血来自鼻窦或其他隐蔽的地方，特别是反复不明原因的少量出血，更需借助鼻内镜寻找其出血来源，如上颌窦的出血有时可在其开口处见到坏死的息肉或见到血丝从窦口引出。若是小的肿瘤出血，亦可早期发现之。但如遇较多活动性出血时，须先采取止血措施，待出血停止后再予检查。鼻腔浅表出血还可在内镜下用激光、灼烧、冷冻或电凝止血。

（4）肿瘤：常见的有毛细血管瘤、海绵状血管瘤、纤维瘤或纤维血管瘤、内翻性乳头状瘤，恶性肿瘤较少，多来自鼻窦。毛细血管瘤多见于鼻中隔，瘤体小，质软有弹性，易出血。海绵状血管瘤多见于下鼻甲，瘤体较大、基广，质软可压缩，多无包膜，易出血难止住。鼻咽部纤维血管瘤常见到红色或苍白坚韧之新生物堵塞鼻腔后部，表面有时见有假膜，有时极易出血，特别是发生于鼻咽部者，活检应小心。内翻性乳头状瘤多见于中鼻道和鼻中隔，易与鼻息肉相混，极易恶变，有人将其归于恶性肿瘤，宜常规活检确诊之。鼻腔原发恶性肿瘤多见于鼻腔外侧壁，少数发生在鼻中隔、鼻前庭及鼻腔底，肿瘤外观常呈菜花状，易出血，伴有溃烂或坏死。

（5）脑脊液鼻漏：脑脊液鼻漏多系鼻部、头部外伤或手术引起，可在鼻内流出血水样或棕黄色液体。内镜检查之目的主要在于寻找瘘孔，查明原因和为手术提供依据，常在嗅裂顶部之筛板处见到瘘孔，周围黏膜苍白、水肿，孔内有清亮液体外流，并有搏动感。若见到来自嗅裂处的水囊样物，应疑为脑膜膨出。

（6）鼻咽部病变：鼻咽癌好发于咽隐窝和鼻咽顶部，可表现为黏膜粗糙、溃烂，咽隐窝变浅，局部隆起或有菜花样肿块。分泌性中耳炎有时可见到咽鼓管咽口受压或肿胀，吞咽开放不畅。咽囊炎者可见到咽囊窝内有脓性分泌物，周围黏膜充血、肥厚，若该处呈半球状隆起，应考虑咽囊囊肿。鼻咽部偶可见到脊索瘤和畸胎瘤。

2. 上颌窦内镜检查 有经下鼻道径路和上颌窦前壁径路两法。

（1）下鼻道径路：上颌窦穿刺径路，此法的优点是临床医生比较熟悉上颌窦穿刺的部位和方法，应用起来比较习惯；穿刺后可在下鼻道和上颌窦之间形成一个较大直径的通道，利于窦内引流和术后冲洗；缺点是下鼻甲容易妨碍操作，各种上颌窦穿刺的并发症亦可在本法中出现。患者取卧位进行检查，但穿刺时取坐位较易，故可先坐位穿刺再卧位检查。检查前充分收缩和麻醉下鼻甲及下鼻道黏膜，用套管穿刺针在下鼻道前端向内约1.0cm处将针尖对准同侧外眦部用力穿透骨壁，进入窦腔后再进针约5mm即可拔出针芯，用导尿管将窦内分泌物抽吸干净或用双腔导管将窦腔冲洗干净后，导入内镜进行检查。有时因穿刺针较粗或下鼻道较窄，需将下鼻甲向内上方挤压或骨折、拓宽下鼻道后才能穿刺成功。

（2）尖牙窝径路：患者取卧位，鼻面部进行常规消毒，用1%的普鲁卡因（加少许1‰肾上腺素）浸润麻醉同侧眶下神经、唇齿部黏膜及尖牙窝骨膜下。早期的检查方法同上颌窦根治的径路，需先切开尖牙窝黏骨膜，暴露骨壁后，用电钻钻孔再放入套管针。现已普遍改为直接穿刺法，即左手拇指推开上唇并压在眶下孔处，右手握穿刺针在尖牙根后上、眶下孔下方刺破黏骨膜到达骨壁后使针与骨壁垂直，旋转针尖，钻透骨壁进入窦腔，然后拔出针芯，清洗窦腔进行检查。此法的优点是进针部位的解剖结构简单，在直视下操作，视野开阔，且套管针有一定的活动范围，可以转动检查窦内不同部位，尤其是上颌窦的前后径大，进针不易损伤到其他部位从而避免了下鼻道穿刺可能产生的某些并发症，配合上颌窦手术时，可取此径路。

检查上颌窦时，可用70°、0°、120°视角或广角的内镜。利用进退及转动镜面的手法，用70°镜基本可看清窦内各壁和其自然开口，若需观察穿刺孔周围区域，可改用120°镜检查。

正常上颌窦黏膜为淡红色或稍苍白，薄而透明，有许多毛细血管走行，其内侧壁上方有自然开口，有时还可见一副口。

患急性上颌窦炎时黏膜水肿，血管扩张并且走行不清，有黏液或脓性分泌物堆积。有慢性上颌窦炎时黏膜肥厚，肿胀，表面凹凸不平，呈息肉样变或伴有小脓囊肿，窦内可有积脓，自然开口常被肿胀的黏膜或脓性分泌物堵塞。

上颌窦息肉多发生于窦口，一般息肉基底较宽，位于窦口之后缘，有些息肉的蒂脱出窦口，息肉到达鼻腔甚至后鼻孔形成后鼻孔息肉。如息肉蒂嵌顿、扭转于窦口，易发生缺血坏死而形成出血坏死性息肉。上颌窦外上角和窦底也是息肉好发之部位。

上颌窦囊肿常位于上颌窦的下壁，如无继发感染，囊壁大多较薄，表面光滑，边界也很清楚，内含黄色透明或棕褐色液体，镜检时囊壁易被穿破而使内容物外流。

上颌窦真菌病者，窦腔可见到肉芽坏死样组织和干酪样物，肉芽表面有时可见到成簇的毛细状物即真菌团块，有人形容其状为一个正在喷发的火山口，做真菌培养或病检可确诊之。

牙源性上颌窦炎有时可在窦内找到异生牙或瘘管，瘘口常有肉芽组织或息肉，经常可见到臭脓堆积。

有上颌窦骨壁骨折者，可看到骨折线，若窦顶壁下陷、表面平滑且黏膜完整，触之较硬有骨性感，常是陈旧性眶底爆裂。

做过上颌窦根治术的患者，窦内可见到再生的黏膜和瘢痕组织，有时有黏液挂在窦口；若窦口阻塞，可见到黏膜肥厚或复发之息肉甚至脓囊肿。有些患者尽管在下鼻道做过对孔，内镜下仍可看到脓液柱与窦口相连，这表明鼻窦自然开口仍是主要的引流部位。

利用上颌窦内镜对恶性肿瘤进行早期诊断是其一大优势。如在窦内发现有可疑肿瘤时，应仔细观察其部位，表面是否光滑，有无出血，边界是否清楚，骨壁有无破坏并及时抓取活检，明确诊断。对上颌窦周围的肿瘤，内镜也可察知上颌窦有无受累。

3. 蝶窦内镜检查 蝶窦是所有鼻窦中位置最深、最隐蔽者，临床常规检查难以涉及，CT和MRI为发现蝶窦某些疾病提供了条件，而内镜的开展，使对此区直接进行检查成为可能。

检查方法：患者仰卧，面部消毒，充分收缩和麻醉中鼻甲、中鼻道、蝶筛隐窝及嗅沟等处黏膜。用30°或70°内镜从前鼻孔进到鼻腔后上方找到中鼻甲后端，以此为标志，在鼻中隔与上鼻甲下缘之间寻找蝶筛隐窝，蝶窦口即位于蝶筛隐窝顶部附近。如视野太窄，可先推开或折断中鼻甲后端。蝶窦口大小不一，多呈圆形或椭圆形，找到窦口后可先对窦口及其周围进行观察，如窦口有无水肿、狭窄或阻塞，有无异常分泌物及有无新生物突出。若要了解窦内情况，可用穿刺套管针在蝶窦开口内下方穿刺进入窦腔，吸净分泌物后仔细检查。

正常蝶窦呈多格状态，黏膜较薄，色泽浅淡，如果红润到可见程度，往往已有炎症。鞍底骨壁甚薄，蝶鞍肿瘤极易破坏窦顶骨壁而垂入窦中。窦内息肉并不多见，常见于窦口周围。窦内两侧壁，特别是侧壁的上半部有重要血管神经走行，切勿损伤。

4. 额窦内镜检查 额窦位置表浅，常规X线拍片或CT检查多能察知其中病变。如果行内镜检查，大部分患者需切开皮肤、钻穿骨壁才能进入，易在面部遗留瘢痕，故临床应用不多。检查前应先做X线拍片或CT扫描以了解额窦的大小、前后径距离及窦中隔的位置。检查途径有以下两种。

（1）鼻外眉弓径路：检查前先剃眉备皮，患者仰卧，常规消毒铺巾，眉弓内1/3及眶上神经处做局部浸润麻醉，于眉弓内侧稍上处做一个1.0~2.0cm的横形切口，切透骨膜并稍加分离后，用6mm直径的环钻钻穿额窦前下壁，插入穿刺套管针，再导入内镜；或不用穿刺套管针直接使用4mm的70°或120°内镜进行检查。

（2）鼻内筛窦径路：患者仰卧，常规消毒铺巾，充分收缩，麻醉鼻腔特别是嗅裂和中鼻道黏膜，用70°内镜在中鼻甲前上方寻找额窦开口。少数情况下需做前组筛房切除才能找到窦口，如遇额窦开口被肿胀黏膜或增生组织掩盖时，可借助探针寻找，找到窦口后，用刮匙开放额窦底部，扩大开口即可插入70°内镜进行检查。

正常额窦黏膜光滑，只有一个窦口和几个不完整的小骨隔，结构简单，病变亦少，常见有骨瘤、骨折及脑脊液漏。检查时要注意查看额鼻管有无堵塞，并清除小骨隔以免遗留死角，但操作时应注意勿损伤前颅底。额窦手术常规使用内镜协助观察窦内情况，可使视野更开阔、清楚，从而大大提高手术效果。

三、鼻内镜检查的注意事项

1. 做好检查前准备，完成必要的辅助检查如X线拍片、CT扫描（冠状位及水平位），这些都是内镜检查的重要参考资料，可以了解鼻窦的发育情况，有无异常改变，或者发现病变后增加检查的针对性和避免盲目操作，在患者一般情况欠佳时，可迅速完成镜检，缩短时间。

2. 小儿鼻窦发育不成熟，镜检有较大风险，检查要慎重，尤其不宜做蝶窦镜检。成人蝶窦发育不佳者，也不宜镜检。

3. 熟悉鼻腔、鼻窦的正常解剖结构是顺利镜检的基础。鼻内镜的开展使得原先不被重视的解剖现在受到了强调，尤其是中鼻道及其外侧壁的结构，若不熟悉，容易疏漏。以筛漏斗为中心的附近区域，包括筛漏斗、钩突、中鼻甲及其基板、中鼻道、半月裂、前组和中组筛房、额窦开口、上颌窦自然开口和鼻囟门等一系列结构被合称为"窦口鼻道复合体"，凸显该区的重要性，亦是鼻腔、鼻窦多种疾病发病的关键所在，初学者最好先在实物标本上先认清这些结构，检查时才不致误认、误伤重要解剖结构和耽误检查时间。

蝶窦周围的解剖亦很复杂且重要，蝶窦外侧壁由下至上最重要的结构有颈内动脉、视神经和海绵窦；蝶窦外侧壁较薄，有时甚至缺失，使得上述重要结构裸露于窦腔之内，这常是发生失明、致死性大出血等严重并发症的最危险的解剖变异，镜下操作要格外小心。穿刺窦口的进针部位要选在蝶窦开口下方靠内侧约0.5cm处，针尖不能超过双侧瞳孔的连线水平以上，穿刺时要控制好力量勿使针刺过深，经验不足者最好在内镜下认清窦口，用刮匙刮开窦口前壁，再以咬骨钳咬除窦口内下部分骨壁，扩大窦口后再放入内镜检查；此法危险较小，扩大窦口后且利于引流。但咬除骨壁时要注意不可向外下用力，以免损伤蝶腭动脉的分支而引起大出血。

4. 保持镜面干净和视野清晰，镜检时由于外界温度较鼻腔、鼻窦低，易使镜面生雾，可先在镜面涂防雾硅油或不时在温热的蒸馏水中加温。遇到少量出血或有分泌物时应及时抽吸或冲洗干净；但在冲洗蝶窦时，切勿加血管收缩剂，以免引起暴露在窦内的视神经及血管痉挛而致失明。镜面沾有血污时应用蒸馏水或者75%酒精棉球擦净。

5. 操作要轻柔、细心，进镜时遇鼻腔阻塞如鼻中隔严重偏曲或鼻甲过于肥大时，要避免粗暴推进以免损伤、出血和影响镜像。对新生物的活检更要小心，鼻咽部纤维血管瘤活检可致不易控制的严重出血。蝶窦内的新生物应先仔细辨别其特征、性质、原发部位、范围和有无搏动再决定是否取材活检；蝶窦上壁和外壁取活检时易损伤大血管和重要神经结构，导致致命性出血或失明；蝶窦上壁的肿瘤有时可能系蝶鞍的肿瘤破坏了窦顶壁而垂入窦中，活检时可能会误入颅前窝而造成脑脊液鼻漏或损伤视交叉。遇到搏动性的肿块，切勿活检。

四、并发症及其处理

单纯鼻腔内镜检查并发症少见，做鼻窦内镜检查时常需借助手术获取进路，或是同时配合手术进行操作，可产生一些并发症。

1. 出血　出血不一定都是并发症，特别是在做上颌窦穿刺或蝶窦、额窦造孔时损伤黏膜引起出血在所难免；这种出血量不多，用浸有肾上腺素的棉片轻压即可，一般不妨碍操作。但有些出血可能是严重的，如做上颌窦造口时损伤了下鼻甲或鼻中隔后动脉；鼻内筛窦径路检查额窦时损伤了筛前动脉；检查蝶窦时损伤了蝶腭动脉，这些出血常较凶猛，影响视野，有时甚至忙于止血而无法使镜检继续下去。出血量多时，可采取凡士林纱条填塞、压迫的办法止血。对出血性新生物进行活检时也可引起较多出血，此时应迅速完成活检，用凡士林纱条填塞鼻腔或窦腔。严重而致命的出血见于检查蝶窦时损伤了外侧壁和外上壁的颈内动脉和海绵窦，遇此情况往往来不及抢救，已有因此而死亡的病例见诸报道，故预防是关键。

2. 鼻腔粘连和鼻窦进路粘连　鼻腔镜检、操作时可使黏膜发生反应性水肿而粘连；上颌窦和额窦镜检时常需造口，如果清除病灶时不彻底或术后不及时换药，也可造成粘连甚至闭塞，从而妨碍鼻窦引流。故术后要注意清理和分离粘连带。

3. 感染　在行鼻窦穿刺造口时若操作不当可引发周围组织感染，如面部软组织或翼腭窝在上颌窦穿刺时损伤可引起感染；若损伤眼眶结构或颅脑，也可引起眶内和颅内严重感染。故检查后应常规使用抗生素。

4. 脑脊液鼻漏　是鼻窦内镜检查和手术中较常见而重要的并发症。多发生在经前筛顶、额窦底造孔时损伤了颅前底或对蝶窦和额窦内与颅内相连的肿物活检过深或行蝶窦穿刺时误伤了鞍底时。如系造孔所伤，可用磨碎的肌肉压住漏口，再用筋膜盖在肌肉外面，并可使用生物胶粘连，窦腔则用浸有抗生素的吸收性明胶海绵填塞，并用碘仿纱条压紧造口处。检查、处理后，患者宜半卧位卧床休息，并使用有效的抗生素和脱水降颅压药物。如系对肿瘤活检过深引起，局部可先用吸收性明胶海绵填压做简单处理，全身用抗生素，待日后摘除肿瘤时一并治疗。

5. 视觉障碍　在行鼻内镜检开放筛房时损伤眶内壁，或是上颌窦穿刺时刺破眶下壁，或是行额窦造孔时损伤眶上壁，都可直接损伤眶内容物和引起眶内出血、感染，进而使眶内压增高，引起视力减退或复视、视野缺损等。这些症状有时在检查结束几天后才表现出来。处理的办法是及时抽出鼻内填塞物，防止感染，必要时行眶减压术。如果在穿刺蝶窦前壁或检查蝶窦时损伤了视神经管隆突，将造成永久性失明。反射性视网膜中动脉痉挛也是镜检中引起视觉障碍的重要原因。特别是在冲洗蝶窦时直接刺激了裸露于窦内的视神经和血管，或是在窦内止血时使用了血管收缩剂。当血管痉挛时，可造成视网膜缺血、缺氧，完全缺氧如超过4分钟即可致永久性视力损害；不完全缺血缺氧超过60分钟也可严重损害视力。故在检查中，应将患者的眼睛暴露在消毒巾之外，嘱其及时反映任何视觉异常的变化，随时观察视力，这样将有助于避免和及时处理并发症。一旦发生，应紧急使用扩血管药、糖皮质激素和能量合剂等治疗。如果处理正确、及时，视力还可望恢复，否则将引起患者视力严重下降甚至失明。

（游会增）

第三章

咽部检查

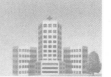

第一节　一般望诊检查法

一、面容与表情

检查患者时，要求患者摆正头位，处于松弛状态。然后观察患者的面容和表情。某些咽部疾病有其特征性的面容与表情，认识这些表现，有助于尽快准确地做出诊断。

1. 面部表情痛苦，颈项僵直，头部倾向患侧，口微张而流涎，张口受阻，常用手托住患侧脸部，语音含糊不清，似口中含物，多为扁桃体周脓肿。

2. 患儿重病面容，头颈僵直，头偏向一侧，说话及哭声含糊不清，烦躁，拒食或吸奶时吐奶或奶汁反流入鼻腔，多为咽后脓肿。

3. 儿童张口呼吸，缺乏表情，上颌骨变长，腭骨高拱，牙列不齐，上切牙突出，说话带闭塞性鼻音，伴阵发性干咳，咽扁桃体肥大（腺样体肥大）可能性大。

4. 进行性消瘦，面色苍白，虚弱，口内有恶臭，呈恶病质，多为咽部或口腔恶性肿瘤。

5. 面色苍白而发青，一般情况衰弱，双侧下颌或颈部淋巴结肿大，声音嘶哑甚至伴有吸气性呼吸困难的儿童，应怀疑咽喉白喉。目前较少见。

6. 口角有瘢痕，切牙呈锯齿状，或有间质性角膜炎者，多为先天性梅毒，极少见。

二、口咽部检查

检查者应按顺序检查口腔及口咽部：先观察牙、牙龈、硬腭、舌及口底有无出血，溃疡及肿块。然后用压舌板轻压患者舌前2/3处，使舌背低下，观察咽部的形态变化和黏膜色泽。注意有无充血、肿胀、隆起、干燥、脓痂、溃疡、假膜或异物等病变，并观察以下部位。

1. 软腭　观察软腭有无瘫痪，可嘱患者发"啊"声，一侧瘫痪者，健侧向上运动正常，患侧不能运动或下垂。另外应观察软腭上有无充血、溃疡、缺损、膨隆及新生物等。

2. 悬雍垂　观察有无水肿，过长。前者多为急性咽炎的表现，后者可见于慢性咽炎。

3. 腭扁桃体　观察腭舌弓及腭咽弓有无充血，其间有无瘢痕和粘连，扁桃体是否肿大或萎缩，隐窝口处有无脓液或豆渣样物栓塞，有无溃疡、刺状角化物或新生物。对隐藏在腭舌弓后的扁桃体，需将腭舌弓拉开，检查有无病变，或将压舌板深压舌根部，使其恶心，趁扁桃体被挤出扁桃体窝时进行查看。

4. 后壁　正常咽后壁黏膜呈淡红色，较光滑，湿润，有散在的小淋巴滤泡，若见多个较大淋巴滤泡，或较多淋巴滤泡融合成片状，则为慢性咽炎之体征。若一侧咽后壁肿胀，隆起，应考虑咽后脓肿或咽后间隙肿瘤的可能。体位不正，可使一侧颈椎横突向前突起，造成一侧咽后壁隆起，应注意排除此种假象。若黏膜表面干燥，菲薄，多为干燥性咽炎的表现。咽后壁黏膜上有较多脓液或黏液，多为鼻腔或鼻窦的脓性分泌物流下所致。

（李　媛）

第二节　间接鼻咽镜检查法

受检者正坐，头微前倾，用鼻轻轻呼吸。检查者左手持压舌板，压舌前2/3，右手持加温而不烫的间接鼻咽镜，镜面向上，由张口之一角送入，置于软腭与咽后壁之间。应避免接触咽后壁或舌根，引起恶心而影响检查，检查时应通过转动镜面，按顺序观察软腭背面、鼻中隔后缘、后鼻孔、各鼻道及鼻甲后端、右侧咽鼓管咽口、圆枕、咽隐窝、鼻咽顶部及腺样体、左侧咽鼓管咽口、圆枕、咽隐窝等结构。观察有无黏膜充血、粗糙、出血、浸润、溃疡、新生物等。咽隐窝是鼻咽癌好发部位，检查时应注意两侧对比，咽隐窝饱满常是鼻咽癌早期特征之一。

咽反射敏感致检查不能合作者，可先行表面麻醉，待数分钟后再检查。如仍不成功，可用细导尿管插入前鼻孔（两侧或一侧均可），其前端由口拉出，后端留于前鼻孔之外，将两端系紧、固定，则软腭被拉向前，可充分显露鼻咽，并可进行活检。

（李　媛）

第三节　咽部触诊检查法

一、鼻咽指诊

受检者正坐，头稍前倾（如为儿童，应由助手抱好固定）（图3-1），检查者位于小孩的右后方，左手示指紧压小儿颊部，以防止小儿咬伤检查者右手指，并用右手示指经口腔伸入鼻咽，触诊鼻中隔后缘、后鼻孔、下鼻甲后端及鼻咽后壁，注意后鼻孔有无闭锁，腺样体大小，有无肿块及其大小、硬度如何，以及病变与周围的关系。当撤出手指时，注意指端有无脓液或血迹。此项检查对受检者有一定的痛苦，事先应向其家长解释清楚，操作时宜轻柔，迅速而准确。该方法现一般少采用，而改为电子鼻咽镜检查。

二、口咽部触诊

口咽部触诊是临床上常用的检查方法，尤其对咽部肿块的触诊较视诊更为重要，通过触诊可对肿块的范围、大小、硬度、活动度获得认识，有利于做出诊断。方法是受检者端坐。检查者立于受检者右侧，右手戴手套或指套，用示指沿右侧口角伸入咽部。对扁桃体窝、舌根及咽侧壁的触诊有助于这些部位肿瘤的诊断。此外咽部触诊对茎突过长症、咽异常感觉的定位均有诊断意义。

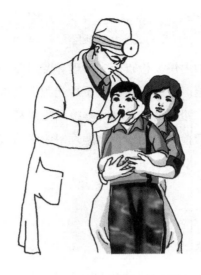

图 3 - 1 小儿鼻咽指诊的姿势

（李　媛）

第四节　颈部扪诊检查法

由于咽部与颈部的关系密切，颈部淋巴结肿大常提示某些咽部疾病的存在，故应仔细检查颈部。

检查时患者正坐，两臂下垂，头略低。检查者立于患者身后，用两手指间按顺序进行触诊，应两侧同时进行，以便对照。先从颏下及颌下区淋巴结开始，然后沿胸锁乳突肌前缘至胸骨处，分别检查颈深淋巴结上群、中群和颈前淋巴结，最后检查颈后三角及锁骨上淋巴结。检查的内容包括有无肿胀和肿块，肿块的大小、硬度、活动度、有否压痛、肿块与深部有否粘连固定、与皮肤有否粘连、是否呈搏动性等。

（李　媛）

第五节　咽部内镜检查法

鼻咽部内镜检查包括硬管内镜检查和纤维内镜检查两种方法。

一、硬管内镜检查法

分经鼻和经口两种。经鼻腔的内镜镜杆较细，一般用 70°或 90°角镜。鼻腔黏膜经收敛和麻醉后，将内镜管经鼻底放入鼻咽部，边看边转动内镜以观察鼻咽各部。经口的内镜又称咽镜，镜杆较粗，光线亮度高。将镜杆经口腔越过软腭置于口咽部，当镜杆末端窗口向上时，可观察鼻咽部；镜杆末端窗口向下时，可观察喉部和喉咽部。

二、纤维内镜检查法

　　纤维内镜为一细、软、可弯曲的内镜。检查前先清理鼻腔内分泌物，以 1% 丁卡因行鼻腔和鼻咽部黏膜表面麻醉。患者取坐位或平卧位。将纤维内镜接于冷光源上。检查者左手握镜体的操纵体，右手将镜体的远端经前鼻孔送入鼻腔底部，缓缓送入鼻咽部。拨动操纵杆，以便使镜体远端弯曲，观察鼻咽的各壁，对有可疑的病变部位，可用活检钳取活检，做病理组织学检查。

（李　媛）

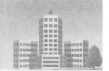

第四章

耳鼻喉疾病常见症状

第一节 耳部症状

症状是患者机体或精神方面的感觉和表现。耳部症状或其邻近组织器官和全身病变的局部表现，主要有耳痛、耳溢液、耳聋、耳鸣等。分述如下。

一、耳痛

耳痛是临床上常见的症状。耳痛的程度轻重不一，与疾病的性质和患者对疼痛的敏感性有关。按耳痛的病因可分为两类：①属耳部病变，称耳源性耳痛，耳部检查时必有异常发现。②耳部没有病变，称反射性耳痛，是耳部邻近或远处病变所引起的耳痛，耳部检查多无异常发现。据估计有半数的成年人属反射性耳痛，这是因为分布于耳部的感觉神经较多，如三叉神经、舌咽神经、迷走神经和颈神经。

耳痛常被患者描述为烧灼痛、跳痛或阵发性刺痛，持续时间可为短暂性、间歇性或持久性。不同的病因耳痛常有其特点，分述如下。

（一）耳源性耳痛

1. 各种耳外伤 外力使耳郭造成血肿或裂伤；异物进入外耳道引起皮肤损伤或鼓膜穿孔。根据损伤的情况，都会有不同程度的耳痛。中耳损伤，多数仅损伤鼓膜，如直接戳伤、取异物机械伤。外耳道压力突然增高，如打耳光、冲击波、跳水、腐蚀性液体等，都可使鼓膜损伤；如挤伤鼓室可造成颅底骨折可致鼓室积血等。中耳损伤耳痛较重，常伴随耳鸣、头晕。耳痛及耳聋的程度与鼓膜损伤的大小及耳蜗受损有关。

2. 耳带状疱疹 又称为疱疹性膝状神经炎，是病毒感染所致。按病情不同分为 3 型：耳郭疱疹、耳郭疱疹并发面瘫、耳郭疱疹并发面瘫及听神经症状。发病初期耳部不适、灼热或僵硬感、低热、轻度头疼等。继之耳部出现阵发性疼痛，逐渐加重，有的患者耳痛无法忍受。此时耳郭、外耳道甚至鼓膜可出现红肿，数日后局部皮肤出现疱疹，面瘫多在 1 个月内恢复。如累及听神经，则可发生耳鸣、耳聋或伴有眩晕、恶心、呕吐等前庭神经症状。

3. 外耳道疖 又称局限性外耳道炎，疖肿发生于外耳道软骨部，因该处有毛囊、皮脂腺、耵聍腺，皮肤损伤后，常为葡萄球菌侵入而发病。主要的症状是跳动性耳痛，张口、咀嚼、打哈欠时耳痛加重，常放射到头部，因痛影响睡眠。婴儿因不会讲话，常表现为哭闹不安，如触动耳部，疼痛更甚。疖肿位于外耳道后壁者，炎症可向耳后扩散而肿胀，使耳后沟消失，或耳后乳突皮肤红肿，可被误诊为急性乳突炎。一般发病 5~6 天后，疖肿溃破，外耳道流出少量血脓，耳痛随之减轻。

4. 化脓性耳郭软骨膜炎　是严重的外耳疾病。常在耳郭外伤后，发生细菌感染，以绿脓杆菌及葡萄球菌居多。早期耳郭有灼热感，继而局部肿胀、疼痛，并迅速加剧，呈持续性的耳痛，用一般的止痛药物也难制止。且有全身不适，并有发热。耳郭红肿、增厚，触之坚硬，而缺乏弹性，触之疼痛更甚。脓肿形成时，耳郭表面呈暗红色，或有局限性隆起，或有波动感。脓肿破溃后，疼痛减轻，可形成瘘管长期不愈。

5. 疱性鼓膜炎　是病毒感染引起的鼓膜急性炎症，病变限于鼓膜及外耳道近鼓膜处的皮肤。常发于感冒、流感或麻疹之后。多为突然耳深部疼痛，呈持续性刺痛或胀痛，可有同侧头痛，小儿可有哭闹不安情况。大疱破裂后，外耳道流出血性或浆液性分泌物后，此时疼痛缓解。

6. 耵聍腺瘤　也称外耳道腺瘤、外耳道圆柱瘤等。该瘤包括良性和恶性肿瘤。恶性变早期，有疼痛是其特点，且局部有触痛。肿瘤发生继发感染时，耳痛加重，并放散到患侧头部。因此，外耳道肿瘤，尤其伴有疼痛者，应引起高度重视。

7. 急性化脓性中耳炎　患者多有上呼吸道感染，细菌经咽鼓管进入中耳。因鼓室积脓或黏膜肿胀，刺激神经末梢而产生剧烈耳疼痛。在鼓膜没有发生穿孔前，耳深部锐痛，或跳动性疼痛，在打喷嚏、咳嗽、吞咽时耳痛加重。其疼痛可放散至患耳同侧颈部、头顶部、牙齿或整个半侧头部。如为婴儿，可出现哭闹不安、拒食症状。当鼓膜自行穿孔或切开鼓膜，脓液排出后，耳疼痛骤减，全身的症状也随之改善。

8. 急性化脓性乳突炎　是乳突气房化脓性炎症，主要发生于儿童，现很少见。为急性化脓性中耳炎的并发症，鼓室炎症经鼓窦而致乳突气房积脓。耳痛的特点为急性中耳炎后，耳痛持续不减，并呈跳动性疼痛。有明显的耳后（乳突区）红肿、压痛。

9. 中耳癌　一般早期耳胀痛，可能为肿瘤的压迫，或骨质破坏所致。主要是跳动性疼痛，可向面、颞、乳突、枕部放散性疼痛，有时剧烈疼痛使患者难以忍受，夜间更甚。耳痛的程度与局部检查所见不相称，是本病的特点。

（二）反射性耳痛

耳部有丰富的感觉神经末梢，如三叉神经第 3 支的耳颞支分布在耳屏、外耳道前、上壁外部分的耳轮皮肤；迷走神经耳支和舌咽神经、面神经分支相接，并共同分布于耳甲腔、外耳道后壁、耳郭后、内方及附近的乳突皮肤；耳大神经后支分布在耳郭的前后部，并有枕小神经分布在耳郭皮肤；鼓膜外层的神经分布与外耳道相应的区域相同，鼓膜内层和鼓室的感觉均受鼓室神经丛支配。由于耳部有丰富神经的分布，而这些神经同时支配其他部位的感觉，所以远处的病变可引起反射性耳痛。

1. 鼻与口腔疾病　如鼻窦炎、高位鼻中隔偏曲、上颌窦肿瘤、急性鼻咽部炎症、龋牙、阻生牙、牙周病、口腔溃疡、牙根脓肿、口腔肿瘤及下颌关节病等，均可通过三叉神经引起反射性耳痛。

2. 咽部疾病　如急性咽炎、急性扁桃体炎、扁桃体周围脓肿、咽旁及咽后脓肿、扁桃体手术后、茎突过长、咽部溃疡或咽部肿瘤等，因舌咽神经受累，传至鼓室神经丛引起反射性耳痛。

3. 喉部疾病　如急性会厌炎、喉软骨膜炎、喉脓肿、喉结核、喉癌、下咽癌等，通过喉上神经迷走神经耳支引起反射性耳痛。甚至肺、支气管疾病经迷走神经分支的反射，也可引起耳痛。

4. 颈部疾病　如颈关节盘病、颈椎关节炎、胸锁乳突肌纤维组织炎，通过第 2 和第 3 颈神经，引起反射性耳痛。

再者，耳部的感觉神经的炎症、神经痛等，均可引起耳部疼痛。

临床上，若患者主诉耳痛，而耳部正常，应仔细检查咽、喉、口腔等处，寻找病因。

二、耳溢液

耳溢液又称耳漏，是指外耳道有异常的液体存积或外流，其液体可来自外耳道、耳部周围组织、中耳、迷路或颅内，这是耳病常见的症状。应分清楚耳溶液性质、色泽、气味。

正常的外耳道有少量的皮脂腺、耵聍腺分泌出一些物质及上皮脱屑，而有些人的耵聍生物化学成分有变异，分泌出黄色的油状物，这也属于正常。单纯外耳道病变引起耳溢液是没有黏液成分的，任何黏液或混杂有黏液成分的分泌物必然来自中耳，这是因为外耳道只有复层鳞状上皮，而无分泌上皮。

（一）耳溢液的性质

耳溢液的性质有浆液性、黏液性、脓性、血性、混合性或脑脊液性。实际上，大多数患者耳溢液有2种以上的性质，或在某些病变发展过程中，由一种变为另一种。

1. 浆液性　为淡黄色，微混浊，含有蛋白质、少量的白细胞及脱落细胞，可凝结成块状，常见于外耳道湿疹、急性中耳炎的早期；疱性鼓膜炎，在大疱破溃后，流出的液体呈血性浆液或浆液性；中耳炎有过敏性改变时，中耳的黏膜呈苍白水肿，浆液性分泌物增多，外溢，含有嗜酸性粒细胞。

2. 黏液性　由于中耳炎和腺体的化生，黏液腺分泌亢进，耳溢液中含有大量黏液，可拉长呈丝状，随着炎症的好转，黏液成分逐渐减少，多见于无混合感染的慢性单纯性中耳炎；因外伤或感染的腮腺炎症，有瘘管通向外耳道时，亦有黏液性分泌物。

3. 脓性　是化脓性炎症的产物，分泌物含有大量的脓细胞和组织崩解物。纯脓性，常见于外耳道疖、外耳道炎；化脓性中耳炎急性期，从鼓膜穿孔处流出黏液脓，常有搏动性；中耳炎并发硬脑膜脓肿、侧窦脓肿或脑脓肿，有较多的脓或臭脓；耳周淋巴结、囊肿化脓或腮腺化脓，向外耳道破溃时，可流出大量脓液。

4. 血性　多见于耳外伤、外耳道乳头状瘤、中耳癌及颈静脉体瘤糜烂溃破时，出现血性物；外耳道或中耳黏膜损伤可发生纯血性耳溢液。

5. 混合性及水样性　颞骨骨折伴脑膜损伤时，若脑脊液混有血液则耳溢液呈红色水样液体，而无血液混入时呈水样液体。

（二）耳溢液色泽、气味和量

1. 耳溢液色泽　因细菌感染的种类不同而异，如绿脓杆菌感染，其脓呈铜绿色；金黄色葡萄球菌或肺炎球菌感染，其脓呈黄色，较黏稠；溶血性链球菌或嗜血杆菌感染，其分泌物呈淡红色，较稀；真菌感染，常因菌种不同而脓的颜色也不一样，如呈黑色、黑褐色、黄褐色，在耳分泌物中可出现霉膜。

2. 耳溢液气味　浆液性或黏液性耳溢液一般无臭味。慢性单纯性化脓性中耳炎的分泌物，可有轻微的臭味，但经清理治疗后，多减轻或消失；臭味多因为脱落细胞上皮和细菌腐败所致，如胆脂瘤性中耳炎有特殊的臭味；中耳癌因有渗血及组织坏死，脓液有恶臭；如死骨形成或有骨坏死溃疡，也有臭味。

3. 耳溢液的量　常因病因及其性质不同而有区别，如急性化脓性中耳炎，鼓膜自行穿孔或切开鼓膜排脓，其数量较多，在穿孔处可见到搏动性溢脓；也见于中耳炎并发硬脑膜外脓肿、侧窦脓肿的患者，有大量的脓液，呈搏动性溢出。在临床上应特别注意，凡耳流脓突然减少或突然增多，并伴有头痛、发热、白细胞增多或有颅内压增高的体征时，应考虑到颅内并发症的发生；外耳道疖，脓头破溃后可有少量的脓栓，脓量不多；腮腺化脓感染，溃破到外耳道时，可流出大量的脓液；胆脂瘤中耳炎如局限于上鼓室者，可见到少量干酪物，如为鼓膜松弛部穿孔，而又被干痂覆盖时，若不仔细清除极易漏诊，须引起注意。

三、耳聋

听觉系统的传音或感音部分发生病变时，都可发生听力障碍，其所致的听力减退，统称耳聋。在耳聋较轻时，声音增强可听到声音者，为听力减退或重听；耳聋严重时，甚至完全丧失听力，称为全聋。小儿自幼全聋，丧失了学习语言的机会，因聋致哑，而成为聋哑人。

耳聋按性质可分为器质性和功能性两大类。器质性耳聋，根据病变的部位，可分为传导性聋、感音神经性聋和混合性聋3种。传导性聋病变在外耳、中耳或少数的耳蜗损害，使声波传入内耳受到障碍，常见的疾病如外耳道闭锁，耵聍栓塞，外耳道异物，急、慢性中耳炎，鼓室硬化症等；感音神经性聋病变部位在耳蜗、听神经或听中枢，常见的疾病如突发性聋、噪音性聋、中毒性聋、老年性聋等；混合性聋，是由于传音系统和感音系统均受损害，根据病变部位及侵犯的程度不同，有传导为主或感音为主的混合性聋。功能性耳聋如癔症性聋、精神性聋和伪聋。

四、耳鸣

耳鸣是指外界无响声，而感觉耳内有声音，它是听觉紊乱的一种现象。患者感耳内或颅内有响声，如铃声、哨声、汽笛声、轰鸣声、嗡嗡声、蟋蟀叫声、蝉鸣声等。耳鸣多属噪声，有间歇性或持续性，一耳或双耳，轻者患者毫不在意，重者扰人不安，影响睡眠或使人难以忍受。耳鸣仅是一种表现，可由多数耳的疾病及许多全身疾病所引起。在极安静的环境中注意留心细听，几乎每个人都有耳鸣。但有些生理性的动作，如咀嚼、呼吸及吞咽时都会感到有声音，只是人们习以为常，不应叫作耳鸣。

根据耳鸣的性质，可分为主观性耳鸣和客观性耳鸣2大类。前者常见，约占耳鸣总数的95%以上，其耳鸣仅为患者本人能听到响声；后者少见，患者和检查者都能听到响声，因此称为他觉性耳鸣。

（马士峰）

第二节　鼻部症状

鼻部疾病可发生多种症状，常见有鼻阻塞、鼻溢、嗅觉障碍、鼻源性头痛、共鸣障碍等。

一、鼻阻塞

鼻腔发生机械性阻塞或因鼻腔、鼻咽部有病变时，阻碍了气体流通，患者自觉有鼻呼吸不通畅时，称为鼻阻塞。

鼻阻塞是鼻部疾病常见的症状之一。由于病因、病变部位和程度的关系，可为一侧性或两侧性，短暂性或持续性，交替性或阵发性，部分性或完全性，突然发生或逐渐加重的鼻阻塞等。

鼻阻塞的原因，多由于病变使鼻腔的通道变窄所致。

1. **鼻黏膜病变**　黏膜水肿、黏膜肿胀，有黏稠的分泌物或痂皮以及瘢痕的粘连等引起的鼻阻塞。

有的虽无机械性的狭窄，如萎缩性鼻炎，因为鼻腔通道变为直管形，而不是正常的抛物线形，并有鼻黏膜纤毛运动功能的减退或消失，使患者有鼻阻塞的感觉，即使清除鼻腔的痂皮，患者仍感觉有鼻阻塞。

2. 鼻腔结构改变　如鼻中隔偏曲、畸形、血肿、脓肿、鼻甲肥大、鼻息肉及鼻肿瘤等疾病引起的鼻阻塞。

3. 鼻腔静脉压增高　当侧卧时，位于下方一侧鼻阻塞，其原因是下方一侧鼻静脉压增高，鼻甲被动充血、肿胀。当恢复为仰卧时，鼻阻塞症状消失，称为位置性鼻阻塞。也有当仰卧时，出现双侧鼻阻塞者，这提示鼻黏膜的静脉压增高，如头位抬高或坐起时，鼻阻塞缓解或消失。

新生婴幼儿鼻阻塞虽不多见，其后果严重，除可引起呼吸困难或窒息外，还可以因吮奶困难，发生营养不良，而影响正常发育。儿童鼻阻塞长期用口呼吸，呼吸道阻力明显减少，可影响胸廓的发育，可出现扁平胸或鸡胸，有的可发生硬腭上拱，牙列不整齐，睡眠打鼾等表现。如果双侧鼻阻塞，成人或儿童其言语声可呈现闭塞性鼻音。

由于鼻阻塞长期张口呼吸，吸入的干燥或过冷的空气，未经鼻腔的调节，常会引起口唇、口腔、咽喉、气管和下呼吸道的急性或慢性炎症，并出现相应的症状。

鼻阻塞常伴有鼻溢液和鼻黏膜纤毛的运动障碍，容易发生继发性感染，或经鼻咽侧壁的咽鼓管累及中耳时，可出现耳鸣、耳闷和传导性听力减退。长期鼻阻塞的患者常有头昏、头痛、记忆力减退、失眠、多梦、注意力不能集中等全身症状。由于张口呼吸的阻力明显减小，在胸内不能形成足够的负压，肺活量也减少，不利于肺泡的气体交换，会出现慢性缺氧，使心脏负担加重，对老年或虚弱的患者，可引起低氧血症和诱发心脏病的可能性。

除以上各种病因外，如鼻腔异物、结石、腺样体肥大及鼻咽部肿瘤等，均可发生鼻阻塞。因此，对鼻阻塞的患者要认真对待，针对病因，采用不同的治疗方法，设法恢复正常的经鼻呼吸。

二、鼻溢液

鼻溢液是鼻部疾病常见的症状之一，在正常情况下，鼻黏膜的腺体，如浆液腺、黏液腺、浆黏液腺、杯状细胞和嗅腺，都会产生少量黏液，以维持鼻腔黏膜纤毛运动，调节吸入的空气的温度和湿度以及辅助嗅觉的功能。一般成年人每日从鼻腔分泌物中排出水分 $500 \sim 1\,000$ mL，部分水分随呼吸气流而蒸发，另一部分则由鼻黏膜纤毛运动，屏住鼻咽部咽下或咯出。当鼻有病变时，分泌物的量和性质也发生变化，根据溢液的状态可判断出何种鼻病及其程度，按其性状可分为水样、浆液性、黏液性、黏脓性、血性、脑脊液等数种。

1. 水样溢液　呈透明清水样，为血管渗出液及黏液混合分泌物，内含有脱落的上皮细胞、白细胞、少量的红细胞及黏蛋白。多见于急性鼻炎的早期、血管运动性鼻炎及过敏性鼻炎的发作期，均有大量的水样分泌物，但后者分泌物中含多量的嗜酸性粒细胞。

2. 黏液性溢液　在正常鼻腔仅有少量分泌物覆盖黏膜表面，呈半透明状，内含有黏蛋白。当感情冲动，或受到物理性及化学性刺激时，可分泌大量的黏液。鼻腔有慢性炎症如慢性鼻炎或急、慢性鼻窦炎等时，也可使黏液性分泌物增加。

3. 黏脓性溢液　为黏液和脓的混合物，常见于慢性鼻炎、慢性鼻窦炎或急性鼻炎的恢复期。

4. 脓性溢液　有的分泌物呈绿黄色、混浊，有臭味，内含大量的坏死白细胞。多见于炎症侵及骨质，如齿源性上颌窦炎、额骨骨髓炎、上颌骨骨髓炎、鼻腔异物及恶性肿瘤伴部分坏死时常伴有恶臭脓性分泌物。

5. 血性溢液　是指鼻分泌物中带血，表现为鼻涕中有血丝或血涕，常见于鼻腔异物、鼻腔结石、溃疡、急性鼻炎、萎缩性鼻炎、鼻腔鼻窦或鼻咽部肿瘤等。鼻涕有血性物，可为鼻腔后部、鼻窦及鼻咽部恶性肿瘤的早期症状，应提高警惕，以免漏诊。

6. 脑脊液鼻溢液　脑脊液经额窦、筛窦或筛板的瘘孔流入鼻腔，再经鼻前孔流出时称为脑脊液鼻溢，又称脑脊液鼻漏。脑脊液无色透明、呈水样，内含葡萄糖，不含黏蛋白，久置后不会自行凝结，可经化验方法鉴别。脑脊液鼻漏常见于颅底骨折、鼻窦外伤、先天性脑膜脑膨出症等，有时可为鼻部手术的并发症。

7. 鼻痂皮、血痂或脓痂　常由于鼻分泌物干燥形成的。慢性鼻前庭炎常有表皮结痂；慢性干燥性鼻炎鼻腔前部常见有薄干痂；小儿鼻窦炎黏液脓性分泌物常存积在鼻腔前部，或在鼻前庭处结成脓痂；干酪性鼻炎和鼻窦炎可经常排出干酪性物质，并有臭味；萎缩性鼻炎鼻腔宽大，并附有干痂，有臭味，用力擤鼻时可排出大块筒状痂皮，常伴有少量鼻血。特异性感染，如麻风、鼻硬结症等，鼻黏膜呈萎缩性变或有结痂现象。

三、嗅觉障碍和恶臭

人的嗅觉不如其他哺乳动物敏感，而且人的嗅觉阈值因人、因时、因环境不同而有差异，一般人可分辨出 2 000 ~ 4 000 种不同的气味。女性的嗅觉，对某些气味来说，比男性敏感。女性在月经周期不同的阶段，常有嗅觉方面的变化，妊娠早期嗅觉敏感性增强，妊娠末期敏感性降低，这可能与神经内分泌系统有关。在饥饿时，室内温度、湿度增加时，嗅觉敏感度提高；吃饱时嗅觉敏感度降低。

嗅觉障碍，包括完全缺失，即不能嗅出任何气味；部分缺失，有些气味可以嗅出来；嗅觉减退；嗅觉过敏，即对气味敏感性提高；幻嗅，无特殊气味时也可嗅到不快的气味。其原因有以下几种。

1. 鼻黏膜短暂性的肿胀、充血，如急性鼻炎、过敏性鼻炎、血管运动性鼻炎的急性发作期所引起的鼻阻塞，常有暂时性嗅觉减退或缺失。

2. 鼻腔慢性疾病　如鼻息肉、鼻甲肥大、鼻中隔偏曲等，可直接或间接地影响嗅区的通气，可使嗅觉逐渐减退或缺失。

3. 鼻黏膜萎缩变性　其病变累及嗅区时，可致嗅觉减退或缺失，如链霉素或其他药物中毒、头颈部放疗后、老年性鼻黏膜萎缩等。

4. 颅内病变或外伤　如颅底骨折、脑肿瘤、垂体瘤、脑膜瘤等，使嗅球、嗅索、嗅通路和嗅皮质中枢受到损害时，出现嗅觉障碍。

5. 鼻黏膜长期接触有害气体　如溴气、氯气或吸烟，可致嗅觉减退或缺失。流行性感冒病毒感染，可致嗅神经末梢损害，有的出现永久性失嗅。

6. 大脑皮质疾病引起幻嗅　多发生在神经性精神性疾病，如精神分裂症、抑郁症、癔症或慢性乙醇中毒等。

7. 另外一种恶臭嗅觉，是出于体内某种原因产生实际存在的恶臭味。这种恶臭嗅觉的患者和他人都觉得有臭气味，有时可仅为他觉性的臭味，而患者自己不感觉有恶臭味。常见有以下几种病。

（1）萎缩性鼻炎：晚期为臭鼻症，常有他觉性恶臭，尤其是夏季更为严重，与其接近者极易察觉。但患者本人多不自觉有恶臭味。这是因为鼻腔嗅区黏膜的损害，而丧失嗅觉功能所致。

（2）干酪性鼻炎：又称干酪性臭鼻症，其特点是鼻腔或鼻窦内充满有奇臭干酪样或豆腐乳状的腐败物质，并有头痛、牙痛、脓血性鼻液，其嗅觉减退。晚期可破坏骨质，造成面部畸形。

（3）鼻腔异物：多见于儿童，一侧鼻腔流出血脓臭味分泌物，可伴有黏膜感染故有臭味。患儿多不自诉，常被他人察觉，才到医院就诊。

（4）骨髓炎：婴幼儿上颌骨骨髓炎，常在眶下缘或上颌牙槽处发生瘘管，分泌物有臭味；额骨骨髓炎，有时眼眶内上角发生瘘管，排出臭脓。

（5）牙源性上颌窦炎：成年人化脓性上颌窦炎可因牙根感染所致，排出的分泌物多有臭味。

四、鼻源性头痛

因外鼻、鼻腔、鼻窦疾病引起的头痛，称为鼻源性头痛。其疼痛多为鼻根、前额、眼眶或面部的隐痛、钝痛或胀痛，但很少引起全头痛。

（一）鼻源性头痛的特点

头痛与鼻部疾病有关，并伴有鼻部症状，如鼻阻塞、流脓涕、嗅觉障碍等；头痛可有时间性，如急性上颌窦炎引起的头痛，早晨轻，下午重，而急性额窦炎上午头痛严重，下午减轻；头痛有一定部位，如急性上颌窦炎引起的头痛，位于同侧面颊部或上列牙齿疼痛，而急性蝶窦炎引起的头痛，位于头顶部或眼球深部钝痛；在低头、弯腰、咳嗽、过劳、愤怒、饮酒等受到刺激时，引起头部静脉压增高，可使头痛加重；鼻腔应用血管收缩剂或黏膜表面麻醉后，鼻腔通气或引流改善时，头痛减轻或消失。

（二）性质与程度

浅表而有烧灼感的头痛，一般为浅表软组织损害；深部而呈钝性的头痛，多为深部病变；血管舒缩功能失调，引起头颅动脉异常扩张，可发生跳动性头痛；发作性、闪电样、尖锐而剧烈头痛或面痛，多属于神经性疼痛。常见的鼻源性头痛有以下几种疾病。

1. 鼻疖　多发于鼻前庭，常见于局部外伤、糖尿病或抵抗力低下的患者。发病初期感到鼻部灼热及胀痛，继而局部有剧烈跳痛。还常伴有畏寒、发热、头痛、全身不适等症状。病情较重者，感染可向周围扩散，此时可见鼻翼、鼻尖、上唇明显肿胀热痛。严重者可并发海绵窦血栓性静脉炎。

2. 急性鼻窦炎　除牙源性与外伤性鼻窦炎外，所有的鼻窦炎都是鼻炎的并发症。其所致的头痛系因黏膜充血、肿胀和窦口引流受阻而引起阻塞性头痛；鼻窦开口被阻塞，窦内空气逐渐被吸收，窦腔造成负压时，可引起真空性头痛；窦内负压过久，黏膜血管扩张，血浆渗出，窦内充满液体压力增高时，可出现张力性头痛。各急性鼻窦炎的头痛有以下的特点。

（1）急性额窦炎：其疼痛在患侧额窦部、眼眶内上方。头痛有周期性，早晨起床后数小时有严重的头痛，下午减轻，傍晚缓解或消失，如炎症不消退，第2天重复同样发作。头痛的周期性与额窦的特点有关。坐、立位时脓液向下移动，阻塞了额窦开口，窦腔内空气被吸收而出现真空性头痛。待窦口开放脓液排出，空气进入窦腔后头痛缓解或消失。

（2）急性上颌窦炎：由于炎症黏膜的肿胀和分泌物的增多，窦口被阻塞，早期出现上颌窦区疼痛，可累及眼眶、额部、上列牙处疼痛。其头痛并不严重，常为隐痛、钝痛或胀痛，以午后为重，夜间缓解。

（3）急性筛窦炎：有重度急性鼻炎的症状，头痛位于鼻根深部及眉间处，常在患侧内眦角有闷痛，眶内有胀感等，有时疼痛放射到颞部或头顶部。

（4）急性蝶窦炎：常和筛窦炎同时发生，故称为急性筛蝶窦炎。因蝶窦位置较深，如发炎时常表现为眼球后方或枕部钝痛，有时可放射到头顶、额或颞部。

（5）慢性化脓性鼻窦炎：一般无明显头痛，如有头痛，常表现为钝痛或头部沉重感。前组鼻窦炎多表现为前额部和鼻根部胀痛或闷痛，而后组鼻窦炎的头痛在头顶部、颞部或后枕部。牙源性上颌窦炎者，常伴有同侧上列牙痛。

（6）航空性鼻窦炎：也称气压创伤性鼻窦炎，主要的症状是在乘飞机下降时，突然感到头痛或面部的鼻窦区疼痛，可伴有鼻出血。额窦的鼻额管细长而弯曲，故容易受损害，上颌窦次之，其他的鼻窦很少受影响。

（7）鼻中隔偏曲：中隔高位偏曲、嵴突或伴有一侧鼻甲肥大，持续压迫鼻黏膜，刺激了三叉神经，可致反射性头痛。

（8）鼻肿瘤：因肿瘤阻碍鼻窦排脓，造成真空性的头痛；肿瘤本身向周围浸润扩大，直接侵犯感觉神经，如上颌窦恶性肿瘤，可引起牙痛。肿瘤一旦侵及破坏颅底，可引起难以忍受的剧烈头痛。

五、共鸣障碍

人的共鸣器官有鼻腔、鼻窦、鼻咽腔、口腔、喉腔、咽腔和胸腔等。其中口腔和咽腔由于肌肉运动，可以改变其形状，称为可调共鸣腔，而鼻腔、鼻窦、鼻咽腔比较固定，称为固定共鸣腔。凡共鸣腔不论肌肉运动障碍、神经肌肉麻痹、肌肉痉挛、结构异常、先天畸形、占位病变、炎症肿胀等，都可影响共鸣。有以下原因可引起共鸣障碍。

1. 闭塞性鼻音　正常发育时，鼻腔、鼻窦因疾病可影响正常的共鸣作用，如果所发出的声音不能通过两侧鼻腔时，仅从口腔发出的声音，称为闭塞性鼻音。常见疾病如伤风感冒、多发性鼻息肉、肥厚性鼻炎、小儿增殖体肥大、先天性鼻后孔闭锁、鼻及鼻咽肿瘤、软腭与咽后粘连等，使鼻腔闭塞，而失去共鸣作用。

2. 开放性鼻音　鼻和咽部的共鸣作用是否正常，取决于腭咽闭合功能，如腭咽在发音时不能闭合，则出现开放性鼻音。常见疾病如腭裂、软硬腭穿孔、软腭缩短、软腭麻痹等。

口腔、咽腔、下咽部有病变时，也会影响发音，如常见的扁桃体周围脓肿，因影响软腭的运动，在发音时出现口中含物的声音。

（马士峰）

第三节　咽部症状

咽部疾病的症状，主要由咽部疾病所引起，也可由咽部邻近器官或组织病变所致或为全身疾病的局部表现。咽部疾病的主要症状有咽痛、吞咽困难及咽部异物感等。

一、咽痛

咽痛为咽部常见的症状，多因局部感染或为全身疾病在咽部的表现。咽是极为敏感的器官，其感觉神经纤维来自舌咽神经、三叉神经、副神经及迷走神经。其中，鼻咽部和口咽部的痛觉，系由舌咽神经咽支、三叉神经上颌支及蝶腭神经的分支、副神经和颈交感神经节的分支等所组成的咽丛支配的。喉咽部的痛觉由迷走神经的分支——喉上神经所支配。口腔的痛觉主要由三叉神经分支所支配。食管的感觉有迷走神经和交感神经支配。

任何局部或全身因素刺激痛觉神经末梢时，其冲动传入岩神经节，再经延髓、丘脑和大脑皮质的痛觉中枢而产生咽痛。其疼痛的程度，取决于疾病的部位、性质及范围，并与患者对疼痛的敏感性有关。由于与邻近器官间的神经联系，邻近器官的疾病也可引发反射性的咽部疼痛。其疼痛有刺痛、钝痛、烧灼痛、隐痛、胀痛、撕裂样痛或搏动性跳痛等，可为阵发性或持续性疼痛。一种是自发性咽痛，即在无吞咽动作时感到疼痛，吞咽时加重；另一种称激发性咽痛，即在吞咽时才产生疼痛。自发性咽痛，多能指出疼痛的部位，而咽喉部疾病多属此类。

（一）可引起咽痛的咽部疾病

1. 急性咽炎　轻者咽部微痛，重者可剧痛，尤其在进食吞咽时疼痛明显。

2. 急性扁桃体炎　初感咽喉干燥不适，继而有咽痛，吞咽或咳嗽时加重，常引起反射性耳痛。化脓性扁桃体炎，多为溶血性链球菌感染所致。常伴有发热、头痛等，腭扁桃体陷窝有脓性渗出物，可有颌下淋巴结肿大，并有压痛。

3. 扁桃体周围脓肿　全身症状较重，发冷发热，咽痛多在一侧，吞咽、咳嗽时加重，张口困难，口臭，说话时似口中含物。可见患侧软腭及舌腭弓上部明显红肿、隆起，晚期穿刺有脓。

4. 咽后脓肿　为咽后壁与颈椎之间的化脓性炎症，多见于幼儿，畏寒、高热，颈活动受限。因剧烈咽痛而拒食，吞咽困难，口涎外溢，婴儿吮奶时，易呛入鼻内或吸入呼吸道，引起咳嗽，甚至出现窒息。成人主诉吞咽时疼痛加重，常引起反射性耳痛。咽后壁向前隆起，穿刺有脓，X线颈侧位片可显示脓肿腔。

5. 咽旁脓肿　是咽间隙化脓性炎症，多发生于咽异物、外伤或咽急性炎症之后，有咽痛，患侧颈痛及头痛，伴有明显吞咽困难，若炎症波及翼内肌时，可引起张口困难。在咽侧肿胀处穿刺抽脓，可明确诊断。

6. 病毒性疱疹性咽炎　主要发生于儿童，起病急，发热、咳嗽、流涕、咽痛、头痛。见咽后壁、软腭黏膜和扁桃体表面有小疱疹，溃破后形成小的溃疡。吞咽时咽疼痛更重。

7. 咽白喉　为白喉杆菌感染，多见于儿童，起病慢，发热、疲乏、咽痛。扁桃体及咽黏膜表面有浅灰色或黄色伪膜，黏着较紧，用力除去易出血。

8. 樊尚咽峡炎　为螺旋体与梭状杆菌感染引起，常发生于抵抗力低的小儿或口腔卫生差的人中。主要为咽部和口腔处疼痛，溃疡处覆盖灰色伪膜，有臭味，涂片可找到病原体。

9. 急性传染病　如猩红热、麻疹、水痘等，并发咽炎，可致咽痛。

10. 咽真菌病　如念珠菌、放线菌、隐球菌属，发生咽部感染而致的咽痛。

11. 咽肿瘤　咽或声门上部良性肿瘤，一般不引起咽痛，如发生咽痛者，几乎都是恶性肿瘤。咽癌或喉咽癌以咽痛为主要症状，但早期咽痛不明显，或为一侧性轻度咽痛。如感染溃烂或深部浸润时，咽痛逐渐加重，可放射到同侧面部或颈部。

12. 咽外伤　食物粗糙、过热、过硬所致的咽黏膜损伤，常发生于舌腭弓、软腭、悬雍垂或会厌等处，引起不同程度的咽痛。咽的热灼伤或化学腐蚀伤虽不多见，但可引起剧烈的咽痛。如发生感染化脓或溃疡其疼痛更甚，可出现吞咽困难、呼吸困难或其他全身症状。

13. 咽异物　一般都有明确的异物病史，异物引起的咽痛程度，取决于异物的大小、形状、部位、组织损伤的程度及有无感染等。

14. 咽结核　多继发于肺结核，咽黏膜散在结核性浸润病灶或溃疡，咽痛剧烈，有明显的吞咽困难。

（二）引起咽痛的咽邻近及全身疾病

1. 口腔疾病　智齿冠周炎，常发生于 20 岁左右的青年人中，第三磨牙阻生或冠周炎症，如向舌侧或咽部扩展，可引起咽痛。如翼下颌间隙（其位置在智齿的下方）的感染，咽痛加剧，伴吞咽、张口困难。口底蜂窝织炎，也称卢德维颈炎，因下颌牙齿的感染，其病变在颈前部，下颌骨和舌骨之间，常有吞咽疼痛及吞咽障碍。

2. 鼻部疾病　其疼痛不严重，常因鼻炎、鼻窦炎所致的鼻阻塞，使患者张口呼吸或鼻分泌物后流刺激咽部，常致咽部疼痛。

3. 喉部疾病　如晚期喉结核、喉癌，病变侵及喉黏膜或构部，在吞咽时，可发生剧烈咽痛。如环构关节炎，可发生吞咽时疼痛。急性会厌炎或会厌脓肿，也可引起咽痛。

4. 颈部疾病　如颈动脉鞘炎、颈部纤维组织炎、颈淋巴结炎、颈椎病等，也可引起咽痛。

5. 食管疾病　食管异物，外伤性食管炎、食管化学腐蚀伤等，都可引起不同程度咽痛。

6. 血液疾病　如急性白血病、粒性白细胞缺乏症，常因咽峡炎和咽部溃疡，可有明显咽痛。血常规检查可确诊。

7. 急性传染病　如麻疹、猩红热、水痘、流行性脑膜炎、伤寒等，早期发生咽峡炎或溃疡，可致咽痛。

8. 舌咽神经痛　以阵发性咽痛为主，常在谈话、饮食、咳嗽时，可诱发剧烈的咽痛，持续时间短暂。

9. 茎突过长综合征　由于茎突过长或角度异常，刺激了邻近的血管或神经，引起咽痛，可伴有耳痛或颈部痛。X 线摄片有助于诊断。

二、吞咽困难

吞咽困难是指正常吞咽功能发生障碍，其程度视病变的性质和轻重而不同，轻者仅感吞咽不畅或饭团难咽下去，须用汤水才能咽下，而重者可滴水难进，口涎外流。短期的或轻度的吞咽困难，对身体无明显影响，而长期严重的吞咽困难，将使患者缺乏营养、极度消瘦和饥饿等。

吞咽是很复杂的动作，可分为三期，但三期并无任何停顿，只要第一期开始，其余两期自然连续，成为连锁运动。

1. 口腔期　食物经过咀嚼滑润，由颊、腭、咽、舌诸肌协调动作，将食物团送到舌背达到咽部。

2. 咽期　食物到咽部，此时声门关闭、呼吸暂停、舌骨及喉上提，会厌下垂到水平位，食管入口环咽肌松弛开放，咽缩肌收缩，食物进入食管。

3. 食管期　食物团通过食管肌的蠕动，到达贲门，而贲门括约肌松弛，使食物入胃。食管上 1/3 段为横纹肌，中 1/3 段为混合肌，下 1/3 段为平滑肌，横纹肌运动快速有力，故食物在食管上段通过的速度较下段快些。

吞咽反射：除第一期外，其余两期都是通过反射机制来完成的。食物通过口腔、咽部和食管时，刺激各部的感受器，使传入冲动，经三叉神经第 2 支、舌咽神经及迷走神经的咽支，分别进入延髓。传出的冲动主要通过迷走神经、副神经和舌神经，分别支配舌、咽、喉及食管上段的肌肉。此外，吞咽中枢与呼吸中枢在延髓内的位置相互靠近。它们之间的密切联系，可以保证每次吞咽动作时，都能准确地关闭声门和暂停呼吸，因此正常的吞咽过程毫无紊乱现象，不会出现困难。发生吞咽困难有以下的原因。

（1）痛性吞咽困难：吞咽困难可为咽痛所引起，任何有咽痛的疾病，多少都有吞咽困难的现象。咽痛越剧烈，其吞咽困难也越严重。如口腔急性炎症、黏膜溃疡、牙周炎、舌炎、口底蜂窝织炎、口腔癌等。咽和喉的疾病如急性咽炎、急性扁桃体炎、急性会厌炎、疱疹性咽炎、各种咽部溃疡和脓肿等，都有明显吞咽困难，也称为炎症性吞咽困难。其中扁桃体周围脓肿、咽旁脓肿、咽后脓肿、会厌脓肿，吞咽困难更为严重。此外，喉软骨膜炎、急性环杓关节炎、喉结核等，也都会引起吞咽困难。

（2）梗阻性吞咽困难：咽、喉、食管及纵隔障的良性或恶性肿瘤，无论腔内阻塞或从腔外压迫食管到一定的程度时，均可引起吞咽困难。食管内梗阻，见于食管异物、食管癌、食管烧灼伤、食管炎、食管瘢痕狭窄、食管下咽憩室、严重食管静脉曲张、贲门痉挛、先天性食管蹼或狭窄等，均可引起吞咽困难。食管外压迫引起的吞咽困难，如甲状腺瘤、巨大的咽旁肿瘤、颈部大的淋巴结转移癌、纵隔障肿瘤、主动脉瘤、肺门肿瘤、颈椎骨增生等。

（3）吞咽神经、肌肉失调性吞咽困难：其原因可为肌肉与神经的病变所致。软腭在吞咽功能中起到重要作用，在吞咽时软腭上提运动以关闭鼻腔，使食物不致向鼻腔反流。当炎症肿胀影响软腭运动或软腭瘫痪时，鼻咽腔不能关闭，使吞咽压力减弱和食物向鼻腔反流，而引起吞咽困难。当咽部和软腭感觉丧失、软腭前方感觉障碍，应当考虑三叉神经有损害；舌腭弓、咽腭弓和扁桃体的感觉由舌咽神经支配；咽侧壁、咽后壁由舌咽神经或迷走神经支配。当支配这些部位的神经因白喉毒素、脊髓痨、颅底肿瘤等而受伤害时，可影响吞咽反射，出现吞咽困难。中枢性病变，如延髓瘫痪、脑动脉硬化、脑出血、脑栓塞等症，也可致吞咽困难。

三、咽部异物感

咽异物感，是患者诉说咽部有多种多样异常感觉的总称，如诉述梅核样异物阻塞感，咽之不下，咳之不出，或上下移动，或固定不动。咽各种异常感觉可为间歇性，也可呈持续性，或时有时无，常在疲劳后加重。

咽异物感部位，可在咽喉中央或两旁或某一侧，以在甲状软骨和环状软骨的平面上居多，位于胸骨区次之，位于舌骨平面者极少见。

咽位于消化道的上端，神经末梢极为丰富，因此，咽部感觉非常敏感。无形的异常感，如烧灼、干燥、瘙痒、紧缩、闭塞、憋胀、压迫、脖子发紧等。有形的异常感，如片状：枣片、稻壳、树叶、纸片、药片等。条索状：毛线、小草、火柴棒等。颗粒状：大米、豆类、玉米等。球状：棉球、团块、水泡、乒乓球等。患者常用力"吭""咯"或频频做吞咽动作，希望能清除之。多在吞咽动作时明显，尤其在空咽唾液时有明显的异物感，吞咽食物时反而不明显或异物感消失。咽异物感，中医称为梅核气，西医称为癔球症、咽球症、咽神经官能症等。一般认为并无咽喉器质性病变存在，属于一种神经官能症。但患有咽异物感者，并非都是神经官能症。尚可有以下疾病引起。

1. 咽部疾病　慢性咽炎、咽部角化症、扁桃体炎、扁桃体瘢痕或结石或脓肿、悬雍垂过长、咽部异物、舌扁桃体肥大、咽部良性或恶性肿瘤等。

2. 鼻部疾病　慢性化脓性鼻窦炎，因脓性分泌物流向鼻后孔，长期刺激咽部，或鼻部炎症引起鼻阻塞而张口呼吸致咽部干燥，都可引起咽异物感。

3. 喉部疾病　早期声门上癌、咽喉癌、风湿性环杓关节炎、喉上神经炎、会厌囊肿、喉软骨膜炎、血管神经性喉水肿等，都会引起咽异物感。

4. 食管疾病　咽食管憩室、外伤性食管炎、反流性食管炎、食管痉挛或食管弛缓症等。早期食管癌的症状常呈进行性逐渐加重，特别进食时咽异物感明显，而空咽时可无症状，这是与功能性疾病所致的咽异物感鉴别的重要依据。

5. 颈椎疾病　颈椎关节炎、颈椎骨质增生症、颈椎间盘脱出症，可压迫颈神经致咽异物感。甲状腺肿、茎突综合征，也可引起咽异物感。

6. 远处器官疾病　如心脏扩大、高血压性心脏病、心包积液、肺肿瘤、肺脓肿、主动脉硬化、胃十二指肠溃疡、慢性肝胆病等，也可引起咽异物感。

7. 其他　如全身因素引起的疾病，甲状腺功能亢进或减退、变态反应性疾病、消化不良、烟酒过度、风湿病、严重缺铁性贫血、自主神经功能失调，更年期综合征等，均可能引起咽异物感。

（马士峰）

第四节　喉部症状

喉部以软骨作支架，由软骨、肌肉、韧带和黏膜构成精细的器官，有发声、呼吸等多种功能。当发生病变时，这些功能受到影响而出现障碍，如声嘶、呼吸困难、语言障碍、喉鸣等。

一、声嘶

声嘶症状的出现，无论是全身或局部的病因，都提示声带组织形态或运动功能异常，轻者仅有声调变低、变粗糙，重者发音嘶哑，严重者仅能耳语，甚至完全失声。喉部有病变未累及声带时，则无声嘶症状，但如有声嘶症状则必有喉病。

喉的正常发声必须具备以下条件，如在喉内肌群的协调作用下，声带具有一定的紧张度，并可随意调节；声带具有一定的弹性，随呼吸动作而自由颤动；声带边缘光滑整齐，发声时两侧声带向中线靠拢，也应密切配合；喉的发声功能之所以能精细而协调地完成，还必须有正常的神经支配。如果喉黏膜或神经肌肉有轻微的病变或功能失调，都影响声带的紧张度、弹性、活动性或边缘光洁度，都可发生不同程度的声嘶。

声嘶的程度依声带病变的部位和范围而有所不同，如声音发毛、发沙、嘶哑等，但声嘶的程度并不表示病变损害的性质和严重的程度。声调明显变低的声嘶，常提示声带有组织块增大或声带紧张度变小，见于声带麻痹、炎症性或增生性病变，也见于某些内分泌障碍。声调异常增高的声嘶，可能与精神情绪有关。声量减弱可能为精神性或神经肌病变所引起，当喉阻塞时，由于胸腔负压的影响，呼气压力较小，其声量也明显减弱。

声嘶起病急速者常为神经性喉水肿；在上呼吸道感染后出现的声嘶，并迅速加重，则多为急性喉炎；声嘶进行性加重，常见于喉肿瘤；如出现永久性声嘶，则多为喉瘢痕所引起。

声嘶可能是唯一的症状，也可有伴随症状如咳嗽、咳痰、咽喉异常感、咽喉痛、呼吸困难、吞咽困难、发热等，这些症状都是重要的诊断线索。喉内的任何病变都可影响呼吸、保护和发声功能而出现症状，但呼吸和保护功能在病变相当严重时才受到影响，而发声功能在有轻微病变时就会受到影响。因此声嘶的早期出现可促使患者较早的求医。声嘶有时可能为严重病变的早期表现，必须进行仔细检查与严密的观察。声嘶常见的疾病与病因如下。

1. 喉急性炎症　如急性喉炎、喉水肿、喉软骨膜炎、喉脓肿等，都可引起声嘶。常见的为急性喉炎，小儿急性喉炎较成人的症状为重，除声嘶外，并有发热、咳嗽、呼吸作响，吸气有时喘鸣，可发生喉梗阻的各种症状。白天症状较轻，夜间较重，有时出现呼吸困难。喉白喉，多继发于咽白喉，多见于儿童，发病初期时，发音粗糙，逐渐加重，咳嗽呈哮吼声。如喉黏膜肿胀或有伪膜形成，即可出现喉梗阻的各种症状，发音常软弱无力，甚至失声等。

2. 喉慢性炎症　如慢性单纯性喉炎、声带小结、萎缩性喉炎等。特异性感染，如喉结核、喉梅毒、喉狼疮、喉硬结症、喉麻风等，多无全身症状，但声嘶持续较久。以单纯性喉炎多见，其发音粗糙，音调较正常为低，初为间歇性，渐变为永久性，声嘶常于晨起时较重，患者常感喉部微痛不适及干燥感，有时出现刺激性咳嗽。检查时见喉黏膜慢性充血，两侧对称，轻者声带呈淡红色，重者呈弥漫性暗红色，边缘增厚，有时杓间隙黏膜也出现增厚。声带小结以声嘶为其主要的症状，常见于教师、歌唱者及用嗓子多者。发音在一定范围内走调，常为低音调。早期患者易发破音（发毛），或间歇声嘶，如不及时休息，继续用声，最后只能发出粗糙低音。检查时可见两侧声带前 1/3 与中 1/3 交界处有对称性小结，呈灰白色，表面光滑。

3. 急性传染病　如麻疹、猩红热、伤寒、天花、流感等，属全身性疾病。常伴有急性喉炎，其炎症明显，声嘶较重，常发生在儿童中，有发热、恶寒、不适等全身中毒症状，并伴喘鸣及呼吸困难等。

4. 喉外伤　如挫伤、切割伤、爆炸伤、穿通伤、刺伤、挤压伤等，破坏了喉内结构，引起声嘶或其他症状。另外毒气体伤，如氯气、芥子气、高温气等，引起喉、气管黏膜水肿，影响呼吸及发音。

5. 喉良性肿瘤　包括非真性肿瘤的增生组织，如声带息肉、囊肿、黏膜肥厚、淀粉样变等，可直接影响声带的运动，并致声嘶，可能与局部慢性炎症、变态反应或创伤有关。真性肿瘤，如喉乳头状瘤、纤维瘤、血管瘤、脂肪瘤、神经鞘膜瘤、软骨瘤等。声带息肉，是引起声嘶的常见病，多发生于用声过度或发声不当情况下，与职业有关，小学教员、营业员发病较多。声嘶的程度与息肉生长的位置、大小有关。一般呈持续性声嘶，进行缓慢。间接喉镜下可见灰白色和表面光滑，多呈圆形带蒂的肿物，附着在声带游离缘。

6. 喉恶性肿瘤　声嘶是喉内癌最早出现的症状，为进行性，逐渐加重，最后可完全失声，如有浸润水肿，可有呼吸困难。但喉外癌出现声嘶，则病变多属晚期。喉癌前期病变，如黏膜白斑、喉角化症，成人喉乳头状瘤容易发生癌变。喉恶性肿瘤以鳞癌最常见，腺癌及肉瘤少见。

7. 声带麻痹　喉中枢性麻痹引起的声嘶，比周围性麻痹少，其比率约为 1∶10。由于左侧喉返神经的行径长，其发病率比右侧约高 3 倍。喉肌运动神经，来自迷走神经的喉返神经与喉上神经，起源于延髓神经疑核。核上性喉麻痹的疾病，有脑外伤、脑血管意外、脑脓肿、脑肿瘤等；核性喉麻痹，因脑干的两疑核相距较近，病变常可致双侧声带麻痹；周围性神经损害致声带麻痹，有迷走神经干、喉上神经、喉返神经的病变或损害，如颅底外伤、颈外伤、甲状腺手术、颈部恶性肿瘤、甲状腺癌等；纵隔疾病损伤喉返神经，如纵隔肿瘤、食管癌、先天性心脏病、高血压性心脏病、心室肥大、心包炎等；肌源性损害，如重症肌无力、皮肌炎等；严重的感染，化学物的中毒等。凡声带麻痹均影响发音。耳鼻咽喉应详细检查，常可找到病因的线索。

8. 喉先天畸形　如喉蹼，声嘶的程度根据其范围及位置而定，范围大者出生后在啼哭时出现声嘶、发声微弱或失声，可伴有呼吸困难或喘鸣。喉含气囊肿，也称喉膨出，其声嘶多发生于咳嗽或喉内增加压力后，当用力呼吸时，囊内充气多时，阻塞了喉部，可出现呼吸困难。

9. 其他原因　如喉异物、喉水肿、喉室脱垂、环杓关节炎、喉损伤性肉芽肿、癔症性声嘶等疾病，都可引起声嘶。

二、呼吸困难

呼吸困难是指患者呼吸时很吃力、空气不足及窒息的感觉，并有呼吸频率、深度和节律的变化，可伴有呼吸辅助肌的加强和循环功能的变化，严重者出现的缺氧、发绀等症状。

呼吸困难根据临床上的表现，可分为吸气性呼吸困难、呼气性呼吸困难及混合性呼吸困难3种类型。

1. 吸气性呼吸困难 主要表现为吸气困难，吸气时费力，呼吸频率变化不大或稍减慢，吸气阶段延长，吸气动作加强，肺换气量并不增加。吸气时由于空气不易进入肺内，使胸腔内负压加大，胸廓周围软组织出现凹陷，胸骨上窝、锁骨上窝及剑突下发生凹陷，称为三凹征。严重者，吸气时出现肋间隙凹陷。主要因为口腔、咽部、喉部及颈段气管发生狭窄或阻塞的疾病所引起。

2. 呼气性呼吸困难 主要表现为气体呼出困难、费力，呼吸动作加强，呼气时间延长，呼气动作由被动性变为主动性的动作，呼吸速率缓慢，呼气时可有哮鸣声，严重时出现缺氧。主要因为细小支气管狭窄，或阻塞或痉挛以及声门下阻塞的疾病，如支气管哮喘、肺气肿及某些支气管炎等。

3. 混合性呼吸困难 主要表现为吸气及呼气均困难、费力，气体进出都困难，呼吸表浅，呼吸频率加快，呼吸时一般不发出声音及三凹征。但如以吸气性呼吸困难为主者，则可出现凹陷。主要因为肺泡面积缩小，呼吸运动受限或上下呼吸道均有狭窄或阻塞的疾病所致。

为了对这3种呼吸困难有个明确认识，并判断其严重程度，将其分为四度。一度，患者在安静时无明显呼吸困难，在活动或哭闹时，出现呼吸困难，有吸气延长、喘鸣现象；二度，无论安静与否都有呼吸困难，活动时加重，尚能入睡，无烦躁不安，缺氧症状不明显；三度，除有二度呼吸困难表现外，出现烦躁不安，不能入睡，常被憋醒，吸气时喉鸣，三凹征明显，缺氧严重；四度，呼吸极度困难，由于缺氧，面色发绀、苍白、出冷汗，甚至昏迷，如不及时抢救，可因窒息及心力衰竭而死亡。

呼吸困难原因很多，本科疾病引起的呼吸困难，大多属吸气性呼吸困难。现将各种疾病所致的临床表现分述如下。

（1）小儿急性喉炎：多发生在学龄前的儿童，常继发于上呼吸道感染之后，首先出现声嘶，咳嗽，呼吸有响声，哭闹喉鸣。重者有吸气性呼吸困难，鼻翼扇动，如不及时治疗，则可出现烦躁不安、脉快，面色苍白，发绀等缺氧症状。

（2）急性喉气管支气管炎：多发生于1～3岁抵抗力差的幼儿，或继发于麻疹、流感等急性传染病。常夜间突然发病，病情迅速加重，初为上感症状，有高热，继而出现声嘶、喘鸣、哮吼性咳嗽，呼吸困难，吸气时出现三凹征。晚期中毒症状明显，呼吸极度困难，表现烦躁不安，面色苍白，冷汗，呼吸浅而快，心率快，此时若不积极治疗，可因缺氧，呼吸心力衰竭而危及生命。

（3）急性喉水肿：喉水肿是指声门上区及声门下区的喉黏膜水肿，多种原因引起的一个体征。以喉变态反应或血管神经性喉水肿引起的，病情发展甚速，有呼吸困难、喘鸣、声嘶，较重者则有喉梗阻的症状。喉水肿主要应尽快查明病因，根据喉梗阻的程度，采取适当处理。

（4）喉外伤：颈部外伤常波及喉部，如挫伤、刺伤、割伤、喉部骨折、烧灼伤、化学腐蚀伤，可引起呼吸困难、喘鸣、声嘶等症状。除血流入呼吸道引起的呼吸困难外，也可因为喉软骨移位、黏膜血肿及水肿等所致的呼吸困难。

（5）喉异物：喉部异物过大，嵌入声门，常可立即窒息而亡。若异物未完全阻塞喉腔，可发生吸气性呼吸困难，并有咳嗽与喘鸣。

（6）喉肿瘤：包括恶性、良性肿瘤，如纤维瘤、软骨瘤、巨大息肉、乳头状瘤、喉癌等，待肿瘤逐渐增大阻塞声门时，则出现进行性呼吸困难等症状。

（7）喉咽脓肿：如咽后脓肿、咽侧脓肿、会厌脓肿等，首先出现吞咽困难，发音含糊不清、咽喉疼痛，待病情加重时，则可出现呼吸困难等症状。

（8）气管阻塞压迫性疾病：如颈部、纵隔、食管的肿瘤，气管异物或肿瘤等。影响呼吸时，都会出现不同程度的呼吸困难。病变越靠近喉部，呼吸时喘鸣和喉的上下移动越明显。

（9）肺受压性疾病：如血胸、气胸、渗出性胸膜炎等，所致的呼吸困难，呼吸表浅、快速，因辅助呼吸肌须充分作用以扩张胸腔，增加呼吸深度，使肺泡易于充气，故吸气性呼吸困难明显。

（10）心源性呼吸困难：左心衰竭引起的呼吸困难，常在平卧时加重，直坐或半卧位减轻或消失；右心衰竭引起的呼吸困难，除了有呼吸困难表现外，常有下肢水肿等。

（11）中毒性呼吸困难：如糖尿病酮中毒和尿中毒，常出现呼吸深长的呼吸困难，呼吸有特殊的气味，严重者可昏迷。

（12）其他：官能性、神经性的呼吸困难等。

三、语言障碍

语言，即说话，是人类思维活动的反映。从皮层中枢，耳、鼻、咽、喉、口腔等，组成一个完整的语言系统，缺一不可。多数的语言障碍，是神经系统疾病在其周围器官的反映。

语言的形成必须具备以下解剖、生理条件作为基础，要有正常的听觉及视觉，能正确反映信号；大脑半球一侧有良好语言中枢；神经核联络通畅；小脑协调功能正常；语言器官发育正常。

语言障碍见于临床各科，发病年龄和快慢各不相同。如听觉、学语、精神、协调功能、口腔发育、喉功能、呼吸和其他诸因素，对语言障碍均有一定的作用。语言障碍常见于神经系统疾病，因常累及语言中枢。外周神经疾病，常造成呼吸肌、喉肌麻痹，而影响发音。

（一）学语滞后

学语滞后，是指儿童学语能力明显落后于相应年龄正常儿童，严重者有语言困难。儿童语言的发展年龄还没有统一的标准，一般认为，出生后即有啼哭，说明发音器官正常，但只是简单的声音；3~4个月时，对外界声音有语言反应，能发出"咿""呀"声；6个月时，开始模仿单词；1岁，开始说简单的词，叫出最熟悉的物件或人称，如"妈妈"，但含糊不清；2岁时，能说的词汇增多，能说出2个以上各词连接起来的词组或短句，学说话的积极性特别高；3~4岁时，说话相当清楚了。每个幼儿的具体情况也不相同。一般女孩语言的发展比男孩早而快。

儿童学语滞后有以下几种原因：智力发育不全，常伴有学习困难；听力丧失，一般要延迟至3~4岁，才发现听力有问题；环境因素，小儿听力、智力都正常，而与外界接触少，缺少语言刺激；脑器质性病变；语言器官异常，如唇裂、腭裂等。

（二）失语症

失语症常由于大脑皮质语言中枢受损害，以左侧大脑半球为多。如脑血管疾病、脑肿瘤、传染病、脑外伤及退行性病变等。

1. 感觉性失语症　患者不了解、不认识说话和文字的意义，但听觉正常。患者经常答非所问，并说话很多，但听者不了解其内容，也有的患者说话很流利，有语法，但语句中常用词不当，或语无伦次等。

2. 运动性失语症　也称表达性失语症，患者内心明白，但说不出来，即能理解他人语言内容，但不能用语言表达自己的意思，其发音器官正常。

运动性失语症，可伴有失写症，手写不出文字，或失用症，不能穿衣服、刷牙、梳头等，也有呈混合性失语，即感觉和运动性失语同时存在，完全不能诵读或书写。

（三）构语困难

构语困难，也称语声失常或构语障碍。构语活动，主要接受脑神经支配，若神经核以上、神经核或神经末梢受损害，其所支配的肌肉出现运动障碍，而致构语困难，可出现语言声模糊、咬字不准、说话不清楚等。但患者一般听力与理解能力均正常。

1. 核以上病变　多数脑神经核通过锥体束接受两侧大脑皮质的支配，故一侧的锥体束病不会引起语言障碍，因此只有双侧的损害才有明显的构语障碍。病因为皮质退变、缺血，中年后的双侧内囊病变或血管病变引起构音器官肌内麻痹。其临床表现为说话缓慢、吃力，语言含糊生硬，有暴发音，常有吞咽困难、气哽、流涎及步态迟缓等。

2. 核性、核以下肌性病变　主要是Ⅶ、Ⅹ、Ⅻ脑神经损害，这些神经与说话有关，如有损害可出现语声失常。面神经麻痹，尤其是双侧麻痹，严重影响唇音和唇齿音，造成语言不清。迷走神经损害，如发生在高位常引起双侧软腭麻痹，致软腭不能关闭鼻咽，而出现开放性鼻音。舌下神经损害，如单侧损害，引起同侧舌肌麻痹，症状较轻，并可逐渐代偿，而双侧损害，可致永久性语言失常，表现为说话缓慢而不清晰，常伴有吞咽困难。肌源性构语困难，如重症肌无力，说话多易疲劳，可出现发音模糊、低哑甚至说不出声的症状。

3. 锥体系病变　如帕金森病，若累及语言肌，可产生语言失常症状，说话缓慢、语声单调，咬字不清，尤其唇音及唇齿音更明显。语言分节不良，有时语声发抖或有急促暴发音。

4. 小脑病变　小脑及其神经通路对随意运动有协调作用，如小脑受损害，失去小脑的控制，而致发音模糊、韵律不合、语言拖长、音强不均匀、时有暴发音、时高时低快慢不均。其原因是语言肌群的共济失调。见于小脑变性、多发性硬化症、小脑肿瘤和退行性病变等。

（四）发声失常

发声失常，也称发声困难，多以喉部病变所致的声音改变，如气息声、漏气，轻者可为声嘶，重者为声哑，也可表现为失声。

1. 功能性失声　也称癔症性失声，常因急性或长期精神压抑而发生，一般起病突然。其表现为患者虽不发声，但咳嗽、哼、呵或无意发笑时却有声音。对身心健康人而言，碰到突然事件时，也会有瞬间瞠目结舌现象，但能很快恢复正常。

2. 生理性变声　进入青春期除体重身高迅速增长外，第二性征开始出现，男性表现为喉迅速发育，声带逐渐增长，再加上咽腔、口腔、鼻腔等共鸣器官体积增大，声音也随之变化。男性变化比女性明显，其声调变低、变粗，逐渐由童声变为成人声音，也有变成男声女调者声音的。

3. 老人语言　由于老年人声带肌纤维的减少，声带松弛，弹性减低，使发出的音声变小，发声无力，语言微弱而有颤抖。

4. 滥用嗓音　是指过度喊叫、说、唱等，可引起发声失常，出现不同程度的嘶哑。如大喊、大叫，声带受到较强气流的冲击而损伤。有的人患声带小结或声带上皮增生都与滥用嗓音有关。

5. 喉病变　声带各种病变，是引起发声失常的常见病因，如炎症、畸形、血肿、水肿、息肉、结节、肿瘤、声带麻痹等。

（五）口吃

口吃，俗称结巴子或结巴，属于语言功能障碍，但无任何器质性病变，是由于大脑对发音器官的支配与调节失去相互协调的关系。其原因有模仿、惊吓、教育不当、年龄、精神刺激等有关。儿童常因模仿他人的口吃而造成；打骂受惊吓，可促使幼儿的口吃；过分严厉、叱责可引起口吃；成年人的口吃，多有神经质。也有人认为，习惯用左手的人，若强制改为右手易发生口吃。

其表现为语言节律失调，字词部分重复、字词分裂、发声延长。往往在谈话开始时延迟、阻断、紧张、重复或延长声调。还常伴有面肌或手指抽搐动作，在情绪紧张时发生或加剧。在口吃者恐惧、不安、羞耻等心理活动影响下，有时出现心跳加快、肌肉紧张、出汗，有的人甚至在严寒季节，说起话来也会满头大汗，出现唾沫四溅、手脚发抖、全身肌肉紧张现象。口吃者智力并不低下，在独自一人时不论说话、朗诵、唱歌等均完全正常。本病易诊断，可进行语言治疗。

四、喉鸣

喉鸣也称喉喘鸣，是由于多种病因引起的喉或气管腔发生狭窄，在用力呼吸时，气流通过狭窄的管腔，使管壁震动而发生的喉鸣声。此种症状多见于儿童。特别是婴幼儿，因其喉腔相对窄小，组织松软，易发生水肿；更因为婴幼儿神经系统发育尚不健全等，更易引起喉部梗阻而发生喉鸣。

喉鸣的原因，由于病变的部位而不同。一般声门或声门上的狭窄，引起吸气性喉鸣，声门以下的狭窄，则引起呼气性喉鸣或双重性喉鸣。喉鸣的患者，常伴有不同程度的呼吸困难。

1. 先天性喉鸣　亦称喉软化症或喉软骨软化症。可在出生后即出现，或在出生后不久，出现间歇性吸气性喉鸣，仰卧时明显，安静或睡眠后，可缓解或消失。严重者呈持续性喉鸣，哭闹或惊动后症状加重。喘鸣声以吸气时明显，而呼气时声音较小，或无喘鸣声。啼哭声、咳嗽声正常，发声无嘶哑。一般多在 2 岁左右喉鸣消失。如先天性喉蹼、喉软骨畸形、先天性小喉、先天性舌骨囊肿或巨舌症等。这些先天性畸形等咽喉疾病，其特点多在出生后或出生后不久出现喉鸣，症状轻重不一，随着年龄的增长，喉鸣减轻或消失。

2. 小儿急性喉炎　起病较急，多有不同程度的发热、咳嗽，呼吸时有响声，哭闹时喉鸣，多在夜间症状加重，严重者有吸气性呼吸困难。如患急性会厌炎或喉软骨膜炎，都可出现喉鸣。

3. 喉狭窄　多发生于喉外伤。婴儿由于产钳伤，成人多为挫伤、切伤、刺伤、喉软骨感染坏死，以及放疗后，都可引起喉瘢痕收缩，而致喉鸣。

4. 喉特异性炎症　如喉白喉、喉结核、喉麻风、喉硬结症等，其病情严重时，一般都会发生喉鸣。

5. 喉肿瘤　儿童多发生喉乳头状瘤，有时可引起喉鸣。喉癌晚期喉腔被阻塞时，才出现吸气性喉鸣。

6. 声带麻痹　如双侧喉返神经麻痹发病急者，有明显吸气性喉鸣；逐渐发生者，平静时不一定出现吸气性喉鸣。

7. 喉痉挛　喉鸣为其主要症状，系由于喉内肌痉挛性收缩所致，常发生于血钙过低，维生素 D 缺乏，或营养不良的佝偻病儿童。

8. 喉异物　喉内异物、声门下异物，或气管异物，都会出现喉喘鸣。

9. 其他　如咽后脓肿或大的食管异物压迫气管，也可引起喉鸣。

（马士峰）

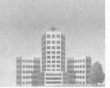

第五章 外耳炎性疾病

第一节 弥漫性外耳道炎

弥漫性外耳道炎是外耳道皮肤和皮下组织广泛的急性炎性疾病。可分为急、慢性两类。

一、临床表现

1. 急性外耳道炎

（1）外耳道皮肤弥漫性肿胀，剧烈疼痛，有浆液或脓液渗出及上皮脱落，重者可引起耳道狭窄或闭锁。

（2）可伴发烧，耳周淋巴结肿大。

（3）牵拉耳郭时疼痛加剧。

2. 慢性外耳道炎

（1）耳内不适及瘙痒感。

（2）耳道皮肤呈暗红色肿胀、湿润、增厚，附着鳞屑状痂皮。鼓膜可增厚，标志不清，表面可有少量肉芽组织形成，影响听力。

二、诊断要点

1. 外耳道灼热、痒、疼，弥漫性充血。

2. 有浆液或脓液渗出，耳道变窄，脓痂形成。

三、治疗方案及原则

1. 控制感染全身和局部应用抗生素。

2. 保持耳道清洁，定期清洗分泌物和痂皮。

3. 局部用药要注意剂型：渗出液多时用各类糊剂，如硼锌糊。当外耳道皮肤增厚并有结痂时，应选用软膏类药物。

4. 外耳道细菌和真菌培养。

（胡　珂）

第二节 坏死性外耳道炎

坏死性外耳道炎又称恶性外耳道炎，是一种少见的严重的外耳道化脓性病症，可引起外耳道和颅底坏死性骨髓炎。死亡率较高。绝大多数为绿脓杆菌感染。其次为葡萄球菌和真菌混合感染。多见于老年糖尿病、艾滋病及长期应用激素和免疫抑制剂患者中。

一、临床表现

1. 外耳道化脓性炎症，伴进行性、剧烈的耳痛。
2. 外耳道恶臭分泌物。
3. 外耳道后下壁、软骨部和骨部交界处皮肤糜烂，继之出现肉芽组织增生。
4. 病情恶化引起坏死性骨髓炎，破坏颅底结构，累及颅内引起面瘫，化脓性脑膜炎，脑脓肿等并发症导致死亡。

二、诊断要点

1. 病史及临床表现。
2. 外耳道细菌培养和药物敏感试验。
3. 病理学检查。
4. 影像学检查颞骨 CT、MRI。

三、治疗方案及原则

1. 早期诊断、早期治疗对预后至关重要。
2. 药物治疗为主要治疗方法。抗生素治疗要保证足够的疗程。
3. 手术治疗清除肉芽组织和死骨。
4. 全身支持治疗，有糖尿病者控制血糖，免疫缺陷者应增强抵抗力和进行相应治疗。

（胡　珂）

第三节 耳郭化脓性软骨膜炎

耳郭化脓性软骨膜炎是耳郭软骨膜的急性炎症。其特点是剧烈耳痛。耳郭软骨大面积液化坏死，最终导致耳郭挛缩畸形。

一、临床表现

1. 耳郭红、肿、热、痛。
2. 耳郭剧烈跳痛。
3. 脓肿形成可有波动感。
4. 耳郭挛缩，最终形成菜花耳。

二、诊断要点

1. 多有耳外伤史，如擦伤、烧伤、扎耳垂戴耳环及手术等创伤。

2. 临床表现。

3. 除外其他疾病，如复发性多软骨炎等。

4. 细菌培养和药物敏感试验。

三、治疗方案及原则

1. 早期切开引流，病情进展迅速，病原菌为绿脓杆菌时，要及时切开引流，清除病灶及坏死液化的软骨。切口要足够大，切口长短以能够暴露出正常软骨为准。视具体情况决定一期加压包扎闭合伤口，抑或开放切口定期换药。

2. 抗感染治疗。

（胡　珂）

第四节　外耳结核

外耳结核又称寻常狼疮，是一种少见的结核感染，多由面部寻常狼疮或中耳结核的分泌物感染引起。也可来源于血行性感染。好发于 10 岁以下儿童中。

一、临床表现

1. 早期皮肤出现多个红褐色小结。

2. 用玻璃片压迫小结时，呈灰白色，其中可见散在的黑点，故称之为苹果酱小结。

3. 溃疡、瘢痕形成，导致耳郭畸形。

4. 耳周和颈淋巴结肿大并压痛。

二、诊断要点

1. 病史及临床表现。

2. 结核菌素皮肤试验。

3. 病理学检查。

4. 结核菌培养。

5. 除外其他特异性感染。

三、治疗方案及原则

1. 抗结核治疗。

2. 局部用药。

（胡　珂）

第五节　外耳单纯疱疹

单纯疱疹常发生于颜面部，以唇部最为常见。其次为鼻侧、颊部和耳部。耳部单纯疱疹多见于耳郭、耳周及外耳道口。多见于流感、肺炎等热病过程中。可自愈。

一、临床表现

1. 患处皮肤痛痒感或压迫感，数小时出现散在红斑。继而在红斑处出现水疱群。
2. 数日后水疱破裂，继之结痂，脱落后不留痕迹。
3. 耳后淋巴结可肿大。

二、诊断要点

1. 病史。
2. 外耳红斑、水疱、渗液或结黄痂。
3. 耳后淋巴结肿大。

三、治疗方案及原则

1. 保持局部干燥，防止感染。
2. 局部可用55%炉甘石洗剂等治疗。

（胡　珂）

第六节　外耳道真菌病

外耳道真菌病为真菌进入耳道并繁殖生长引起的皮肤感染，多见于气候潮湿、温暖的地区。多发于夏季。主要致病菌为曲菌和白色念珠菌等。

一、临床表现

1. 耳内奇痒，有少量水样分泌物。
2. 早期耳道内有灰褐色粉末状或颗粒状物。继而形成灰黑色块状物及痂皮。念珠菌感染时皮肤可见白色沉淀物。
3. 鼓膜受累时，可有肉芽形成甚至穿孔，听力下降。

二、诊断要点

1. 病史和临床表现。
2. 抗生素治疗无效。
3. 分泌物涂片显微镜下可见真菌丝及芽孢。
4. 真菌培养。

三、治疗方案及原则

1. 保持耳道干燥，通畅。

2. 经常清理耳道，局部用 1% 水杨酸酒精滴耳。

3. 局部或全身应用抗真菌药。

（胡　珂）

第七节　耳带状疱疹

耳带状疱疹为水痘－带状疱疹病毒引起的疾病。此种病毒潜伏于神经节细胞中，在全身及局部抵抗力低下时发病。在非免疫宿主中出现水疱，在部分免疫宿主中表现为带状疱疹。病毒侵犯膝状神经节，又称 Ramsay－Hunt 综合征。多为单侧发病，好发于 50 岁以上成年人中，多见于春、秋季。

一、临床表现

1. 据病毒感染范围可分为三型

Ⅰ型：耳带状疱疹。低热、耳部不适、灼热感。剧烈耳痛。3～7 天后，在膝状神经节的"带状区"，即耳郭和外耳道出现成串的水疱。

Ⅱ型：耳带状疱疹并周围性面瘫。面瘫多在出疹后 2～3 天出现，少数可在第 7～9 天发生。

Ⅲ型：耳带状疱疹并周围性面瘫，内耳损伤。听力下降、耳鸣及眩晕。

2. 出现其他多发性颅神经炎的表现。

二、诊断要点

1. 上呼吸道感染史。

2. 临床表现。

3. 听力学检查。

4. 前庭功能检查。

5. 部分患者可伴周围性面瘫，面神经检查及功能评估。

6. 神经系统检查。

三、治疗方案及原则

1. 抗病毒药物如泛昔洛韦或阿昔洛韦。

2. 保持局部干燥、清洁。

3. 面瘫治疗应用糖皮质激素、神经营养类药物。必要时行面神经减压术。

（胡　珂）

第八节　大疱性鼓膜炎

大疱性鼓膜炎为病毒感染引起的鼓膜及其附近耳道皮肤的急性炎症。多由流感病毒引起。少数由某些药物、物理刺激或过敏因素引起。

一、临床表现

1. 耳深部剧烈疼痛，耳胀满感、耳鸣及听力下降。
2. 鼓膜及邻近皮肤红肿，并有大小不等的血疱形成。
3. 鼓膜松弛部可出现单个大血疱，数日后吸收或破裂结痂而愈。

二、诊断要点

1. 流感病史。
2. 症状和体征。
3. 听力学检查。
4. 影像学检查。

三、治疗方案及原则

1. 镇痛药。
2. 保持耳道清洁、干燥，勿进水。
3. 物理治疗。

（胡　珂）

第九节　外耳湿疹

外耳湿疹属变态反应性皮肤疾病，是指外耳皮肤出现红斑、丘疹、水疱、糜烂、渗液、脱屑、皲裂、增生，并伴瘙痒、局部灼热感的一种病变。易复发为其主要特征。外因引起者称湿疹样皮炎。无明显诱因时为体质性湿疹。前者又分传染和非传染性两种，后者分异位性皮炎和脂溢性皮炎。

一、临床表现

1. 湿疹样皮炎

（1）传染性者多由中耳炎脓液引起，急性期耳部奇痒难忍，伴烧灼感、渗液多。病变多位于外耳道、耳屏、耳郭及耳后沟。耳周淋巴结肿大。慢性期皮肤增厚、结痂、脱屑，耳后沟皲裂。

（2）非传染性者又称接触性皮炎，系由于接触眼镜、助听器、化妆品等变应原所致。

2. 体质性湿疹

（1）异位性皮炎又称异位性湿疹，遗传过敏性皮炎。常并发哮喘和过敏性鼻炎。多见于婴幼儿和儿童。变应原多为蛋白质。外耳道极少受累。

（2）脂溢性皮炎发生于皮脂溢出部位。与皮脂分泌过多有关。常并发毛囊炎、疖肿。

二、诊断要点

1. 病史和过敏史。
2. 症状和体征。

三、治疗方案及原则

1. 去除病因。

2. 禁止抓痒挖耳，忌用热水肥皂擦洗患处。

3. 渗液多时用4%硼酸等溶液湿敷。忌用油膏类外用药。

4. 渗液少者可用硼锌糊软膏等外用药。

5. 抗过敏药物和抗生素。

（胡　珂）

第十节　耵聍栓塞

耵聍俗称"耳屎"或"耳垢"。为外耳道软骨部皮肤内耵聍腺的分泌物，具有保护外耳道皮肤、杀菌及黏附灰尘，防止异物进入的作用，如耵聍过多，阻塞外耳道则称为耵聍栓塞。耵聍分干、湿两种。白种人以黏稠的湿性耵聍居多。与遗传因素有关。

一、临床表现

1. 耳道未完全阻塞或质软者，多无明显症状。有时耳痒。

2. 阻塞严重者引起耳闷感，听力下降。

3. 压迫鼓膜可引起眩晕、耳痛、耳鸣。

4. 耳道进水后听力突然下降。继发感染后诱发急性外耳道炎。

5. 外耳道有黑色或棕褐色耵聍块，软硬不一。

二、诊断要点

1. 耳闷感，听力下降，有时表现为进水后听力突然下降。

2. 外耳道可见黑色或棕黑色耵聍块，质软硬不一。

三、治疗方案及原则

1. 未完全阻塞外耳道或质软者，可用耵聍钩或膝状镊取出。

2. 坚硬且嵌塞较紧时，不可强行取出。可先用5%碳酸氢钠水溶液滴耳，使其软化。3天后将其取出或冲洗出。

3. 外耳道并发感染时，按急性外耳道炎处理。

（胡　珂）

第六章

中耳疾病

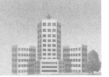

第一节　分泌性中耳炎

分泌性中耳炎是以中耳积液（包括浆液，黏液，浆－黏液，而非血液或脑脊液）及听力下降为主要特征的中耳非化脓性炎性疾病。本病的其他名称很多，均是根据其病理过程中的某一特点，其中主要是根据积液产生的机制和液体的性质而命名的，如渗液性中耳炎（OME）、渗出性中耳炎、浆液性中耳炎、黏液性中耳炎、卡他性中耳炎、咽鼓管鼓室卡他、浆液－黏液性中耳炎、咽鼓管鼓室炎、鼓室积水、非化脓性中耳炎以及黏液耳、分泌物极为黏稠者称胶耳等。按我国自然科学名词审定委员会意见（1991）本病称为分泌性中耳炎。

分泌性中耳炎可分为急性和慢性两种。慢性分泌性中耳炎是由急性分泌性中耳炎未得到及时而恰当的治疗，或由急性分泌性中耳炎反复发作、迁延、转化而来。急性分泌性中耳炎迁延多久方转化为慢性，尚无明确的时间限定，或谓8周以上，或称3~6个月。目前将本病分为急性（3周以内）、亚急性（3周~3个月）和慢性（3个月以上）三种。由于急、慢性分泌性中耳炎两者的临床表现相似，治疗有连续性，故在此一并叙述。

本病在小儿的发病率较高，是引起小儿听力下降的常见原因之一。据统计，黑种人儿童患分泌性中耳炎者较少见，土生的美国儿童较白种儿童的发病率高。我国儿童的发病率及高发病年龄尚缺乏大样本的、有代表性的、精确的统计资料。不过，随着近20年来诊断方法的进步和对本病认识水平的提高，过去认为我国儿童发病率很低的观点已得到修正。

一、病因

本病病因复杂，与多种因素有关。

1. 咽鼓管功能不良　咽鼓管是中耳与外界环境沟通的唯一管道。前已述及，咽鼓管具有调节鼓室内气压、保持其与外界气压平衡，清洁（引流）和防御、防声等功能。传统观念认为，咽鼓管口的机械性阻塞是分泌性中耳炎的基本病因。随着该病病因学研究的不断深入，目前发现，除防声功能外，咽鼓管的其他几种功能不良都可能是酿成本病的重要原因之一。

（1）咽鼓管阻塞：正常情况下，中耳内、外的气压基本相等，约相当于大气的压力。在生理状态下，中耳内的空气虽不断地被中耳黏膜交换和吸收，但通过咽鼓管的间断开放，新鲜的空气又不断地向中耳内输入而加以补充，从而使中耳内、外的气体压力保持平衡。如果出于各种原因使咽鼓管的通气功能发生障碍，中耳内的空气被吸收以后得不到相应的补充，即逐渐形成负压。由于负压的影响，中耳黏膜中的静脉出现扩张，管壁通透性增加，血清漏出并聚积于中耳，便开始形成积液。

引起咽鼓管阻塞的原因很多，大致可分为机械性阻塞和非机械性阻塞两种。

1）机械性阻塞：在猕猴、猫和豚鼠的动物实验中，用各种方法堵塞咽鼓管，均可成功地造成中耳积液的动物模型。而以 Salle 为代表的学者们则认为，咽鼓管的机械性阻塞作为分泌性中耳炎主要病因的可能性很小。临床上，鼻咽部的各种良性或恶性占位病变（如腺样体肥大、鼻咽癌、鼻咽纤维瘤等），鼻腔和鼻窦疾病（如慢性鼻窦炎、巨大鼻息肉、肥厚性鼻炎、鼻中隔偏曲等），长期的鼻咽腔填塞，咽鼓管咽口粘连，代谢障碍性疾病（如甲状腺功能减退等），以及很少见的鼻咽白喉、结核、梅毒和艾滋病等特殊性感染，均可因直接压迫、堵塞咽口，或影响局部及淋巴回流，咽鼓管管腔黏膜肿胀等而导致本病。其中，与本病关系密切的腺样体肥大、慢性鼻窦炎和鼻咽癌等除了机械性阻塞外，还涉及其他的致病因素：

a. 腺样体肥大：腺样体肥大与本病的关系密切。一方面，极度增生肥大的腺样体可压迫、堵塞咽鼓管咽口；另一方面，已遭感染的腺样体可以作为致病微生物的潜藏池，它们可经咽鼓管感染中耳，而导致本病的反复发作。还有学者认为，腺样体可释放某些炎性介质，如前列腺素、组胺、白细胞三烯、血小板激活因子等而增加血管的通透性，引起黏膜水肿。

b. 慢性鼻窦炎：研究发现，分泌性中耳炎患者中，慢性鼻窦炎的患病率较非分泌性中耳炎患者高。鼻窦的化脓性炎症，既可因脓性鼻涕经后鼻孔流至鼻咽部，阻塞咽鼓管咽口；也可因脓液的长期刺激使咽鼓管周围的鼻咽黏膜及淋巴组织增生肥厚，导致管口狭窄。此外，还有研究发现，鼻窦炎患者鼻咽部的 SIgA 活性较低，细菌容易在此繁殖。

c. 鼻咽癌：鼻咽癌患者在放疗前、后常常伴发本病。鼻咽癌伴发分泌性中耳炎的原因，除肿瘤的机械性压迫外，还与腭帆张肌、腭帆提肌、咽鼓管软骨及管腔上皮遭肿瘤破坏或放射性损伤，以及咽口的瘢痕性狭窄等因素有关。放疗后鼻咽部痂皮堵塞咽口也是原因之一。

除上述咽鼓管咽口或管腔内的机械性阻塞外，咽鼓管周围病变的压迫也可能造成管腔狭窄或堵塞，如咽旁间隙的肿瘤向上发展至咽鼓管周围、岩尖的实质性或囊性病变等。

2）非机械性阻塞：小儿的腭帆张肌、腭帆提肌和咽鼓管咽肌等肌肉薄弱，收缩无力，加之咽鼓管软骨发育不够成熟，弹性较差，当咽鼓管处于负压状态时，软骨段的管壁甚易发生塌陷，导致中耳负压，而中耳处于负压状态时，管壁软骨塌陷更为加剧，甚至可致管腔闭塞。裂腭患者因两侧腭帆张肌和腭帆提肌的连续性中断，附着处前移，肌肉由正常的横向行走变为纵向行走，加之肌纤维数量减少等，以致收缩乏力，而引起中耳负压。牙的错位咬合亦为因素之一。

研究发现，咽鼓管上皮内具有表面活性物质样的板层体结构，能产生表面活性物质，这种表面活性物质与肺的表面活性物质结构相似，主要由磷脂多糖和蛋白质组成，具有降低气－液界面表面张力的性能。咽鼓管管腔内气－液界面的表面张力是咽鼓管开放时必须克服的阻力之一（管壁的弹性阻力则为需要克服的另一阻力），因此，表面张力的降低有利于咽鼓管的开放：目前认为，细菌感染引起的蛋白水解酶的活性增高等因素可致表面活性物质减少，表面张力因而提升，不利于咽鼓管的开放。

（2）清洁功能不良：咽鼓管的黏膜具有呼吸道黏膜的特征，上皮层由纤毛细胞、无纤毛细胞、分泌细胞（杯状细胞）和基底细胞组成。正常情况下，通过纤毛向咽口的连续单向运动，向鼻咽部排除中耳内的异物及分泌物，故又称为"黏液纤毛输送系统"。在咽鼓管管腔顶部，无纤毛细胞较多，主要为通气道。而在咽鼓管底部，腺体和杯状细胞比较多，而且由于该处存在着许多黏膜皱襞，故黏膜的表面面积比管腔顶部者较大，此区域主要司理清洁功能，保护中耳的无菌状态。细菌外毒素引起的纤毛运动暂时性瘫痪，管腔内分泌物的潴留，放射性损伤，以及婴幼儿咽鼓管发育不成熟，或先天性呼吸道黏膜纤毛运动不良，原发性纤毛运动障碍，等等，均可不同程度地损害黏液纤毛输送系统的功能，使中耳及管腔内的分泌物、致病微生物以及毒素等不能有效排出。

（3）防御功能障碍：咽鼓管一方面凭借黏液纤毛输送系统方向指向咽口的单向运动，清除并阻抑鼻咽部有害物的侵入；而咽鼓管底部的黏膜皱襞还具有单向活瓣作用，当咽鼓管开放时，能防止鼻咽部的细菌等微生物逆行流入鼓室，从而发挥咽鼓管的防御功能。各种原因引起的咽鼓管关闭不全，如老年人结缔组织退行性变，咽鼓管黏膜下方弹力纤维的弹性降低，咽鼓管咽口的瘢痕牵引，肿瘤的侵袭破坏，或放射性损伤等，皆可导致咽鼓管的防御功能丧失，给致病微生物侵入中耳以可乘之机。

2. 感染 过去，由于在中耳液体中未检出多形核白细胞或细菌，曾一度认为本病是一种无菌性炎症。自 Senturia 等在 40% 的中耳分泌物标本中检出了致病菌以来，各家对中耳积液所做的细菌培养阳性结果为 22% ~52%，其中，常见的致病菌为流感嗜血杆菌和肺炎链球菌，其次有 β 溶血性链球菌、金黄色葡萄球菌和卡他布兰汉球菌等。

3. 免疫反应

（1）Ⅰ型变态反应：Jordan 对 123 例分泌性中耳炎患者通过鼻分泌物涂片查嗜酸性粒细胞，皮肤试验，并观察患者对抗过敏治疗的反应等调查发现，其中 74% 并发Ⅰ型变态反应。Draper 报告，在有变应性疾病的患者中，分泌性中耳炎的发病率较对照组高。Borge 发现，分泌性中耳炎患者中，特异反应性疾病的发病率较高。临床上亦发现，本病患者中并发呼吸道变应性疾病的较多，如变应性鼻炎，鼻息肉，支气管哮喘等。故Ⅰ型变态反应是中耳炎发病的危险的因素之一。但是，Ⅰ型变态反应作为本病的确切病因至今尚未得到证实，虽然 Jang、Hurst 等发现，本病中耳黏膜中肥大细胞、嗜酸性粒细胞增多，过度活化、IgE 和炎性介质增加等，也提示本病与Ⅰ型变态反应关系密切。而中耳黏膜虽然可以对抗原刺激产生免疫应答，但在通常情况下，吸入性抗原并不能通过咽鼓管进入鼓室。目前多数学者认为，呼吸道变应性疾病患者合并本病，可能是由于患者对感染性疾病的敏感性增强，或由肥大细胞释放的炎性介质不仅使鼻黏膜，而且也使咽鼓管咽口甚至咽鼓管黏膜水肿，分泌物增多，导致咽鼓管阻塞和中耳负压，影响咽鼓管功能。

（2）细菌感染引起的Ⅲ型变态反应：最近认为，中耳是一个独立的免疫防御系统。Palva 等在对中耳积液中的蛋白质和酶进行分析后认为，本病的中耳积液是一种分泌物，而非渗出物。而患者中耳黏膜的组织学检查结果也支持这一观点，因为黏膜中杯状细胞和黏液腺体增加。在此基础上 Palva 等设想，某些分泌性中耳炎可能属免疫复合物型变应性疾病，其抗原——细菌，可能存在于腺样体或口咽部的淋巴组织内。这些病例往往在儿童时期有过中耳炎病史，而本次起病隐袭，临床上缺乏明确的急性感染史。

除以上三大学说外，还有神经性炎性机制学说、胃食管反流学说等。被动吸烟、居住环境不良、哺乳方式不当、家族中有中耳炎患者等属本病的危险因素。

二、病理

中耳分泌物来自咽鼓管、鼓室以及乳突气房黏膜。无论分泌物为浆液性或黏液性，其中，病理性渗出、分泌和吸收等亦均参与了病理过程。中耳黏膜的病理组织学研究发现，中耳黏膜水肿，毛细血管增多、通透性增加。病变进一步发展，黏膜上皮增厚，上皮化生，鼓室前部低矮的假复层柱状纤毛上皮可变为增厚的分泌性上皮，鼓室后部的单层扁平上皮变为假复层柱状上皮，杯状细胞增多，纤毛细胞甚至具有分泌性特征，如胞浆内出现分泌性的暗颗粒，并可见顶浆分泌现象；上皮下层有病理性腺体样组织形成，固有层出现圆形细胞浸润。液体以浆液性为主者，以淋巴细胞浸润为主，还可见单核细胞、浆细胞等；液体以黏液性为主者，则主要为浆细胞和淋巴细胞浸润。至疾病的恢复期，腺体逐渐退化，分泌物减少，黏膜可逐渐恢复正常。如病变未得到控制，可出现积液机化，或形成包裹性积液，伴有肉芽组织生成、内陷袋形成等等，可发展为粘连性中耳炎、胆固醇肉芽肿、鼓室硬化、胆脂瘤、隐性中耳乳突炎等后遗症。Paparelle 等认为，各种型别的分泌性中耳炎，其病变均可由早期向晚期或后遗阶段发展，炎症的性质处于动态变化中。

中耳积液为漏出液、渗出液和黏液的混合液体，早期主要为浆液，然后逐渐转变为浆－黏液、黏液。浆液性液体稀薄，如水样，呈深浅不同的黄色。黏液性液体黏稠，大多呈灰白色。胶耳液体如胶冻状。上述各种液体中细胞成分不多，除脱落上皮细胞外，尚有淋巴细胞、吞噬细胞、多形核白细胞，个别可见嗜酸性粒细胞。此外，尚可检出免疫球蛋白、（SIgA、IgG、IgA 等）、前列腺素等炎性介质、氧化酶、水解酶以及 IL－4、IL－1、IL－6、TNF－α、INF－γ 等。

三、症状

本病冬季多发。

1. 听力下降　急性分泌性中耳炎病前大多有感冒史。以后出现耳痛，听力下降，可伴有自听增强感。少数患者主诉听力在数小时内急剧下降，往往被误诊为"突聋"。慢性分泌性中耳炎起病隐袭，患者往往不能明确指出具体的发病时间。患者的耳聋严重程度常有波动，例如，当头部前倾或偏向患侧时，由于鼓室内的液体离开蜗窗，听力可暂时得到改善，中耳液体很黏稠时，听力则不因头位的变动而改变。有些慢性患者自觉阴天耳聋加重，晴天耳聋减轻。小儿大多无听力下降的主诉，幼儿可表现为言语发育延迟，学龄前儿童常表现为对父母的呼唤不理睬，家长误认为其注意力不集中；学龄儿童则以学习成绩下降，看电视时要求过大的音量等为主要表现。如果小儿仅有一耳患病，另侧耳听力正常，可长期不被察觉而于常规的体检时方被发现。

2. 耳痛　急性分泌性中耳炎起病时可有耳痛，疼痛可轻可重，有患儿因耳痛而夜间来急诊的。慢性者无耳痛。

3. 耳内闭塞感　耳内闭塞感或闷胀感是成年人常见的主诉，按捺耳屏后这种闭塞感可暂时得以减轻。

4. 耳鸣　耳鸣一般不重，可为间歇性，如"噼啪"声或低音调"轰轰"声，个别患者有高调耳鸣。成年人当头部运动或打呵欠、擤鼻时，耳内可出现气过水声。但若液体很黏稠，或液体已完全充满鼓室，此症状缺如。

四、检查

1. 鼓膜象　急性期，鼓膜松弛部充血，紧张部周边有放射状扩张的血管纹，或全鼓膜轻度充血。紧张部或全鼓膜内陷，表现为光锥缩短、变形或消失；锤骨柄向后、上方移位；锤骨短突明显外凸。鼓室积液时，鼓膜失去正常光泽，呈淡黄、橙红或琥珀色，慢性者可呈乳白色或灰蓝色，不透明，如毛玻璃状；鼓膜紧张部有扩张的微血管。若液体为浆液性，且未充满鼓室时，透过鼓膜可见到液平面，此液面状如弧形发丝，凹面向上，该患者头前俯、后仰时，此平面与地面平行的关系不变。有时尚可在鼓膜上见到气泡影，做咽鼓管吹张后，气泡可增多，移位。但这两种典型的体征出现的机会并不多，在这些统计的 230 耳中仅占 3.5%。积液多时，鼓膜向外隆凸。用 Siegle 耳镜观察，可见鼓膜的活动度受限。

2. 音叉试验　Rinne 试验阴性。Weber 试验偏向患侧。

3. 纯音听阈测试　纯音听力图一般表现为轻度的传导性聋。儿童的气导平均听阈约为 27.5dB（Fria，1985），Fiellau Nikolajsen（1983）统计的平均听阈为 23dB，听敏度与年龄、病史长短无关。部分患者的听阈可无明显下降，重者听力损失可达 40dB 左右。在病程中，听阈可以有一定的波动，这可能与中耳内积液量的变化有关。听力损失以低频为主，但因中耳传音结构及两窗阻抗的改变，高频气导及骨导听力亦可下降。有人认为，积液愈黏稠，摩擦力愈大，高频听力损失愈明显。由于细菌及其毒素等可能经圆窗引起耳蜗毛细胞受损，故亦可发生感音神经性聋，若这种感音神经性聋和前述传导性聋同时存在，则表现为混合性聋。

4. 声导抗测试　声导抗图对本病的诊断具有重要价值。平坦型（B 型）为分泌性中耳炎的典型曲线，其诊断符合率为 88%，高负压型（C 型）提示咽鼓管功能不良，鼓室负压 >200daPa，大多提示鼓室内有积液。声反射均消失。由于 6 个月以内婴儿的外、中耳结构尚处于发育阶段，其机械 – 声学传导机制与大龄儿童有所不同，故对 6~7 个月以下婴儿做声导抗测试时，以 226Hz 为探测音所测得的鼓室导抗图形常不能准确反映中耳的实际情况，"正常"的鼓室导抗图往往无诊断价值，应注意判别。目前有人采用高频探测音 660Hz、678Hz 或 1kHz。

5. 颞骨 CT 扫描　CT 扫描可见鼓室内有密度均匀一致的阴影，乳突气房中可见液气面。此项检查不属常规检查项目。

根据病史及对鼓膜的仔细观察，结合 Siegle 镜下鼓膜活动受限，以及声导抗测试结果，诊断一般并不困难。必要时可于无菌条件下做诊断性鼓膜穿刺术而确诊。但若鼓室内液体甚黏稠，亦可抽吸不到液体，但此时请患者捏鼻鼓气时，常可见鼓膜穿刺所留针孔中出现黏液，或针孔外有少许黏液丝牵挂。

关于婴幼儿中耳炎（主要为分泌性中耳炎）的诊断，由于婴幼儿不会陈述相应症状，鼓气耳镜对鼓膜的观察常因耳道狭小，鼓膜厚且倾斜度大而比较困难，鼓气耳镜观察鼓膜活动度的结果在实践中常遭质疑，其准确性较大龄儿童或成人要低。加之上述鼓室导抗测试尚有探测音等问题有待探索，鼓膜穿刺术因其创伤性而不能作为常规诊断方法等，因此婴幼儿分泌性中耳炎的诊断目前尚存在一定困难，值得注意。

1. 鼻咽癌　对一侧分泌性中耳炎的成年患者（个别为双侧分泌性中耳炎），应毫无例外地做仔细的鼻腔及鼻咽部检查，包括纤维或电子鼻咽镜检，颈部触诊，血清中 EBV – VCA – IgA 测定。鼻咽部 CT 扫描，MR 成像对位于黏膜下的鼻咽癌灶有较高的诊断价值，必要时可行之。

2. 脑脊液耳漏　颞骨骨折并脑脊液耳漏而鼓膜完整者，脑脊液聚集于鼓室内，可产生类似分泌性中耳炎的临床表现。先天性颅骨或内耳畸形（如 Mondini 型）患者，可伴发脑脊液耳漏。根据头部外伤史或先天性感音神经性聋病史，鼓室液体的实验室检查结果，以及颞骨 X 线片、颞骨 CT 扫描等可资鉴别。

3. 外淋巴瘘　不多见。多继发于镫骨手术后，或有气压损伤史。瘘管好发于蜗窗及前庭窗，耳聋为感音神经性，可表现为突发性聋。常并发眩晕，强声刺激可引起眩晕（Tullio 现象）。

4. 胆固醇肉芽肿　可为分泌性中耳炎的后遗症。鼓室内有棕褐色液体聚集，液体内有时可见细微的、闪烁反光的鳞片状胆固醇结晶，鼓室及乳突气房内有暗红色或棕褐色肉芽，内含铁血黄素与胆固醇结晶溶解后形成的裂隙，伴有异物巨细胞反应。本病病史较长，鼓膜呈深蓝色，颞骨 CT 扫描可见鼓室及乳突内有软组织影，少数有骨质破坏。

5. 粘连性中耳炎　有时粘连性中耳炎可与慢性分泌性中耳炎并存。粘连性中耳炎的病程一般较长，听力损失较重，鼓膜可高低不平。

七、预后

1. 不少分泌性中耳炎有自限性，积液可经咽鼓管排出或自行吸收。

2. 病程较长而未做治疗的小儿患者，有可能影响言语发育、学习以及与他人交流的能力。

3. 顽固的慢性分泌性中耳炎，鼓膜紧张部可出现萎缩性瘢痕，钙化斑，鼓膜松弛，鼓室内出现硬化病灶。

4. 黏稠的分泌物容易发生机化，形成粘连。

5. 咽鼓管功能不良，或上鼓室长期处于负压状态者，可逐渐出现鼓膜松弛部内陷袋，部分发生胆脂瘤。

6. 并发胆固醇肉芽肿。

八、治疗

清除中耳积液，改善咽鼓管通气引流功能，以及病因治疗等综合治疗为本病的治疗原则。

1. 非手术治疗

（1）抗生素或其他抗菌药物治疗：急性分泌性中耳炎可用抗菌药物进行适当的治疗，但疗程不宜过长。可供选用的药物有各类广谱青霉素、头孢菌素、大环内酯类抗生素等。择药时应注意该药对本病常见致病菌——流感嗜血杆菌、肺炎链球菌等的敏感性。

（2）糖皮质激素：可用地塞米松或泼尼松等口服，做短期治疗。

（3）伴有鼻塞症状时：可用盐酸羟甲唑啉等减充血剂喷（滴）鼻。

（4）咽鼓管吹张：可采用捏鼻鼓气法、波氏球法或导管法做咽鼓管吹张。成人尚可经导管向咽鼓管咽口吹入泼尼松龙，隔日 1 次，每次每侧 1mL，共 3～6 次。

2. 手术治疗　由于不少分泌性中耳炎有自限性，所以对无症状、听力正常、病史不长的轻型患儿，可在专科医师的指导下密切观察，而不急于手术治疗。

（1）鼓膜穿刺术：仅用于成年人。

（2）鼓膜切开术：鼓膜切开术适用于中耳积液比较黏稠，经鼓膜穿刺术不能抽吸出积液；或反复做鼓膜穿刺，积液抽吸后迅速集聚时。

（3）置管术。

3. 病因治疗　对反复发作的分泌性中耳炎，除积极进行疾病本身的治疗外，更重要的是仔细寻找病因，并积极进行病因治疗。

（1）腺样体切除术：分泌性中耳炎具有以下情况者，应做腺样体切除术。

1）腺样体肥大，引起鼻塞、打鼾者。

2）过去曾做过置管术的复发性中耳炎，伴腺样体炎，腺样体肥大者。

（2）扁桃体切除术：儿童急性扁桃体炎反复发作；经常发生上呼吸道感染，并由此而诱发分泌性中耳炎的反复发作；或扁桃体明显肥大者，可做扁桃体切除术。

（3）鼓室探查术和单纯乳突开放术：慢性分泌性中耳炎，特别在成年人中，经上述各种治疗无效，又未查出明显相关疾病时，宜做颞骨 CT 扫描，如发现鼓室或乳突内有肉芽，或骨质病变时，应做鼓室探查术或单纯乳突开放术，彻底清除病变组织，根据不同情况做相应类型的鼓室成形术。

（4）其他：积极治疗鼻腔、鼻窦或鼻咽部疾病，包括手术治疗，如鼻息肉摘除术、下鼻甲部分切除术、功能性鼻内镜手术、鼻中隔黏膜下矫正术等。

（邰旭辉）

第二节　急性化脓性中耳炎

急性化脓性中耳炎是中耳黏膜的急性化脓性炎症。主要致病菌为肺炎链球菌、流感嗜血杆菌、乙型溶血性链球菌及葡萄球菌、绿脓杆菌等，前两者在小儿中多见。

一、病因及感染途径

各种原因引起的身体抵抗力下降，全身慢性疾病以及邻近部位的病灶疾病（如慢性扁桃体炎、慢性化脓性鼻窦炎等），小儿腺样体肥大等是本病的诱因。致病菌进入中耳的途径如下。

1. 咽鼓管途径最常见

（1）急性上呼吸道感染时：如急性鼻炎、急性鼻咽炎、急性扁桃体炎等，炎症向咽鼓管蔓延，咽鼓管黏膜发生充血、肿胀、纤毛运动障碍，局部免疫力下降，此时致病菌乘虚侵入中耳。

（2）急性传染病期间：如猩红热、麻疹、百日咳、流行性感冒、肺炎、伤寒等，致病微生物可经咽鼓管侵入中耳；亦可经咽鼓管发生其他致病菌的继发感染。

（3）在不洁的水中游泳或跳水，不适当的擤鼻、咽鼓管吹张、鼻腔冲洗以及鼻咽部填塞等，致病菌可循咽鼓管侵犯中耳。

（4）婴儿哺乳位置不当，如平卧吮奶，乳汁可经短而宽的咽鼓管流入中耳。

2. 外耳道鼓膜途径　因鼓膜外伤，不正规的鼓膜穿刺或鼓室置管时的污染，致病菌可从外耳道侵入中耳。

3. 血行感染　极少见。

二、病理

病变常累及包括鼓室、鼓窦及乳突气房的整个中耳黏骨膜，但以鼓室为主。早期的病理变化为黏膜充血，从咽鼓管、鼓室开始，逐渐波及鼓窦及乳突气房。由于毛细血管扩张，通透性增加，纤维素、红细胞、多形核白细胞及血清渗出，黏膜及黏膜下出现水肿；上皮纤毛脱落，正常的扁平立方形上皮细胞变为分泌性柱状细胞，黏液腺分泌增加。以后出现新生的血管，淋巴细胞、浆细胞和吞噬细胞浸润，黏膜增厚。鼓室内开始有少量的浆液性渗出物聚集，以后变为黏液脓性或脓性；由于黏骨膜中血管受损，红细胞大量渗出，分泌物亦可呈血性。鼓膜的早期病变亦为充血，上皮下结缔组织层水肿、增宽，有炎性细胞浸润。以后表皮层之鳞状上皮增生、脱屑，鼓膜中之小静脉出现血栓性静脉炎，纤维层发生坏死、断裂，加之鼓室内积脓，压力增高，鼓膜出现穿孔，脓液外泄。如鼓室内的水肿黏膜从穿孔处脱出，可堵塞穿孔。若治疗得当，炎症可逐渐吸收，黏膜恢复正常。重症者病变深达骨质，可迁延为慢性化脓性中耳炎或并发急性乳突炎。

三、症状

本病之症状在鼓膜穿孔前后迥然不同。常见症状如下。

1. 全身症状　鼓膜穿孔前，全身症状较明显，可有畏寒、发热、怠倦及食欲减退，小儿全身症状通常较成人严重，可有高热、惊厥，常伴呕吐、腹泻等消化道症状。鼓膜穿孔后，体温逐渐下降，全身症状亦明显减轻。

2. 耳痛　为本病的早期症状。患者感耳深部钝痛或搏动性跳痛，疼痛可经三叉神经放射至同侧额、颞、顶部、牙或整个半侧头部，吞咽、咳嗽、喷嚏时耳痛加重，耳痛剧烈者夜不成眠，烦躁不安。婴幼儿则哭闹不休。一旦鼓膜出现自发性穿孔或行鼓膜切开术后，脓液向外宣泄，疼痛顿减。

3. 耳鸣及听力减退　患耳可有搏动性耳鸣，听力逐渐下降。耳痛剧烈者，轻度的耳聋可不被患者察觉。鼓膜穿孔后听力反而提高。如病变侵入内耳，可出现眩晕和感音性聋。

4. 耳漏　鼓膜穿孔后耳内有液体流出，初为浆液血性，以后变为黏液脓性乃至脓性。如分泌物量甚多，提示分泌物不仅来自鼓室，亦源于鼓窦、乳突。

四、检查

1. 耳镜检查　早期鼓膜松弛部充血，锤骨柄及紧张部周边可见呈放射状的扩张血管。以后鼓膜迅速出现弥漫性充血，标志不易辨认，鼓膜可全部向外膨出，或部分外突而如乳头状。穿孔前，在隆起最明显的部位出现黄点，然后从此处发生穿孔。穿孔一般位于紧张部，开始时甚小，如针尖大，不易看清，彻底清除外耳道内分泌物后，方可见穿孔处有闪烁搏动的亮点，分泌物从该处涌出。有时须以Siegle耳镜加压后，才能窥见鼓膜上的小穿孔。

2. 触诊　因乳突部骨膜的炎性反应，乳突尖及鼓窦区可能有压痛。鼓膜穿孔后渐消失。

3. 听力检查　呈传导性听力损失，听阈可达40～50dB。如内耳受细菌毒素损害，则可出现混合性听力损失。

4. 血液分析　白细胞总数增多，多形核白细胞增加，穿孔后血常规逐渐恢复正常。

五、诊断

根据病史和检查，不难对本病做出诊断。但应注意和外耳道疖鉴别。因外耳道无黏液腺，故当分泌物为黏液脓性时，提示病变在中耳而不在外耳道，或不仅位于外耳道。本病全身症状较重，鼓膜穿孔前可高烧不退，耳痛持续，鼓膜弥漫性充血，一旦穿孔便溢液不止，此点可与分泌性中耳炎鉴别。

六、预后

若治疗及时、适当，分泌物引流通畅，炎症消退后鼓膜穿孔多可自行愈合，听力大多能恢复正常。治疗不当或病情严重者，可遗留鼓膜穿孔、中耳粘连症、鼓室硬化或转变为慢性化脓性中耳炎，甚至引起各种并发症。

七、治疗

本病的治疗原则为抗感染，畅引流，去病因。

1. 全身治疗

（1）尽早应用足量的抗菌药物控制感染，务求彻底治愈，以防发生并发症或转为慢性。一般可将青霉素 G 与氨苄西林合用，在头孢菌素中可用第一代头孢菌素头孢拉啶、头孢唑啉，或第二代中的头孢呋辛钠。鼓膜穿孔后应取脓液做细菌培养及药敏试验，参照其结果选用适宜的抗菌药，直至症状完全消失，并在症状消失后仍继续治疗数日，方可停药。

（2）鼻腔减充血剂滴鼻或喷雾于鼻咽部，可减轻鼻咽黏膜肿胀，有利于恢复咽鼓管功能。

（3）注意休息，调节饮食，疏通大便。重症者应注意支持疗法，如静脉输液、输血或血浆，应用少量糖皮质激素等。必要时请儿科医师协同观察处理。

2. 局部治疗

（1）鼓膜穿孔前

1）2% 苯酚甘油滴耳，可消炎、止痛。因该药遇脓液即释放苯酚，可腐蚀鼓膜及鼓室黏膜，当鼓膜穿孔后应立即停药。慢性化脓性中耳炎忌用此药。

2）鼓膜切开术：适时的鼓膜切开术可通畅引流，有利于炎症的迅速消散，使全身和局部症状迅速减轻。炎症消退后，穿孔可迅速封闭，平整愈合，减少瘢痕形成和粘连。鼓膜切开术的适应证为：①全身及局部症状较重，鼓膜明显膨出，虽经治疗亦无明显好转者。②鼓膜虽已穿孔，但穿孔太小，引流不畅者。③有并发症可疑，但无须立即行乳突手术者。

操作步骤：①成人取坐位，小儿卧位，患耳朝上。②外耳道口及外耳道内以 75% 酒精消毒。③成人用 1% 利多卡因或普鲁卡因做外耳道阻滞麻醉，加 2% 丁卡因表面麻醉，亦可用 4% 可卡因做表面麻醉；小儿可用氯胺酮全身麻醉。④在手术显微镜或窥耳器下看清鼓膜，用鼓膜切开刀从鼓膜后下象限向前下象限做弧形切口，或在前下象限做放射状切口。注意刀尖不可刺入太深，切透鼓膜即可，以免伤及鼓室内壁结构及听小骨。⑤吸尽脓液后，用小块消毒棉球置于外耳道口。

（2）鼓膜穿孔后：在 0.3% 氧氟沙星（泰利必妥）滴耳液、0.25% ~1% 氯霉素液、复方利福平液、0.5% 金霉素液等滴耳液中择一滴耳。炎症完全消退后，穿孔多可自行愈合。穿孔长期不愈者，可做鼓膜成形术。

3. 病因治疗 积极治疗鼻部及咽部慢性疾病。

八、预防

1. 锻炼身体，提高身体素质，积极预防和治疗上呼吸道感染。

2. 广泛开展各种传染病的预防接种工作。

3. 宣传正确的哺乳姿势，哺乳时应将婴儿抱起，使头部竖直；乳汁过多时应适当控制其流出速度。

4. 鼓膜穿孔及鼓室置管者禁止游泳，洗浴时防止污水流入耳内。

（余 巧）

第三节　急性坏死型中耳炎

急性坏死型中耳炎是急性化脓性中耳炎的特殊类型。多发生于猩红热、麻疹、白喉、伤寒、百日咳和流感等急性传染病中，而以猩红热最多见。本病以中耳及其周围组织的广泛坏死、损毁为特点，可演变为慢性化脓性中耳炎。随着急性传染病发病率的下降，本病已不多见。

急性坏死型中耳炎好发于 5 岁以下的婴幼儿中。由于致病微生物毒力甚强（如乙型溶血性链球菌），严重的全身感染而导致机体的抵抗力下降，且婴幼儿中耳免疫防御功能不成熟，以致致病菌及其毒素可迅速破坏局部组织，鼓膜发生溃烂、穿孔，鼓室、鼓窦及乳突气房的黏骨膜坏死，听小骨溶溃，甚至累及中耳局部及周围骨的骨髓，发生骨髓炎，个别可有死骨形成。病变尚可侵犯内耳，并发迷路炎，而于病后数月出现明显的感音性聋。如感染得到控制，炎性坏死过程终止，残存的黏膜上皮向病变区生长，鼓膜穿孔可自行修复，听力恢复正常。有些穿孔虽已愈合，但遗留硬化灶和（或）听骨链中断而引起明显的传导性聋。鼓膜肾形穿孔可长期不愈；外耳道鳞状上皮经穿孔边缘向中耳生长致鼓室黏膜上皮化生者可继发胆脂瘤；亦可遗留局限性骨炎、骨髓炎、肉芽组织增生等。

急性坏死型中耳炎可发生于急性传染病的早期（出疹期）或晚期（恢复期）。其临床表现与一般急性化脓性中耳炎相同。但因鼓膜早期发生穿孔，并在数日内融合而迅速扩大，形成较大的肾形穿孔（此乃因松弛部、锤骨柄及紧张部周边血供较好，抵抗力较强，而紧张部其他部位血供相对较差），重症者穿孔可达鼓环。因此，耳部的首发症状多为耳内流脓，脓液腥臭。外耳道有肉芽组织增生时，可遮蔽穿孔的鼓膜和裸露的骨壁，以探针探之，可触及粗糙的骨壁或坏死的听小骨。

治疗同一般急性化脓性中耳炎，特别注意加强支持疗法及原发传染病的治疗，提高机体的抵抗力。

（王　巍）

第四节　隐性中耳炎

隐性中耳炎又称潜伏性中耳炎、亚临床中耳炎或非典型中耳炎，是指鼓膜完整而中耳隐藏着明显的感染性炎性病变的中耳乳突炎。由于病变隐匿，临床常发生漏诊，甚至待引起颅内外并发症时或死后方始发现。近年来，本病有增多的趋势，尤以小儿多见，值得关注。

一、病因

1. 急性化脓性中耳炎或乳突炎治疗不当，如剂量不足，疗程过短或菌种耐药。

2. 婴幼儿急性中耳炎因主诉少、鼓膜厚，易误诊而未获合理治疗，致病变迁延。

3. 中耳炎症后期，鼓室峡或鼓窦入口因黏膜肿胀、增厚或肉芽、息肉生成而阻塞，此时虽咽鼓管功能恢复，鼓室逐渐再充气，然乳突病变尚残存，且继续发展。

二、症状及体征

1. 本病无典型症状患者可诉耳部不适，轻微的耳痛或耳后疼痛，听力下降，或有低热、头痛等。

2. 部分患者近期（可在数月前）有过急性中耳炎、乳突炎病史。

3. 鼓膜完整，外观似正常。仔细观察时可发现松弛部充血，或鼓膜周边血管纹增多，或外耳道后上壁红肿、塌陷。

4. 乳突区皮肤无红肿，但可有轻压痛。

三、听力学检查

1. 纯音听力测试　传导性或混合性听力损失。
2. 鼓室导抗图　C 或 B 型鼓室导抗图。

四、影像学检查

颞骨 CT 扫描对诊断有重要价值。可见乳突内有软组织影，可有房隔破坏，有时可见液、气面，鼓室内亦可有软组织影。

五、诊断

1. 婴幼儿不明原因发热时，宜仔细检查耳部，必要时做颞骨高分辨率 CT 扫描。

2. 成年人耳部不适，或轻微耳痛，或不明原因的传导性听力损失，鼓膜外观虽无特殊改变，也应警惕本病而做相关检查。

六、治疗

由于本病可引起感音神经性聋、迷路炎、脑膜炎等严重的颅内外并发症，即使在药物的控制下，病变仍可向周围发展，故一旦确诊，即应行乳突开放术，彻底根除病灶。

（张秀菊）

第五节　慢性化脓性中耳炎

慢性化脓性中耳炎是中耳黏膜、骨膜或深达骨质的化脓性炎症，重者炎症深达乳突骨质。本病很常见。临床上以耳内长期间歇或持续流脓、鼓膜穿孔及听力下降为特点。

一、病因

慢性化脓性中耳炎的主要病因可概括为：

1. 急性化脓性中耳炎未获恰当而彻底的治疗，或治疗受到延误，以致迁延为慢性。此为较常见的原因。

2. 急性坏死型中耳炎病变深达骨膜及骨质，组织破坏严重者，可延续为慢性。

3. 全身或局部抵抗力下降，如猩红热、麻疹、肺结核等传染病，营养不良，全身慢性疾病等患者。特别是婴幼儿，中耳免疫力差，急性中耳炎易演变为慢性。

4. 鼻部和咽部的慢性病变如腺样体肥大、慢性扁桃体炎、慢性鼻窦炎等，亦为引起中耳炎长期不愈的原因之一。

5. 鼓室置管是否可并发本病尚无定论。据统计，经鼓室置管的小儿中有 15% ～74% 并发慢性化脓性中耳炎（Gates 等，1988），并认为造成继发感染的原因可能是中耳内原有的病原体繁殖，或由通气管污染所致。鼓膜置管后遗留鼓膜穿孔长期不愈，亦可经外耳道反复感染而引起本病。

6. 乳突气化不良与本病可能有一定关系，因为在慢性化脓性中耳炎患儿中，乳突气化不良者居多。不过其确切关系尚不清楚。

二、病理

本病的病理变化轻重不一。轻者，病变主要位于中鼓室的黏膜层，称单纯型，曾有咽鼓管鼓室型之称。此型于炎症急性发作时，鼓室黏膜充血、水肿，有炎性细胞浸润，并有以中性粒细胞为主的渗出物。如果感染得到控制，炎症吸收，病变可进入静止期，此时鼓室黏膜干燥，鼓膜穿孔仍存，少数小的穿孔也可自行愈合。病变重者，除了中、上鼓室，甚至下鼓室黏膜充血、水肿，有炎性细胞浸润外，黏膜尚可出现增生、肥厚，若黏骨膜破坏，病变深达骨质，听小骨、鼓窦周围、乳突甚至岩尖骨质都可以发生骨疡，形成慢性骨炎，则局部可生长肉芽或息肉，病变迁延不愈，曾称骨疡型。中耳黏膜破坏后，病变长期不愈合者，有些局部可发生鳞状上皮化生或同时有纤维组织增生，形成粘连或产生硬化病变等。

三、症状

1. 耳溢液　耳内流脓可为间歇性或持续性，脓量多少不等。上呼吸道感染或经外耳道再感染时，流脓发作或脓液增多，可伴有耳痛，病变由静止期或相对稳定期进入急性发作期。脓液或为黏液性、黏液脓性或为纯脓。如脓液长期不予清洗，可有臭气。炎症急性发作期或肉芽、息肉受到外伤时分泌物内可带血，甚至貌似全血。

2. 听力下降　患耳可有不同程度的传导性或混合性听力损失。听力下降的程度与鼓膜穿孔的大小、位置、听骨链是否受损，以及迷路正常与否等有关。就鼓膜穿孔而言，紧张部前下方的小穿孔一般不致引起明显的听力下降；后上方的大穿孔则可导致较重的听力损失。有些患者在耳内滴药后或耳内有少许分泌物时，听力反可暂时提高，此乃因少量的液体遮盖了蜗窗膜，使相位相同的声波不致同时到达两窗，前庭阶内外淋巴液的振动不会受到干扰。

3. 耳鸣　部分患者有耳鸣，多与内耳受损有关。由鼓膜穿孔引起的耳鸣，在将穿孔贴补后耳鸣可消失。

四、检查

1. 鼓膜穿孔　鼓膜穿孔可分为中央性和边缘性两种。若穿孔的四周均有残余鼓膜环绕，不论穿孔位于鼓膜的中央或周边，皆称为中央性穿孔。所谓边缘性穿孔，是穿孔的边缘有部分或全部已达鼓沟，该处无残余鼓膜。慢性化脓性中耳炎的鼓膜穿孔一般均位于紧张部，个别大的穿孔也可延及松弛部。穿孔可大可小，呈圆形或肾形，大多为中央性。穿孔较大时，部分锤骨柄，甚至部分砧骨长突或砧镫关节可暴露于外。通过穿孔可见鼓室内壁或充血、水肿，而黏膜光滑；或黏膜增厚、高低不平；有时可见硬化病灶；病变严重时，紧张部鼓膜可以完全毁损，鼓室内壁出现鳞状上皮化生。鼓室内或穿孔附近可见肉芽或息肉，具有长蒂的息肉可越过穿孔坠落于外耳道内，掩盖穿孔，妨碍引流；肉芽周围可有脓液。有些肉芽或息肉的根部可能位于前庭窗附近，盲目地撕拉可致镫骨足板脱位而并发迷路炎。

2. 听力学检查　呈轻到中度的传导性听力损失，或听力损失为混合性，或感音神经性。

3. 颞骨 CT　病变主要限于中鼓室者听小骨完整，乳突表现正常；乳突多为气化型，充气良好。中耳出现骨疡者，中、上鼓室及乳突内有软组织影，房室隔不清晰，小听骨可有破坏或正常。但鼓窦入口若因炎性瘢痕而闭锁以致鼓窦及乳突气房充气不良，或乳突内黏膜增厚等，乳突腔内亦可呈现均匀一致的密度增高影，应善加鉴别。

五、诊断

诊断应根据病史、鼓膜穿孔及鼓室情况，结合颞骨 CT 图像综合分析，判断病变性质及范围，而不可仅凭鼓膜穿孔的位置是中央性或边缘性、穿孔的大小以及流脓是间断性或持续性等匆忙做出结论。更何况中耳的病变也是发展的，可转化的。

六、鉴别诊断

1. 伴胆脂瘤的慢性化脓性中耳炎。

2. 慢性鼓膜炎　耳内流脓、鼓膜上有颗粒状肉芽，但无穿孔，颞骨 CT 示鼓室及乳突正常。

3. 中耳癌　好发于中年以上的成年人。大多有患耳长期流脓史，近期有耳内出血、伴耳痛，可有张口困难。鼓室内新生物可向外耳道浸润，接触后易出血。病变早期即出现面瘫，晚期有 Ⅵ、Ⅸ、Ⅹ、Ⅺ对脑神经受损。颞骨 CT 示骨质破坏。新生物活检可确诊。

4. 结核性中耳炎　起病隐匿，耳内脓液稀薄，听力损失明显，早期发生面瘫。鼓膜大穿孔，肉芽苍白。颞骨 CT 示鼓室及乳突有骨质破坏区及死骨。肺部或其他部位可有结核病灶。肉芽病检可确诊。

七、治疗

治疗原则为控制感染，通畅引流，清除病灶，恢复听力，消除病因。

1. 病因治疗　积极治疗上呼吸道的病灶性疾病，如慢性鼻窦炎，慢性扁桃体炎等。

2. 局部治疗　包括药物治疗和手术治疗。

（1）药物治疗：①引流通畅者，应首先使用局部用药；炎症急性发作时，要全身应用抗生素。②有条件者，用药前先取脓液做细菌培养及药敏试验，以指导用药。

1）局部用药种类：①抗生素溶液或抗生素与糖皮质激素混合液，如 0.3% 氧氟沙星（泰利必妥）滴耳液、利福平滴耳液（注意：利福平滴耳液瓶口开启 3 天后药液即失效）、2% 氯霉素甘油滴耳液等。用于鼓室黏膜充血、水肿，分泌物较多时。②酒精或甘油制剂，如 3%～4% 硼酸甘油、3%～4% 硼酸酒精等。适用于脓液少，鼓室潮湿时。③粉剂，如硼酸粉、磺胺噻唑与氯霉素粉（等量混合）等，仅用于穿孔大，分泌物很少，或乳突术后换药时。

2）局部用药注意事项：①用药前，应彻底清洗外耳道及鼓室内的脓液。可用 3% 过氧化氢溶液或硼酸水清洗，然后用棉签拭净或以吸引器吸尽脓液，方可滴药。②含氨基苷类抗生素的滴耳剂或各种溶液（如复方新霉素滴耳剂、庆大霉素等）用于中耳局部可引起内耳中毒，忌用。③水溶液易经小穿孔进入中耳为其优点，但亦易流出；甘油制剂比较黏稠，接触时间较长，却不易通过小穿孔。④粉剂宜少用，用粉剂时应择颗粒细、易溶解者，一次用量不宜过多，鼓室内撒入薄薄一层即可。穿孔小、脓液多者忌用粉剂，因可堵塞穿孔，妨碍引流，甚至引起危及生命的并发症。⑤避免用有色药液，以免妨碍对局部的观察。⑥需用抗生素滴耳剂时，宜参照中耳脓液的细菌培养及药物敏感试验结果，选择适当的、无耳毒性的药物。⑦忌用腐蚀剂（如酚甘油）。

滴耳法：患者取坐位或卧位，患耳朝上。将耳郭向后上方轻轻牵拉，向外耳道内滴入 3~5 滴药液。然后用手指轻轻按捺耳屏数次，促使药液通过鼓膜穿孔处流入中耳。5~10 分钟后方可变换体位。注意：滴耳药应尽可能与体温接近，以免引起眩晕。

（2）手术治疗

1）中耳有肉芽或息肉，或电耳镜下虽未见明显肉芽或息肉，而经正规药物治疗无效，CT 示乳突、上鼓室等有病变者，应做乳突径路鼓室成形术或改良乳突根治术、乳突根治术。

2）中耳炎症已完全吸收，遗留鼓膜紧张部中央性穿孔者，可行单纯鼓室成形术。

（王　丹）

第六节　鼓膜外伤

一、概述

鼓膜外伤常指外伤性鼓膜穿孔，可因直接或间接的外力作用所致，分为器械伤（如用火柴杆、毛线针等挖耳刺伤鼓膜，或矿渣火花等戳伤或烧伤）及气压伤（如用力擤鼻和屏气、掌击耳部、爆破、炮震、燃放鞭炮、高台跳水等）。颞骨骨折累及鼓膜、耳内异物等也可引起鼓膜外伤。

二、诊断及鉴别诊断

1. 诊断　根据上述症状及体征，诊断不难。若疑有颞骨骨折、脑脊液耳漏时，应做颞骨 X 射线片或 CT 检查以明确之。

（1）症状：①鼓膜破裂时，突然出现不同程度的耳痛、听力减退、耳鸣、少量出血和耳闭塞感。②患者擤鼻时可感觉耳内有气体溢出。③各种外伤（如导致内耳受损伤）可导致眩晕、恶心或混合性聋。

（2）体征：听力减退、少量出血。耳镜检查可见鼓膜呈裂隙状穿孔。若有清水样液体流出，示有脑脊液耳漏。耳聋属传音性，如伴有迷路损伤，则为混合性，程度轻重不一。

（3）专科检查：耳镜检查可见鼓膜呈裂隙状穿孔，穿孔边缘有少量血迹，外耳道有时可见血迹或血痂。直接外伤一般引起鼓膜后下方穿孔，间接外伤引起者多位于鼓膜前下方。若有清水样液体流出，示有脑脊液耳漏。耳聋属传音性，如伴有迷路损伤，则为混合性，程度轻重不一。

2. 鉴别诊断　根据上述病因、症状及体征，多可明确诊断。

三、治疗

1. 外伤性鼓膜穿孔的早期处理原则　干耳疗法，防治感染。清理外耳道后，用 75% 乙醇液消毒外耳道皮肤，外耳门塞消毒棉球，保持耳内干燥，禁做外耳道冲洗或耳内滴药，嘱伤者勿用力擤鼻，并避免感冒。全身应用抗生素预防感染，酌情使用破伤风抗毒素。小的穿孔多于 2~3 周内自行愈合。

2. 贴补棉片　如外伤后 2~3 周鼓膜穿孔仍未愈合，可贴补棉片促进愈合，方法为以小镰刀搔刮穿孔边缘形成新鲜创面，以复方尿素棉片贴补于鼓膜表面，每周一次，至愈合为止。

3. 鼓膜修补术　经贴补穿孔仍未愈合或穿孔较大者，可行鼓膜修补术。

（郭良蓉）

第七节　听骨链损伤

一、概述

导致鼓膜损伤的机械性原因也可致听骨链损伤，且多合并于颞骨骨折或颅脑损伤，偶见于中耳手术。以砧骨最易受累，最常见为砧镫关节脱位，偶见镫骨脚弓骨折，锤骨外伤最少见。

二、病因

1. 头颅外伤　多数的外伤性听骨链脱位、中断常见于颅外伤病例。颅外伤可伴颞骨骨折，其中70%～80%为纵向骨折。它对耳蜗和前庭的危害较少，但对中耳的传音结构可引起严重的破坏。在这种病例中，除鼓膜和外耳道裂伤外，听骨链及其韧带或肌腱往往亦同时受损，其中以砧骨及其韧带的损伤最为多见。砧镫关节分离者占92.3%，严重脱位者占57.1%。

2. 手术损伤　单纯或改良乳突手术中，探查或处理鼓窦入口病变时偶可导致砧骨脱位。也可因鼓膜切开手术操作不当而引起砧骨损伤，甚至镫骨足弓骨折。镫骨骨折在镫骨撼动术中较为多见。在穿孔较大、砧镫关节暴露的病例中进行鼓膜修补术，或因手术损伤而使砧镫关节脱位或术后砧骨豆状突、长脚萎缩、变性，均可引起听骨链中断。耳感化症行镫骨切除术不当也可能是医源性听骨链中断的原因。

3. 气体爆炸　气体爆炸有时可引起较为严重的听骨链损伤，且常为多发性，例如砧骨脱位伴锤骨柄骨折、镫骨上部结构骨折及足板粉碎性骨折等。内耳损伤亦较一般的外伤多见。

4. 其他　因挖耳损伤鼓膜导致听骨链损伤或镫骨脱位者也偶有发生，镫骨脱位常立即发生眩晕和听力明显减退。

三、诊断及鉴别诊断

1. 诊断　严重的听骨链外伤均有颅脑外伤或遭受气体爆震的病史，鼓膜检查多正常或遗有瘢痕，听力检测为传音性聋，鼓室压图呈 AD 型，结合中耳 CT 扫描，不难做出诊断。

（1）病史：由于听骨链损伤多并发于颅脑外伤时，早期常被严重脑外伤症状掩盖，待病情稳定后感患耳听力减退。

（2）症状：外伤性鼓膜穿孔愈合后，听力仍未恢复。

（3）体征：传导性听力下降，可伴有颅脑外伤。

（4）专科检查

1）听力检查：呈传导性聋，纯音气导听阈损失在 50～60dB。

2）声导抗测试：表现为声顺值增高，鼓室压图呈 AD 型，有粘连或固定时则呈 AO 型。

（5）实验室检查：颞骨 CT 扫描有助于观察听骨链情况。

2. 鉴别诊断　本病须与鼓膜外伤相鉴别。鼓膜外伤：有外伤史，耳痛、听力减退、耳鸣、少量出血和耳闭塞感，耳镜检查可见鼓膜呈裂隙状穿孔，穿孔边缘有少量血迹，外耳道有时可见血迹或血痂。耳聋属传音性，如伴有迷路损伤，则为混合性，程度轻重不一。

四、治疗

为恢复或提高听力可行鼓室探查，酌情行听骨链重建术。因创伤原因各异，致伤暴力的性质及撞击头颅的部位不一致，所以听骨链的损伤亦各不相同。在手术疗法中，必须根据具体情况采用不同的措施。至于手术的时间，宜在患者全身情况许可下，特别是面神经需要减压的病例，宜及早进行。

1. 砧镫关节脱位　是最常见的外伤性听骨链中断病变。砧骨往往移位，也可仅为关节松懈，复位后即可使其重新连接。即使砧骨严重脱位，听骨链全部脱节，砧骨一般均可予以复位。术中去除少量外耳道后上壁骨质，适当暴露上鼓室以便于操作。砧骨复位后用吸收性明胶海绵支持。但因受解剖部位的限制，这种复位不能在所有的病例中获得成功（如脱位后的砧骨已和锤骨在不良的方位上愈合固定）。如豆状突和镫骨头之间存在少量距离，则可在缺口处移植小块外耳道骨质连接，也可使用结缔组织连接。如豆状突消失，脱节的距离较大，可用聚乙烯管来连接。

砧骨长脚骨折或上鼓室有鼓室硬化或骨质增生者，可将取下的残留砧骨磨成适当大小和形状后，移置于镫骨头和锤骨之间来重建听骨链。移置时必须注意避免砧骨接触面神经骨管和鼓岬，以免术后粘连影响听力。若无自体砧骨，可用同种异体听骨。

2. 镫骨足弓骨折　外伤时砧骨的扭转可使整个镫骨自前庭窗脱位。比较常见的是镫骨足弓在薄弱的部位骨折。针对这种情况的手术方法有如下几种。

（1）部分镫骨切除术：伴耳感化症或鼓室硬化者适用此法。

（2）砧骨移植术：如镫骨足板完整和活动，可将剪去短脚的砧骨连接镫骨和锤骨，其长脚接触足板，其体部的关节面接触锤骨柄中部，周围用吸收性明胶海绵支持以防术后移位，如砧骨长脚已折断，则用其短脚接触镫骨足板，置其体部于锤骨柄之下，这种方法的效果较差，术后砧骨移位的机会较多。

（3）同种异体砧骨或锤骨的应用：方法同上。若用异体锤骨，置其柄端立于镫骨足板上，置其头部和短突于原有的锤骨柄之下。异体听骨必须经浸泡在70%乙醇中或−50℃低温冷冻处理后才能应用。

（4）赝复物的应用：镫骨底和砧骨间的缺损，可用人工赝复物来填补。同种异体骨有许多优点，如生物相容性好，声音传导好，但可能传染疾病，如艾滋病等，故需术前按要求准备和保存，且不宜倡导。目前已有越来越多的人工合成的骨赝复物被广泛应用，采用最多的为高分子材料制品赝复物和生物陶瓷赝复物。

1）高分子材料制品：为生物相容材料，无生物活性，是通过组织长入材料孔中而固定于中耳。此类材料如高密度的多孔聚乙烯，因其多孔，组织易于长入，至今应用广泛。高分子材料制品中耳赝复物应用于儿童效果不佳，因儿童中耳急性感染机会多，可致手术失败。

2）生物陶瓷：①生物惰性陶瓷，该材料移植入人体后不致引起周围组织与全身的明显生物与化学反应，如氧化铝陶瓷，植入后几周内便被中耳黏膜覆盖，并无异物反应，与周围无骨性固定，与残留听骨呈关节样连接。②生物降解陶瓷，该材料植入人体后在不引起任何组织反应的情况下溶解，逐渐被新生骨组织所取代，如羟基磷酸钙陶瓷，该陶瓷质脆多孔，骨的矿化组织和纤维组织可进入并填充间隙，将其固定。③生物活性陶瓷，为在体内引起周围组织化学反应的一类材料，如羟基磷灰石陶瓷。其优点为在体内能与周围组织发生化学反应，产生骨连接。由于其费用低，储存应用时间长，生物相容性好，尤其是可直接与鼓膜接触而排出率低，是目前应用最好的植入材料。

3）复合赝复物：由于不同赝复物材料各有优缺点，许多学者将不同材料结合起来，取其所长制成复合赝复物。有报道称，用致密羟基磷灰石做成椭圆状的头部，可直接与鼓膜相贴，柄部则用高密度多孔聚乙烯材料制成。应用后听力效果满意，并不引起周围组织反应，排异率也不比其他复合赝复物高。还有报道称，用羟基磷灰石做头部医用硅橡胶或特氟隆做柄的复合赝复物听骨材料其生物相容性好，排出率低，临床应用广泛。

3. 锤骨骨折　若锤骨头和颈部骨折移位，锤骨柄仍附着在鼓膜的原处，对于这种病例自体锤骨柄可用作连接前庭窗和鼓膜的基础，也可采用异体砧骨连接。

（熊　羽）

第八节　颞骨骨折

一、概述

颞骨骨折是头颅外伤的一部分，多由于坠落、车祸、战伤或颞枕部击伤等意外所致；并可伴有不同程度的颅内或胸、腹部等组织和器官损伤。颞骨以岩部骨折最多见，由于岩部与鳞部连接处骨板较薄弱，以致骨折累及中耳的机会较多。

二、诊断及鉴别诊断

1. 诊断

（1）主要诊断依据：①外耳道出血多见于纵行骨折，亦可通过咽鼓管自口腔及鼻腔流出。横行骨折除非同时存在外耳道裂伤，一般无外耳道出血。检查外耳道可见皮肤裂伤，外耳道骨壁塌陷。②听力减退，纵行骨折或混合性骨折的骨折线经过中耳者，发生鼓膜撕裂，听骨链骨折或移位，砧镫关节分离或砧骨脱位，常呈传音性聋。横位骨折可损伤迷路，故有感音神经性聋。③眩晕横行骨折可伤及骨迷路或前庭神经，常发生严重的眩晕。纵行骨折较少损害前庭，一般无持续性眩晕。④面瘫横行骨折发生面瘫者约占50%，系血肿、水肿、感染、骨折片压迫面神经或面神经断裂所致。纵行骨折面瘫发生率较低。颞骨 X 射线片及 CT 扫描可确定诊断。

（2）颞骨骨折类型：通常根据骨折线与岩部长轴的关系，将颞骨骨折分为 3 种类型。

1）纵行骨折：最多见，占70%～80%。骨折线常起自颞骨鳞部，通过外耳道后上壁穿过鼓室顶，并沿颈动脉至颅中窝的棘孔破裂孔附近。因骨折线多于骨迷路前方或外侧穿过，故极少伤及内耳。外耳道皮肤及鼓膜常被撕裂，中耳结构受损，常有中耳出血或积血。听力呈传导性聋或混合性聋。约20%发生面瘫，多可逐渐恢复，或可累及颞颌关节。约有20%的纵行骨折可两侧发生。

2）横行骨折：较为少见，约占20%。多由头颅挤压性损伤引起。骨折线常起自颅后窝，经枕骨大孔、颈静脉孔、横向岩锥、内耳道至颅中窝的破裂孔和棘孔附近。因其骨折线经过内耳迷路，故常有耳蜗、前庭和面神经的损伤，引起眩晕、自发性眼震、感音神经性聋、面瘫和血鼓室等。面瘫的发生率约占50%，且不易恢复。

3）混合型骨折：多见于头颅多发性骨折，同时有颞骨横行和纵行的骨折线，使外耳、鼓室和迷路同时受损，故兼有上述两型骨折的症状和体征。

上述各型颞骨骨折可同时伴有脑膜损伤，发生脑脊液耳漏，从外耳道流出含糖的清水样液体，初期还可混有血液。

（3）实验室检查：颞骨 X 射线片及 CT 扫描，颅底影像学检查。

2. 鉴别诊断　本病鉴别的重点是对不同骨折方式进行鉴别诊断。纵行骨折与横行骨折的鉴别诊断见表 6 - 1。

表 6 - 1　纵行骨折与横行骨折的鉴别

症状体征	纵行骨折	横行骨折
耳出血	极常见	少见
外耳道损伤	间有发生	无
鼓膜破裂	极常见	少见，鼓室积血较常见
脑脊液漏	间有发生	间有发生
面瘫	发生于 25% 的患者，常为暂时性	发生于 50% 患者，常为永久性
听力减退	混合性，有望部分恢复	重度感音神经性，无望恢复
眩晕	间有发生，轻而多为暂时性	常发生，较重，持续较久
眼球震颤	轻或无	向健侧眼震，持续 2～6 周
前庭功能	正常或有轻度减退	消失

三、治疗

1. 急性期　以急诊抢救及神经外科处理为主，如保持呼吸道通畅、注意循环系统功能、控制出血、纠正休克、监测颅内压变化等。

2. 全身治疗　应用抗生素，预防颅内及耳部感染。

3. 手术治疗　在严格无菌操作下消除外耳道积血或污物。若出血严重，可用碘仿纱条填塞止血。全身情况稳定或好转后，行全面耳科检查。对传音性耳聋者可行鼓室探查及听力重建手术；面瘫经 2～6 周保守治疗无恢复迹象者，可行面神经探查减压或修复术。

（熊　羽）

第九节　大疱性鼓膜炎

一、概述

大疱性鼓膜炎是鼓膜及其邻近外耳道皮肤的急性炎症，系病毒感染所致，多伴随流行性感冒或急性上呼吸道感染而出现。好发于儿童及青年人中，无性别差异，多为单侧。

二、诊断及鉴别诊断

1. 诊断　患者多有流感病史，鼓膜或邻近外耳道皮肤出现血疱即可诊断。

（1）症状体征：①剧烈耳痛，进展迅速。②耳内闷胀感并可有耳鸣，但听力改变多不明显。③大疱破裂可有浆液或血性物流出。

（2）专科检查

1）耳镜检查：常可见鼓膜后上方有一个或多个红色或紫色的血疱，有时几个血疱可融合成一大疱，可覆盖整个鼓膜，鼓膜充血。如果血疱破裂，在外耳道内有浆液血性液体或浆液性液体。

2）听力检查：既往认为大疱性鼓膜炎引起的是传导性听力损失，近年不断有报道大疱性鼓膜炎可引起内耳损害，Hariri 报道，20 例耳大疱性鼓膜炎，6 例耳为感音神经性听力损失，7 例耳混合性听力损失，4 例耳传导性听力损失。13 例耳感音神经性听力损失完全恢复，均有复响现象。提示大疱性鼓膜炎感音神经性听力损失比以往认为的要多，许多是暂时性的，受损部位在耳蜗。

3）伴眩晕需做前庭功能检查：了解前庭损害程度。眩晕本身也证明了内耳的受累。

2. 鉴别诊断　根据近日有感冒的病史、剧烈的耳痛等症状及检查所见，不难诊断。当大疱性鼓膜炎的症状不明显时需注意与一般急性鼓膜炎及颈静脉球体瘤等鉴别。

（1）急性化脓性中耳炎：可有疼痛，但多不如大疱性鼓膜炎重；检查见鼓膜弥漫性充血；鼓膜穿孔后流脓性或黏脓性分泌物。

（2）颈静脉球体瘤：就诊时多无耳痛的主诉，肿物来自中耳腔，与大疱相比更具实体感，鼓膜向外膨隆。

三、治疗

本病治疗原则为缓解耳痛、防止感染。耳痛剧烈难忍时，可在无菌操作下挑破血疱，以缓解耳痛，必要时可服用止痛药镇痛，同时局部与全身使用抗生素，以防继发细菌感染。

（熊　羽）

第十节　急性乳突炎

一、概述

急性乳突炎是乳突气房黏骨膜及其骨质的急性化脓性炎症，多由急性化脓性中耳炎发展而来，主要发生于气化型乳突，儿童多见。致病菌可为Ⅲ型肺炎链球菌、乙型溶血性链球菌、流感嗜血杆菌、铜绿假单胞菌及其他革兰氏阴性杆菌。中耳感染加重，致鼓窦入口引流受阻，引起乳突气房黏骨膜炎、骨炎、气房内积脓，使压力增加，加之炎症导致骨质脱钙，气房骨壁迅速溶解坏死，骨隔破坏消失，形成融合性乳突炎，并可破坏周围骨壁，引起颅内、外并发症。

二、诊断及鉴别诊断

1. 诊断　急性化脓性中耳炎患者恢复期出现耳痛加重、听力明显减退、乳突部红肿并伴有乳突尖及鼓窦外侧壁压痛时应考虑本病。

（1）症状：急性化脓性中耳炎恢复期中，耳痛、耳流脓症状无减轻反而加重时，全身症状亦明显加重，如体温正常后又有发热，重者可达40℃以上。儿童常伴消化道症状，如呕吐、腹泻等。

（2）体征：乳突部皮肤可轻度肿胀、潮红。鼓窦外侧壁及乳突尖有明显压痛。

（3）专科检查：耳镜检查，骨性外耳道后上壁红肿、塌陷。鼓膜充血，松弛部膨出。鼓膜穿孔一般较小，穿孔处有脓液搏动，脓量一般较多。

（4）实验室检查

1）乳突 X 射线片：早期表现为乳突气房模糊，脓腔形成后房隔不清，并融合为一透亮区。颞骨 CT 扫描示乳突气房含气量明显减少，房隔破坏，可见液平面。

2）血常规检查：白细胞增多，多形核白细胞比例升高。

2. 鉴别诊断　应注意与外耳道疖鉴别。外耳道疖常伴有耳郭牵拉痛、耳屏压痛，但无中耳炎病史，乳突亦无压痛，乳突 X 射线检查正常。本病亦应和耳郭或耳道先天瘘管感染相鉴别。

三、治疗

1. 全身治疗　及早全身应用大剂量抗生素类药物静脉滴注，直至感染完全控制，炎症彻底消退后仍继续给药数日同时给予支持疗法，因小儿多有呕吐、腹泻，应注意适当补液及维持电解质平衡。

2. 局部治疗　注意局部引流，炎症可得到控制而逐渐痊愈。

（1）鼓膜切开术：小儿鼓膜不易穿孔，故适时进行鼓膜切开术对缩短病程和防止并发症甚为重要。

（2）乳突凿开术：若虽经积极治疗，感染仍未能控制，乳突气房已融合、蓄脓时或疑有并发症者，如耳源性面瘫、脑膜炎等，应立即行乳突凿开术。

（王　玮）

第十一节　隐匿性乳突炎

一、概述

隐匿性乳突炎又称潜伏性乳突炎、非典型性乳突炎，多见于急性化脓性中耳炎抗菌药物治疗不彻底的患者。其特点为完整鼓膜后面隐藏着中耳乳突的进行性炎症改变，缺乏典型的临床表现，常易被误诊、漏诊。本病的发生原因是急性化脓性中耳乳突炎抗生素治疗不恰当，症状及体征被掩盖，但乳突内炎症病变仍继续进行，存在化脓性炎症、肉芽组织、骨炎、骨质坏死，并向周围扩张侵蚀骨壁，病变常为不可逆性，可致严重并发症。

二、诊断及鉴别诊断

1. 诊断　对急性化脓性中耳炎、鼓膜已愈的患者，如出现全身不适、听力无改善等症状，即应考虑本病，并进行仔细的检查，以求确诊。由于 CT 扫描可清晰显示乳突的精细结构和细微病变，故有重要的诊断价值。

（1）病史：可有急性中耳炎的病史。

（2）症状：急性中耳炎治愈后耳痛、流脓消失，但以后出现间歇低热、头痛、全身倦怠不适、食欲减退甚至体重减轻等症状。

（3）体征：患耳可有轻微疼痛或压迫感，听力不升反降，也可表现为中耳急性炎症反复发作。

（4）并发症表现：可以各型耳源性颅内外并发症表现为初发症状，如面瘫、岩锥炎、脑炎、败血症等，而忽略中耳炎病史。

（5）耳镜检查：可见鼓膜穿孔已愈合，但模糊增厚，松弛部仍有充血，乳突部可有轻压痛，听力呈轻度传导性聋。

（6）颞骨 CT 片：可见乳突气房模糊，房隔轮廓不清，重者房隔破坏。

2. 鉴别诊断

（1）急性化脓性中耳炎：病变主要位于鼓室，但中耳其他各部常受累。本病好发于儿童，多继发于急性上呼吸道感染、邻近部位的炎症病灶及急性传染病。耳深部疼痛，可向同侧头部或牙齿放射，吞咽及咳嗽时耳痛加重。鼓膜穿破流脓后，耳痛顿减。听力减退及耳鸣。呈传音性聋，听阈提高至 40 ~ 50dB。少数患者可因耳蜗受累而出现混合性聋或感音神经性聋。

（2）急性乳突炎：多由急性化脓性中耳炎发展而来，儿童多见。中耳感染加重，致鼓窦入口引流受阻，引起乳突气房黏骨膜炎、骨炎、气房内积脓，使压力增加，加之炎症导致骨质脱钙，气房骨壁迅速溶解坏死，骨隔破坏消失，形成融合性乳突炎，并可破坏周围骨壁，引起颅内、外并发症，乳突部皮肤可轻度肿胀、潮红。鼓窦外侧壁及乳突尖有明显压痛。

三、治疗

由于本病病变为不可逆性，且可能引起严重的颅内、外并发症，故一经诊断，即应施行乳突凿开手术探查，彻底清除鼓室、鼓窦和乳突病变，同时全身应用足量抗生素控制感染。

（王　玮）

第十二节　气压创伤性中耳炎

一、概述

气压创伤性中耳炎又称航空性中耳炎，是指在飞机下降、深潜水或高压氧舱升压等情况下，由于大气压的突然变化，咽鼓管不能平衡鼓室内外气压差而导致的中耳创伤性炎性疾病。

二、诊断及鉴别诊断

1. 诊断　在有明显外界气压变化的情况下，出现耳闷塞感、耳鸣、听力下降甚至眩晕症状，结合鼓膜局部检查所见，即可做出诊断。仔细检查鼻腔、鼻咽和口咽部常可发现诱因。

（1）诊断要点：①耳内堵塞感，耳鸣，耳痛常剧烈，听力下降。②鼓室负压可刺激迷路，产生眩晕、恶心等症状。③鼓膜内陷，松弛部、锤骨柄及鼓膜周边轻度充血，重者充血显著，并有出血瘀斑，鼓室内可有积液或积血，听力呈传导性聋。④急剧压力变化，严重者可致鼓膜破裂，并可致镫骨环韧带或圆窗膜破裂，发生外淋巴瘘，患者眩晕症状重，听力呈感音神经性聋。

（2）专科检查：①轻者鼓膜内陷，松弛部及锤骨柄等处充血；重者鼓室积液，透过鼓膜可见液平面或气泡，有的鼓室积血，鼓膜可呈深蓝色或紫色。②有时鼓膜表面有血疱、瘀斑，或有裂隙状的鼓膜穿孔。③常为传导性耳聋，外界声波传入内耳的途径因耳部传音系统的病理因素而发生障碍。

（3）实验室检查：无特殊检查。

2. 鉴别诊断　本病应与慢性中耳炎相鉴别。慢性中耳炎，俗称"烂耳朵"，是鼓室黏膜的炎症，病菌进入鼓室，当抵抗力减弱或细菌毒素增强时就产生炎症，其表现为耳内疼痛（夜间加重）、发热、恶寒、口苦、小便红或黄、大便秘结、听力减退等。如鼓膜穿孔，耳内会流出脓液，疼痛会减轻，并常与慢性乳突炎同时存在。急性期治疗不彻底，会转变为慢性中耳炎，随体质、气候变化，耳内会经常性流脓液，时多时少，迁延多年。

三、治疗

主要目的在于促进咽鼓管开张，恢复鼓室内外的压力平衡。可使用血管收缩药滴鼻，行咽鼓管吹张，必要时行鼓膜穿刺恢复中耳压力，或抽吸鼓室内积液。同时适当应用抗生素预防继发感染。

（王　玮）

第十三节　咽鼓管异常开放症

一、概述

咽鼓管异常开放症是指咽鼓管过度通畅或经常处于开放状态所引起的一种临床病症，并非一种独立疾病。咽鼓管失去正常安静状态下保持闭合的功能，导致鼓室内气压随呼吸气流变换，使鼓膜产生扇动，且失去阻隔自体声的作用，产生与呼吸节律一致的吹风样杂音。其发生原因尚未确定，可能与咽鼓管软骨部周围的淋巴组织或脂肪垫萎缩有关。临床常见于以下情况：①体重迅速下降的消耗性疾病。②萎缩性鼻炎和咽炎。③鼻咽部大剂量放疗后或术后瘢痕。④神经肌肉病，如重症肌无力、多发硬化症、脑血管意外等。⑤内分泌改变，如妊娠、服用避孕药或应用雌激素治疗时。⑥功能性因素，如精神过度紧张。⑦先天性咽鼓管异常。

二、诊断及鉴别诊断

1. 诊断　根据本病主要症状，即自声增强、低频耳鸣及耳胀满感，结合鼓膜随呼吸扇动及声阻抗检查结果，不难做出判断。

（1）症状体征：①好发于成人，多见于单耳，但也可双耳患病。②耳内有随呼吸产生的吹风样杂音。③自声增强，自感说话、咀嚼声增强，致使患者讲话声较低，耳内有胀满感或堵塞感。④吸鼻后症状减轻或听力好转，因此患者经常有吸鼻动作。⑤平卧或头低垂于两膝之间时，症状缓解，因咽鼓管口周围黏膜血管及淋巴管循环淤滞暂时阻塞管口所致，此可作为一种检查用于帮助诊断。⑥以听诊器放于患者外耳道，可闻患者呼吸声。

（2）专科检查

1）鼓膜检查：可见鼓膜随呼吸扇动，鼓膜常呈萎缩菲薄状态，或由于长期吸鼻致使松弛部内陷。

2）声阻抗检查：鼓室压力曲线不光滑，呈波动型。听力检查多正常，或有轻度传导性聋。

3）纤维鼻咽镜检查：可见咽鼓管圆枕黏膜薄，咽鼓管开口扩大。

（3）实验室检查：无特殊检查。

2. 鉴别诊断　本病须与咽鼓管炎相鉴别，咽鼓管炎通常是由于细菌感染，以葡萄球菌、链球菌感染为常见。感染后患者可出现闭塞、耳鸣、听力下降等表现，分泌物检查可见用中性粒细胞浸润，细菌培养可找到致病菌。咽鼓管开口充血、红肿及脓性分泌物。根据临床特点及病理学检查可进行区分。

三、治疗

　　本病无特殊治疗。应向患者解释病情，以消除其顾虑。可予以口服镇静药物治疗，或采用软腭封闭、咽鼓管药粉吹入、局部涂药及电凝等法治疗。对器质性病变引起者，可经硬腭后部凿除翼钩，使腭帆张肌松解。

（王　玮）

第十四节　结核性中耳炎

一、概述

　　结核性中耳炎是结核杆菌感染所致的鼓室及乳突病变。近四五十年来，由于卫生条件的改善、健康水平的提高及抗结核治疗的进展，本病临床上极少见。本病多继发于身体其他部位的结核，如肺结核感染可由鼻咽经咽鼓管或经全身血液、淋巴循环侵入中耳，较多见于婴幼儿。中耳的结核性损害可表现为粟粒性结核结节，初期侵及鼓室黏膜，病变进展形成骨膜炎、骨髓炎；或表现为增生型，形成结核性肉芽肿，继之侵犯骨质；干酪性者病变进展快，产生干酪样坏死。广泛破坏骨质，形成死骨，骨质破坏处无新生组织，边缘呈鼠蚀状。本病常易并发化脓菌感染。

二、诊断及鉴别诊断

　　1. 诊断　根据病史、局部检查所见，结合胸部 X 射线检查及中耳病变活组织检查可确诊，必要时可行中耳分泌物涂片或结核分枝杆菌培养。

　　（1）症状体征：①起病较隐蔽，其特点常为结核病患者出现无痛性耳漏，初起耳内分泌物多为稀水样，并发化脓菌感染后，渐呈脓性。②听力减退常较一般中耳炎重，检查呈传导性聋。③鼓膜改变典型者常为多发性穿孔，可很快融合形成大穿孔，几乎均位于紧张部，最终破坏鼓环，很少形成上鼓室松弛部穿孔，鼓室内可见苍白的肉芽组织。④破坏周围骨质发生耳源性并发症，据统计本病并发面瘫的发生率为 20% ~ 30%，耳后乳突部可形成瘘管，并可侵及内耳、岩尖、颅内等。⑤耳周淋巴结无痛性肿大或身体其他部位可发现结核病灶。

　　（2）实验室检查：乳突 X 射线片可见乳突气房模糊，有骨质破坏空洞或死骨形成。

　　2. 鉴别诊断　应与化脓性中耳炎、中耳肿瘤及颞骨组织细胞增多症等鉴别。

三、治疗

　　积极采用全身抗结核治疗，局部注意清除中耳分泌物，控制混合感染，耳内滴用抗生素滴耳液。中耳骨质破坏严重，有死骨形成，并有面瘫、耳后瘘孔等并发症发生时，应行乳突手术治疗，一期消除病灶，防止并发症发生及扩展，待全身情况好转后再行二期手术重建听力。

（王　玮）

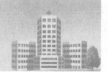

第七章

慢性中耳炎后遗疾病

第一节　粘连性中耳炎

粘连性中耳炎又称不张性中耳炎，是指各种原因导致的中耳传音结构之间及其与鼓室壁纤维化、粘连形成，从而引起中耳传音系统运动障碍，导致传导性聋。粘连性中耳炎强调鼓室内粘连形成，并引起传导性聋的结果。中耳声传导非关键部位的粘连，而未引起临床症状并不称为粘连性中耳炎。粘连性中耳炎可以与各型中耳炎并存，属于中耳炎发展的一个阶段，之所以将其单独列出，是因为它的病理改变具有重要临床意义。

粘连性中耳炎可见于任何年龄，多始发于儿童期。双侧发病约占 2/3。丹麦哥本哈根 35 000 例听力损失患者的普查结果显示粘连性中耳炎约占传导性聋的 10%。

一、病因及病理

粘连性中耳炎的病因不明，可能与下列因素有关：①咽鼓管狭窄、阻塞或功能障碍。②鼓峡阻塞。③中耳黏膜炎性反应。④鼓膜弹性丧失。⑤乳突气化不良。⑥外伤。

粘连性病变主要发生在听骨与鼓室骨壁、鼓膜与鼓岬之间，影响听力的主要因素为听骨链与两窗周围的病变。

鼓膜凹陷或内陷，比正常者更靠近鼓室内壁时称鼓室（中耳）萎陷症，其中按鼓膜内陷程度可分为四度：Ⅰ度，鼓膜内陷，但尚未与砧骨接触；Ⅱ度，鼓膜内陷与砧骨接触；Ⅲ度，鼓膜与鼓岬相贴但无粘连；Ⅳ度，鼓膜与鼓岬粘连。

纤维粘连性中耳炎按其炎症进程可分成两期：①纤维性炎症期，炎症明显，纤维组织增生，鼓室被分隔成多个含黏液的囊腔。②纤维粘连期，包括胆固醇肉芽组织型和致密纤维型，两型均可形成胆脂瘤。

二、临床表现

主要症状为听力减退，多为传导性，少数为混合性，甚至全聋。内耳损害主要原因为中耳炎性毒素透过圆窗膜进入内耳。患者常有耳鸣，偶有眩晕，后者可能与咽鼓管狭窄或阻塞有关。耳镜检查鼓膜完整，多有不同程度的增厚，混浊、萎缩、瘢痕或钙化斑等变化。松弛部常有袋状内陷，锤骨前后襞异常明显，锤骨短突突出。如紧张部内陷的鼓膜萎缩、透明，鼓室内结构清晰可见，常易误认为鼓膜穿孔，吹张时呈泡状膨出可资鉴别。鼓膜活动度常减弱或消失，光锥移位、变形或消失。咽鼓管功能多有障碍，咽鼓管吹张听力多无改善。音叉试验、纯音测听检查多呈传导性聋，听力图多呈平坦型曲线，听骨链，特别是镫骨固定时骨导曲线呈谷形切迹；如炎症累及内耳或粘连涉及两窗时，可呈混合性聋。鼓室导抗图平坦，无明显峰顶，坡度略高处偏负压侧。

三、鉴别诊断

　　粘连性中耳炎有时需与闭合型鼓室硬化、耳硬化、鼓膜大穿孔鼓室内壁上皮化等鉴别，闭合型鼓室硬化有中耳炎病史，鼓膜表面可见钙化斑和（或）Ⅱ期鼓膜，颞骨 CT 示鼓膜位置正常，无内陷。耳硬化无中耳炎病史，早期为进行性传导性聋，纯音听力图示 2kHz 处骨导下降的 Carhart 切迹。鼓膜大穿孔鼓室内壁上皮化为鼓室黏膜化生变为鳞状上皮，仔细检查可发现鼓膜大穿孔。鼓室探查为诊断及鉴别诊断的有效手段。

四、治疗

　　由于发病机制尚不清楚，咽鼓管功能不良的处理尚无良策以及再粘连等因素的存在，粘连性中耳炎的治疗有一定困难。病程早期、病变活动期应积极处理，给予对因治疗，鼓室内注入空气、药物以及鼓膜置管。病程后期，病变静止期应根据不同的病因，听力状况，是否有其他病变分别加以处理。听力损失程度轻，不影响工作、生活的可不予处理；老年人及治疗困难的病例可配戴助听器；听力损失程度较重的年轻患者可采用手术治疗。得益于耳科技术的发展，手术治疗变得越来越重要。最近研究提示，使用软骨重建鼓膜可有效防止复发，且可获得较好的听力。

五、预防

　　婴幼儿与儿童中耳炎及时、恰当的治疗或可减少粘连性中耳炎的发生。

（陈协宏）

第二节　鼓室硬化

　　鼓室硬化是指中耳黏膜固有层发生的钙化病变，系中耳黏膜慢性感染或炎症的结果。Von Troltsch 将其描述为中耳黏膜最深层纤维组织的硬化。Zollner 等人使得鼓室硬化成为共识。Asiri 对 775 例慢性化脓性中耳炎患者的临床观察显示 11.6% 的患者患有鼓室硬化。

一、病理

　　组织学上，鼓室硬化斑块为中耳黏膜固有层和鼓膜紧张部的玻璃样变的胶原和纤维组织。中耳黏膜玻璃样斑块位于骨壁和上皮层间，外观呈白色、多层，可以达数个毫米。随后这些鼓室硬化斑块发生继发性骨化。透射电镜显示硬化斑块为伴有钙小体点缀的致密胶原纤维网络，钙小体为磷酸钙，直径为 1～5μm。

二、分类

Gibb 按鼓膜是否完整将鼓室硬化分为开放型和闭合型两类。白秦生依据术中所见的硬化病变涉及部位将鼓室硬化分为锤砧固定型、单纯镫骨固定型和混合型三类。Tos 则将鼓室硬化分为组织学鼓室硬化、临床鼓室硬化及外科鼓室硬化三型。

三、症状

患者主诉多为进行性听力减退，部分患者伴有耳鸣，绝大多数患者均有慢性中耳炎病史。开放型耳镜检查可见鼓膜中央性穿孔，通常为干性穿孔（85.6%，Asiri），残余鼓膜多有片状或岛状钙化斑沉着。闭合型鼓膜无穿孔，鼓膜常呈萎缩性瘢痕愈合，增厚混浊，鼓膜上亦可见片状或岛状钙化斑沉着。听力图多为传导性聋。鼓膜硬化症者气骨导差通常在 20～40dB，当硬化症累及鼓膜及中耳腔传音结构时气骨导差通常在 40dB 以上。部分患者可有骨导听力下降，有报道认为骨导听力下降与圆窗龛堵塞有关。乳突 X 线摄片、颞骨薄层 CT 检查通常显示硬化型或板障型乳突，上鼓室通常可见软组织影。咽鼓管功能多正常。

四、诊断及鉴别诊断

临床凡遇下列情况时应考虑鼓室硬化的诊断：

1. 有长期慢性化脓性中耳炎病史的患者发生缓慢进行性传导性聋。
2. 鼓膜中央性干穿孔，残余鼓膜混浊，贴补试验听力不能提高。
3. 鼓膜穿孔后瘢痕愈合，气导听力损失超过 30dB。
4. 鼓膜上有钙化斑。
5. 耳镜所见与纯音听力图不相符合。

本病多数是在手术中发现硬化灶而得到诊断，组织病理学检查可确诊。闭合型鼓室硬化应与耳硬化症、粘连性中耳炎相鉴别。

五、治疗

手术治疗是目前治疗鼓室硬化的主要措施，目的是清除影响听力的病灶，重建听力。术中仔细清除硬化病灶，按照病变的具体情况行鼓室成形术。值得注意的是鼓室硬化病灶往往无法彻底清除，大多数医生同意仅去除大块的、引起鼓膜或锤骨柄固定的硬化灶。目前为止，尚无可信的研究结果显示硬化灶全部去除是否优于保守切除。术中凡不影响传音功能的硬化灶可予保留，否则将很可能使鼓膜穿孔扩大，甚至成为完全性穿孔，并造成广泛的创面，导致术后瘢痕与粘连，影响术后听力，术后听骨链重新固定多由于鼓室粘连纤维化，而较少由鼓室硬化所致。清除听骨链，尤其是镫骨周围的硬化灶要小心细致以免造成内耳机械性损伤。

六、预防

慢性化脓性中耳炎及时行鼓膜或鼓室成形术或可减少因长期慢性感染而形成硬化病灶。分泌性中耳炎及时治疗，早期激光鼓膜造孔或置管或可减少硬化病灶的形成。

（陈协宏）

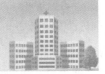

第八章 鼻腔炎性疾病

第一节 急性鼻炎

急性鼻炎是鼻腔黏膜急性病毒感染性炎症，多称为"伤风"或"感冒"，但与流行性感冒有别。故又称为普通感冒。常延及鼻窦或咽部，传染性强，多发于秋冬行季气候变换之际。

一、概述

1. **致病原因**　此病先系病毒所致，后继发细菌感染，亦有认为少数病例由支原体引起。在流行季节中，鼻病毒在秋季和春季最为流行，而冠状病毒常见于冬季。至于继发感染的细菌，常见者为溶血性或非溶血性链球菌、肺炎双球菌、葡萄球菌、流行性感冒杆菌及卡他球菌。这些细菌常无害寄生于人体的鼻腔或鼻咽部，当受到病毒感染后，局部防御力减弱，同时全身抵抗力亦减退，使这些病菌易侵入黏膜而引起病变。

2. **常见诱因**

（1）身体过劳，烟酒过度以及营养不良或患有全身疾病，常致身体抵抗力减弱而患此病。

（2）受凉受湿后，皮肤及呼吸道黏膜局部缺血，如时间过久，局部抵抗力减弱，于是病毒、细菌乘机侵入而发病。

（3）鼻部疾病如鼻中隔偏曲、慢性鼻咽炎、慢性鼻窦炎、鼻息肉等，均为急性鼻炎诱因。

（4）患腺样体或扁桃体炎者。

另外，鼻部因职业关系常受刺激，如磨粉、制皮、烟厂工人易患此病；受化学药品如碘、溴、氯、氨等刺激。或在战争时遭受过毒气袭击，亦可发生类似急性鼻炎的症状，一次伤风之后，有短暂免疫期，一般仅1个月左右，故易得病者，常在1年之中有数次感冒。

二、临床表现

为一种单纯炎症变化，当病变开始时，因黏膜血管痉挛，局部缺血，腺体分泌减少继而发生反射性神经兴奋作用，很快使黏膜中血管和淋巴管扩张，腺体及杯状细胞扩大，黏膜水肿，分泌物增多而稀薄似水，黏膜中有单核细胞及多形核白细胞浸润。此后，白细胞浸润加重，大量渗出黏膜表面，上皮细胞和纤毛坏死脱落，鼻分泌物渐成黏液脓性或脓性，若无并发症，炎症逐渐恢复，水肿消除，血管已不扩张，表皮细胞增殖，在2周内即恢复至正常状态。

三、症状

1. 潜伏期　一般于感染后 1~3 天有鼻腔内不适感、全身不适及食欲减退等症状。

2. 初期　开始有鼻内和鼻咽部瘙痒及干燥感，频发喷嚏，并有畏寒、头胀、食欲减退和全身乏力等。鼻腔检查可见黏膜潮红，但较干燥。

3. 中期　初期持续 2 周后，出现鼻塞，流出多量水样鼻涕，常伴有咽部疼痛、发热；热因人而异，一般在 37~38℃，小儿多有高热达 39℃ 以上者。同时头重头痛，头皮部有痛觉过敏及四肢酸软等。此期持续 1~2 天。鼻腔检查可见黏膜高度红肿，鼻道分泌物较多，为黏脓性。

4. 晚期　鼻塞更重，甚至完全用口呼吸，鼻涕变为黏液脓性或纯脓性。如鼻窦受累，则头痛剧烈，鼻涕量亦多。若侵及咽鼓管，则有耳鸣及听力减退等症。炎症常易向下蔓延，致有咽喉疼痛及咳嗽。此时检查可见下鼻甲红肿如前，但鼻道内有多量脓涕。此期持续 3~5 天，若无并发症，鼻塞减退，鼻涕减少，逐渐恢复正常。但一般易并发鼻窦炎及咽、喉及气管等部位化脓性炎症，使流脓涕、咳嗽及咳痰等拖延日久。

5. 免疫期　一般在炎症消退后可有 1 个月左右的免疫期，之后免疫力迅速消失。

四、诊断

根据患者病史及鼻部检查，不难确定诊断，但应注意是否为其他传染病的前驱症状。此病应与急性鼻窦炎、鼻部白喉及变态反应性鼻炎相鉴别。

1. 急性鼻窦炎　多位于一侧，白细胞增多，局部疼痛和压痛，前鼻孔镜检有典型发现。

2. 变态反应性鼻炎　有变态反应发作史，无发热，鼻黏膜肿胀苍白，分泌物清水样，其中嗜酸性粒细胞增多。

3. 鼻白喉　具有类似症状，但鼻腔内常流血液，且有假膜形成，不难鉴别。

五、治疗

以支持和对症治疗为主，同时注意预防并发症。

（一）全身治疗

1. 休息、保暖，发热患者需卧床休息，进高热量的饮食，多饮水，使大小便通畅，以排出毒素。

2. 发汗疗法　①生姜、红糖、葱白煎汤热服。②解热镇痛药，复方阿司匹林 1~2 片，每日 3 次，阿司匹林 0.3~0.5g，每日 3 次或克感敏 1~2 片，每日 3 次等。

3. 中西合成药　板蓝根冲剂、吗啉胍等。

4. 并发细菌感染或有并发症可疑时，应用磺胺类及抗生素药物。

（二）局部治疗

1. 对鼻塞者可用 1% 麻黄碱液滴鼻或喷雾，使黏膜消肿，以利引流。对儿童用药须使用低浓度（0.5%）。

2. 针刺迎香、上星、神庭、合谷穴。

3. 急性鼻炎中期，应提倡正确的擤鼻法，切忌用力擤鼻，否则可引起中耳炎或鼻窦炎。

六、预防

患急性鼻炎后，可以产生短期免疫力，1 个月左右后可以再发病，应特别注意预防。预防原则为增强抵抗力、避免传染和加强治疗等几方面。

1. 增强机体抵抗力　经常锻炼身体，提倡冷水洗脸、冷水浴、日光浴，注意劳逸结合与调节饮食，节制烟酒。由于致病病毒种类繁多，而且相互间无交叉免疫，故目前尚无理想的疫苗用于接种。小儿要供以足够的维生素 A、维生素 C 等，在流行期间，可采用丙种球蛋白或胎盘球蛋白或流感疫苗，有增强抵抗力以及一定的预防感冒之效。

2. 避免传染　患者要卧床休息，可以减少互相传染。应养成打喷嚏及咳嗽时用手帕盖住口鼻的习惯。患者外出时要戴口罩，尽量不去公共场所。流行期间公共场所要适当消毒等。

3. 加强治疗　积极治疗上呼吸道病灶性疾病，如鼻中隔偏曲、慢性鼻窦炎等。

（杨　培）

第二节　慢性鼻炎

慢性鼻炎是鼻黏膜和黏膜下层的慢性炎症。临床表现以黏膜肿胀、分泌物增多、无明确致病微生物感染、病程持续 4 周以上或反复发作为特征，是耳鼻咽喉科的常见病、多发病，也可为全身疾病的局部表现。按照现代观点，慢性炎症反应是体液和细胞介导的免疫机制的表达，依其病理和功能紊乱程度，可分为慢性单纯性鼻炎和慢性肥厚性鼻炎，二者病因相同，且后者多由前者发展而来，病理组织学上没有绝对的界限，常有过渡型存在。

一、概述

（一）病因

慢性鼻炎病因不明，常与下列因素有关。

1. 全身因素

（1）慢性鼻炎常为一些全身疾病的局部表现。如贫血、结核、糖尿病、风湿病以及慢性心、肝、肾疾病等，均可引起鼻黏膜长期淤血或反射性充血。

（2）营养不良：维生素 A、维生素 C 缺乏，烟酒过度等，可使鼻黏膜血管舒缩功能发生障碍或黏膜肥厚，腺体萎缩。

（3）内分泌失调：如甲状腺功能低下可引起鼻黏膜黏液性水肿；月经前期和妊娠期鼻黏膜可发生充血、肿胀，少数可引起鼻黏膜肥厚。同等的条件下，青年女性慢性鼻炎的发病率高于男性，考虑可能与机体内性激素水平尤其是雌激素水平增高有关。

2. 局部因素

（1）急性鼻炎的反复发作或治疗不彻底，演变为慢性鼻炎。

（2）鼻腔或鼻窦慢性炎症可使鼻黏膜长期受到脓性分泌物的刺激，促使慢性鼻炎发生。

（3）慢性扁桃体炎及增殖体肥大，邻近感染病灶的影响。

（4）鼻中隔偏曲或棘突时，鼻腔狭窄妨碍鼻腔通气引流，以致易反复发生炎症。

（5）局部应用药物：长期滴用血管收缩剂，引起黏膜舒缩功能障碍，血管扩张，黏膜肿胀。丁卡因、利多卡因等局部麻药，可损害鼻黏膜纤毛的传输功能。

3. 职业及环境因素　由于职业或生活环境中长期接触各种粉尘如煤、岩石、水泥、面粉、石灰等，各种化学物质及刺激性气体如二氧化硫、甲醛及酒精等，均可引起慢性鼻炎。环境温度和湿度的急剧变化也可导致本病。

4. 其他

（1）免疫功能异常：慢性鼻炎患者存在着局部免疫功能异常，鼻塞可妨碍局部抗体的产生，从而减弱上呼吸道抗感染的能力。此外，全身免疫功能低下，鼻炎容易反复发作。

（2）不良习惯：烟酒嗜好容易损伤黏膜的纤毛功能。

（3）过敏因素：与儿童慢性鼻炎关系密切，随年龄增长，过敏因素对慢性鼻炎的影响逐渐降低。

（二）病理

慢性单纯性鼻炎鼻黏膜深层动脉和静脉，特别是下鼻甲的海绵状血窦呈慢性扩张，通透性增加，血管和腺体周围有以淋巴细胞和浆细胞为主的炎细胞浸润，黏液腺功能活跃，分泌增加。而慢性肥厚性鼻炎，早期表现为黏膜固有层动、静脉扩张，静脉和淋巴管周围淋巴细胞和浆细胞浸润。静脉和淋巴管回流障碍，静脉通透性增加，黏膜固有层水肿；晚期发展为黏膜、黏膜下层，甚至骨膜和骨的局限性或弥漫性纤维组织增生、肥厚，下鼻甲最明显，其前、后端和下缘可呈结节状、桑葚状或分叶状肥厚，或发生息肉样变，中鼻甲前端和鼻中隔黏膜也可发生。二者病因基本相似，病理学上并无明确的界限，且常有过渡型存在，后者常由前者发展、转化而来，但二者临床表现不同，治疗上也有区别。

鼻黏膜的肿胀程度和黏液分泌受自主神经的影响，交感神经系统通过调节容量血管的阻力而调节鼻黏膜的血流，副交感神经系统通过调节毛细血管而调节鼻黏膜的血容量。交感神经兴奋时，鼻黏膜血管阻力增加，进入鼻黏膜的血流减少，导致鼻黏膜收缩，鼻腔脉管系统的交感神经兴奋性部分受颈动脉、主动脉化学感受器感受 CO_2 的压力影响。副交感神经兴奋导致毛细血管扩张，鼻黏膜充血、肿胀，翼管神经由源自岩浅大神经的副交感神经和源自岩深神经的交感神经构成，分布于鼻腔鼻窦的黏膜，支配鼻腔鼻窦黏膜的血液供应，影响鼻黏膜的收缩和舒张。

鼻腔感受鼻腔气流的敏感受体主要位于双侧下鼻甲，这些受体对温度敏感，故临床上有时用薄荷醇治疗鼻塞，这也是下鼻甲切除术后鼻阻力与患者的自觉症状不相符合的原因所在。此外，下鼻甲前部也是组成鼻瓣区的重要结构，鼻瓣区是鼻腔最狭窄的区域，占鼻阻力的50%，下鼻甲前端的处理对鼻塞的改善具有重要作用。

二、临床表现

1. 鼻塞　鼻塞是慢性鼻炎的主要症状。单纯性鼻炎引起的鼻塞呈间歇性和交替性，平卧时较重，侧卧时下侧较重。平卧时鼻黏膜肿胀似与颈内静脉压力有关，斜坡位与水平位呈20°时，静脉压几乎等于0，<20°时静脉压相应增加，静脉压增加对健康的鼻黏膜无太大影响，但患有鼻炎者则可引起明显的鼻塞症状。侧卧时下侧的鼻腔与同侧邻近的肩臂的自主神经系统有反射性联系。安静时鼻塞加重，劳动时减轻，是因为劳动时交感神经兴奋，鼻黏膜收缩所致。此外，慢性鼻炎患者鼻黏膜较正常鼻黏膜敏感，轻微的刺激使可引起明显的反应而出现鼻塞症状。肥厚性鼻炎的主要症状也为鼻塞，但程度较重，呈持续性，轻重不一，单侧阻塞或两侧阻塞均可发生。鼻黏膜肥厚、增生，呈暗红色，表面不平，呈结

节状或桑葚样，有时鼻甲骨也肥大、增生，舒缩度较小，故两侧交替性鼻塞并不常见，严重时，患者张口呼吸，严重影响患者的睡眠。

2. 嗅觉障碍 慢性鼻炎对嗅觉的影响较小，鼻黏膜肿胀严重阻塞嗅裂时或中下鼻甲肿大使鼻腔呼吸气流减少可以引起呼吸性嗅觉减退或缺失；若长期阻塞嗅区，嗅区黏膜挤压致嗅区黏膜上皮退化或并发嗅神经炎时，则成为感觉性嗅觉减退或缺失。

3. 鼻涕 单纯性鼻炎鼻涕相对较多，多为黏液性，继发感染时可为黏脓性或脓性。肥厚性鼻炎鼻涕相对较少，为黏液性或黏脓性。

4. 头痛 鼻黏膜肿胀堵塞窦口可以引起负压性头痛；鼻黏膜发炎时鼻黏膜的痛阈降低，如挤压鼻黏膜常可引起反射性头痛。此外，若中鼻甲肥大挤压鼻中隔，由于接触处的后方吸气时负压较高，使其黏膜水肿及形成瘀斑，这些局部改变对于敏感的人则可引起血管扩张性头痛。

5. 闭塞性鼻音 慢性鼻炎由于鼻黏膜弥漫性肿胀，鼻腔的有效横截面积明显减少，患者发音时呈现闭塞性鼻音。

6. 其他

（1）影响鼻窦的引流功能，继发鼻窦炎：慢性鼻炎时鼻黏膜弥漫性肿胀，特别是中下鼻甲肥大对鼻窦的通气引流功能具有重要影响。中鼻甲是窦口鼻道复合体中重要的组成部分，首先中鼻甲位于鼻腔的正中位、窦口鼻道复合体的前部，像一个天然屏障保护着中鼻道及各个窦口，鼻腔呼吸的气流首先冲击中鼻甲；此外，中鼻甲存在丰富的腺体，是鼻腔分泌型抗体的主要来源，因此中鼻甲病变影响窦口的通气引流，继发鼻窦炎。此外，下鼻甲肥大不仅影响鼻腔的通气，而且可以造成中鼻道的狭窄，影响鼻窦的通气引流，继发鼻窦炎。

（2）继发周围炎症：鼻涕流向鼻咽部可继发咽喉炎；若鼻涕从前鼻孔流出，可造成鼻前庭炎。若下鼻甲前端肥大明显可阻塞鼻额管，造成溢泪及泪囊炎；若后端肥大明显；突向鼻咽部影响咽鼓管咽口，可造成中耳炎。

7. 检查 慢性单纯性鼻炎双侧下鼻甲肿胀，呈暗红色，表面光滑、湿润，探针触诊下鼻甲黏膜柔软而富有弹性，轻压时有凹陷，探针移去后立即恢复；鼻黏膜对血管收缩剂敏感，滴用后下鼻甲肿胀即消退；鼻底、下鼻道或总鼻道内有黏稠的黏液性鼻涕聚集，总鼻道内常有黏液丝牵挂。而慢性肥厚性鼻炎鼻黏膜增生、肥厚，呈暗红色和淡紫红色，下鼻甲肿大，阻塞鼻腔，黏膜肥厚，表面不平，呈结节状或桑葚状，触诊有硬实感，不易出现凹陷，或虽有凹陷，但不立即恢复，黏膜对1%麻黄碱棉片收缩反应差。

三、诊断与鉴别诊断

依据症状、鼻镜检查及鼻黏膜对麻黄碱等药物的反应，诊断并不困难，但应注意与结构性鼻炎伴慢性鼻炎者相鉴别。鼻内镜检查及鼻窦CT能全面了解鼻腔鼻窦的结构及有无解剖变异和鼻窦炎。全面衡量结构、功能与症状的关系，正确判断病因及病变的部位，治疗才能取得较好的效果。

慢性单纯性鼻炎和慢性肥厚性鼻炎鉴别要点，见表8-1。

表 8 - 1　慢性单纯性鼻炎和慢性肥厚性鼻炎鉴别要点

	慢性单纯性鼻炎	慢性肥厚性鼻炎
鼻塞	间歇性（冬季、夜间、静坐时明显，夏季、白天、运动时减轻或消失），两侧交替性	持续性
鼻涕	略多，黏液性	多，黏液性或黏脓性，不易擤出
味觉减退	不明显	可有
闭塞性鼻音	无	有
头痛、头昏	可有	常有
咽干、耳塞闭感	无	可有
前鼻孔镜所见	下鼻甲黏膜肿胀，表面光滑，暗红色	下鼻甲黏膜肥厚，暗红色，表面光滑或不平，或呈结节状、桑葚状或分叶状，鼻甲骨可肥大
下鼻甲探针触诊	柔软，有弹性，轻压时有凹陷，探针移去后立即恢复	有硬实感，轻压时无凹陷，或虽有凹陷，但不立即恢复
对 1% ~ 2% 麻黄碱的反应	黏膜收缩明显，下鼻甲缩小	黏膜不收缩或经微收缩，下鼻甲大小无明显改变
治疗	非手术治疗	一般宜手术治疗

四、治疗

　　慢性鼻炎的治疗应以根除病因、改善鼻腔通气功能为原则。首先应该积极消除全身与局部可能致病的因素，改善工作生活环境条件，矫正鼻腔畸形，避免长期应用血管收缩剂。其次是加强局部治疗，抗感染，消除鼻黏膜肿胀，使鼻腔和鼻窦恢复通气及引流，尽量恢复纤毛和浆液黏液腺的功能。慢性鼻炎并发感染的，可用适合的抗生素溶液滴鼻。为了消除鼻黏膜肿胀，使鼻腔及鼻窦恢复通气和引流，可用血管收缩剂如麻黄碱滴鼻液滴鼻，但儿童尽量不用，即使应用不宜 >1 周，防止多用、滥用血管收缩剂。采取正确的擤鼻涕方法清除鼻腔过多的分泌物，有助于鼻黏膜生理功能的恢复，避免继发中耳炎。慢性单纯性鼻炎的组织病理改变属可逆性，局部治疗应避免损害鼻黏膜的生理功能。肥厚性鼻炎同单纯性鼻炎的治疗一样首先消除或控制其致病因素，然后才考虑局部治疗，但局部治疗的目的随各阶段的病理改变而异，在鼻黏膜肥厚、但无明显增生的阶段，宜力求恢复鼻黏膜的正常生理功能，如已有明显增生，则应以减轻鼻部症状和恢复肺功能为主。局部治疗的方法如下。

（一）局部保守治疗

　　适合于慢性单纯性鼻炎及慢性肥厚性鼻炎局部应用血管收缩剂尚能缩小者。

　　1. 单纯性鼻炎　以促进局部黏膜恢复为主，可利用 0.25% ~ 0.5% 普鲁卡因在迎香穴和鼻通穴做封闭，或双侧下鼻甲前端黏膜下注射，给以温和的刺激，改善局部血液循环，每次 1 ~ 1.5mL，隔日 1 次，5 次为 1 疗程。此外，可以配合三磷腺苷、复方丹参、654 - 2、转移因子、干扰素、类固醇皮质激素等进一步加强局部的防御能力，以利于黏膜的恢复，但应防止视网膜中央动脉栓塞。预防措施：不提倡以乳剂或油剂做下鼻甲注射。下鼻甲注射前应常规做鼻甲黏膜收缩，乳剂或油剂中可加入 1 : 1 的 50% 葡萄糖液稀释，注射过程中应边注边退。避开下鼻甲近内侧面与上面交界处进针。高新生在表面麻醉下用冻干脾转移因子粉剂 1mL 加生理盐水 2mL 溶解后于每侧下鼻甲内注射 1mL，每周 1 次，4 次为 1 疗程，总有效率 97.8%，其机制为转移因子是一种新的免疫调节与促进剂，可增强人体的细胞免疫功能，提高人体的防御能力，从而使鼻黏膜逐渐恢复其正常的生理功能。王立平利用三磷腺苷下鼻甲注射治疗慢性单纯性鼻炎 280 例也取得了 93.2% 的良好效果。陈仁物等对下鼻甲注射针头进行了研制和临床应用，具有患者痛苦小、药液分布均匀、见效快、明显缩短疗程、提高疗效等优点。其具体方法：将 5 号球后针头的尖端四面制成筛孔状的一种专用针头，分为 Ⅰ、Ⅱ、Ⅲ 3 种型号。① Ⅰ 号：2 个孔，孔距 4mm，适合下鼻甲肥大局限和青年患者。② Ⅱ 号：3 个孔，孔距 5mm，适合下鼻甲前端肥大者。③ Ⅲ 号：4 个孔，孔距 5mm，适合弥漫性下鼻甲肥大及下鼻甲手术的麻醉。

2. 慢性肥厚性鼻炎　以促进黏膜瘢痕化，从而改善鼻塞症状为主，可行下鼻甲硬化剂注射。常用的硬化剂有 80% 甘油、5% 苯酚甘油、5% 鱼肝油酸钠、50% 葡萄糖、消痔灵、磺胺嘧啶钠等。周全明等报告消痔灵治疗慢性鼻炎 300 例，治愈 291 例，有效 9 例。其方法为：消痔灵注射液 1mL 加 1% 利多卡因 1mL 混合后行下鼻甲注射，每侧 0.5~1mL，7~10 天一次，3 次为 1 疗程，间隔 2 周后可行下一疗程。刘来生等利用磺胺嘧啶钠下鼻甲注射治疗慢性肥厚性鼻炎也取得了良好的效果，其机制为局部产生化学性反应，引起下鼻甲肥厚的黏膜组织萎缩从而改善鼻塞症状。

近年来，随着激光、微波、电离子治疗仪的普及，这方面治疗慢性肥厚性鼻炎的报道愈来愈多。已形成相当成熟的经验。Nd：YAG 激光是利用瞬间高热效应使肥厚的黏膜凝固或气化，造成下鼻甲回缩而改善鼻腔通气，不仅可以直接凝固、气化肥厚的黏膜，而且可以插入黏膜下进行照射，效果可靠但是由于 Nd：YAG 激光水吸收性较低，破坏深度不易控制，而且该激光辐射能 30%~40% 被反向散射，术中可造成周围正常黏膜较大面积的损伤，此外导光纤维前端易被污染，容易折断在黏膜下，术后反应重。微波不仅可以表面凝固黏膜，而且可以将探头直接插入黏膜下，利用微波的生物热效应而凝固黏膜下组织，具有可保持黏膜的完整性、不影响鼻黏膜的生理功能、恢复快、无痂皮形成等优点，另外无探头折断在黏膜下之忧，是治疗慢性肥厚性鼻炎较为理想的方法。电离子治疗仪利用其良好的切割性可以对重度慢性肥厚性鼻炎的肥厚黏膜进行切割而达到改善鼻腔通气的效果，而且术中不易出血，术后反应也轻；术中利用短火火焰凝固、汽化、切割组织，长火火焰凝固止血，但术中应充分收敛鼻黏膜，以防止伤及正常的鼻中隔黏膜。射频利用发射频率 100~300kHz、波长 0.3km 的低频电磁波作用于病变的组织细胞，致组织细胞内外离子和细胞中的极性分子强烈运动而产生特殊的内生热效应，温度可达 65~80℃，使组织蛋白变形、凝固，病变区出现无菌性炎症反应，血管内皮细胞肿胀，血栓形成而阻塞血管，组织血供减少，黏膜逐渐纤维化而萎缩从而达到治疗增生性病变的目的，并且具有无散射热效应、无火花、不损伤正常组织、深浅容易控制的优点。辛朝风利用射频治疗慢性肥厚性鼻炎 56 例取得了良好的治疗效果，认为慢性鼻炎的病理基础是鼻甲黏膜下组织增生伴血管扩张，是射频治疗的最好适应证。国外学者认为射频是在黏膜下形成热损伤而不破坏表面黏膜，可以避免术后出血、结痂、出现恶臭味、疼痛、嗅觉减退和鼻腔粘连的缺点，是治疗鼻甲肥大的一种安全而有效的方法。

（二）手术治疗

鼻腔结构复杂。鼻腔每一结构对鼻腔正常生理功能的维持都具有一定作用。正常人中鼻腔的每一结构都完全正常也是很少的。鼻部症状的产生原因是多方面的，或某一结构的形态或结构异常，或几种结构均明显异常，或几种结构轻度异常的协同作用。其中对于多结构的轻度异常和某一结构的形态异常（如下鼻甲过度内展，其本身并不肥大）等情况难以诊断，这种情况常笼统地被称为"结构性鼻炎"。临床上，我们也时常遇到有些人鼻腔某些结构明显异常，但却没有自觉症状；相反，无明显结构异常者，有时也会有明显的自觉症状。因此，在慢性鼻炎的手术治疗中，应仔细检查，全面衡量，解除引起症状的病因，方可获得满意的治疗效果。

1. 中鼻甲手术 中鼻甲手术包括传统的常规手术（中鼻甲部分切除术及中鼻甲全切除术）和中鼻甲成形术。传统的中鼻甲切除术虽然能解除鼻塞症状，但中鼻甲功能受损，并失去了再次手术的解剖标志，同时常规中鼻甲手术后中鼻甲周围的正常黏膜可以出现代偿性增生，导致症状的复发，同时也说明中鼻甲在保持鼻腔的生理功能方面具有重要的作用。目前常用的中鼻甲成形术则在解除症状的同时又避免了传统常规中鼻甲手术所造成的缺陷。

2. 下鼻甲手术 下鼻甲手术包括传统的下鼻甲部分切除术、下鼻甲黏骨膜下切除术，下鼻甲骨折外移术和下鼻甲成形术。最近许多学者对传统的下鼻甲手术进行了改进，并且利用先进的手术器械，对慢性鼻炎的治疗取得了良好的临床效果。下鼻甲黏膜血供丰富。术中极易出血。采用翼腭管注射法可以减少出血，又提高麻醉效果。下鼻甲的大小与鼻腔的阻力关系密切，尤其是下鼻甲的前端，故行下鼻甲手术时应正确估计切除的范围，以便获得满意的临床效果。

近年来，国外有学者报道仅做下鼻甲黏骨膜下分离，破坏黏膜下的血管网，肥厚的下鼻甲黏膜呈瘢痕化收缩，而达到改善鼻塞的效果。此方法仅适用于病变程度较轻者。由于引起鼻塞的因素很多，单一手段治疗效果较差，采用阶梯疗法综合治疗方可取得满意的效果，但也不能作为固定模式，可根据具体情况灵活掌握，可考虑优先采用操作简便、患者痛苦小、费用低、疗效好的方法。只有这样才能正确地选择合适的术式，从而达到满意的效果，避免多次手术。总之，慢性鼻炎的手术趋向应以解除患者的症状、创伤小、能保持鼻甲的生理功能为目的。此外，由于慢性鼻炎的病因解除后，肥大的下鼻甲可以转归，故尽量减少下鼻甲手术，特别是防止下鼻甲切除过多造成空鼻综合征。

（杨　培）

第三节　萎缩性鼻炎

萎缩性鼻炎是一种发展缓慢的鼻腔慢性炎性疾病，又称臭鼻症、慢性臭性鼻炎、硬化性鼻炎。其主要表现是鼻腔黏膜、骨膜、鼻甲骨（以下鼻甲骨为主）萎缩。鼻腔异常宽大，鼻腔内有大量的黄绿色脓性分泌物积存，形成脓性痂皮，常有臭味，发生恶臭者，称为臭鼻症，患者有明显的嗅觉障碍。鼻腔的萎缩性病变可以发展到鼻咽、口咽、喉腔等处。提示本病可能是全身性疾病的局部表现。

一、概述

（一）病因

萎缩性鼻炎分为原发性萎缩性鼻炎和继发性萎缩性鼻炎两大类。

1. 原发性萎缩性鼻炎 可以发生于幼年，多因全身因素如营养不良、维生素缺乏、内分泌功能紊乱、遗传因素、免疫功能紊乱、细菌感染、神经功能障碍等所致。

2. 继发性萎缩性鼻炎 多由于外界高浓度工业粉尘、有害气体的长期刺激，鼻腔鼻窦慢性脓性分泌物的刺激，或慢性过度增生性炎症的继发病变，鼻部特殊性的感染，鼻中隔的过度偏曲，鼻腔手术时过多损坏鼻腔组织等所致。

本病最早由 Frankel 所描述，是一种常见的耳鼻咽喉科疾病，占专科门诊的 0.7% ~ 3.99%。我国贵州、云南地区多见，其原因不详，有报道可能与一氧化硫的刺激有关；还有报道可能与从事某些工种的职业有关。有学者曾报道灰尘较多的机械厂的调查发现，鼻炎 118 人中萎缩性鼻炎 35 人，占病人数的30%。国外报道本病女性多于男性，多发病于青年期，健康状况和生活条件差者易患此病。据报道我国两性的发病率无明显差别，以20～30岁为多。在西方，本病发病率已明显降低，但是在许多经济不够发达的国家和地区，发病率仍较高。

（二）病理

疾病发生的早期，鼻腔黏膜仅呈慢性炎症改变，逐渐发展为萎缩性改变，假复层柱状纤毛上皮转化为无纤毛的复层鳞状上皮，腺体萎缩，分泌减少。由于上皮细胞的纤毛丧失。分泌物停滞于鼻腔，结成脓痂。病变继续发展，黏膜以及骨部的血管因为发生闭塞性动脉内膜炎与海绵状静脉丛炎，血管的平滑肌萎缩，血管壁纤维组织增生肥厚，管腔缩窄或闭塞。血液循环不良，导致腺体和神经发生纤维性改变，黏膜下组织变为结缔组织，最后发生萎缩以及退化现象。骨和骨膜也发生纤维组织增生和骨质吸收，鼻甲缩小，鼻腔极度扩大，但是鼻窦常常因为骨壁增殖硬化性改变，反而使窦腔缩小。

二、临床表现

1. 鼻及鼻咽干燥感　在吸入冷空气时，症状更加明显，而且还有寒冷感。

2. 鼻塞　与鼻内脓痂堆滞堵塞有关；没有脓痂，则与神经感觉迟钝有关，有空气通过而不能感觉到。

3. 头痛　部位常常在前额、颞侧或枕部，或头昏，多因为大量冷空气的刺激反射造成，或者伴发鼻窦炎之故。

4. 鼻内痛或鼻出血　多因鼻黏膜干燥破裂所致。

5. 嗅觉减退或者丧失　因为含气味的气味分子不能到达嗅区或者嗅区黏膜萎缩。

6. 呼气恶臭　因为臭鼻杆菌在鼻腔脓痂下繁殖生长，脓痂内的蛋白质腐败分解，而产生恶臭气味。也有人认为是因为炎性细胞以及腺细胞脂肪发生变性，脂肪转变为脂酸，易于干燥，乃产生臭味。妇女月经期臭味加重，绝经期则开始好转，但鼻腔黏膜没有好转。

7. 其他　鼻腔黏膜萎缩涉及鼻咽部，可能影响咽鼓管咽口，发生耳鸣和耳聋。涉及咽喉部则发生咽喉部干燥、刺激性咳嗽、声音嘶哑等症状。

三、诊断与鉴别诊断

根据患者的症状、体征，结合临床检查所见。主要根据鼻黏膜萎缩、脓痂形成情况以及可能具有的特殊气味等特点，诊断不难。但是应该与鼻部特殊的传染病，例如结核、狼疮、硬结病，或者鼻石、晚期梅毒、麻风等病症相鉴别。

少部分萎缩性鼻炎患者具有特殊的鼻部外形，如鼻梁宽而平，鼻尖上方轻度凹陷，鼻前孔扁圆，鼻翼掀起，如果儿童时期发病，可以影响鼻部的发育而成鞍鼻畸形。鼻腔内的检查，可以见到鼻腔宽敞，从鼻前孔可以直接看到鼻咽部。鼻甲缩小，有时下鼻甲几乎看不到或者不能辨认，如果因为慢性化脓性鼻窦炎而引起，则虽然下鼻甲看不到或不能辨认，但是中鼻甲却常常肿胀或肥大，甚至息肉样变。鼻腔黏膜常常覆盖一层灰绿色脓痂，可以闻及特殊恶臭。除去脓痂后下边常常有少许脓液，黏膜色红或苍白，干燥，或者糜烂，可有渗血。鼻咽部、咽部黏膜或有以上黏膜的改变，或有脓痂附着，严重者喉部也可以有此改变。轻症的萎缩性鼻炎，多只是在下鼻甲和中鼻甲的前端或嗅裂处可以见到少许痂皮，黏膜少许萎缩。

鼻腔的分泌物或者脓痂取出做细菌培养，可以检测到臭鼻杆菌、臭鼻球杆菌、类白喉杆菌或者白喉杆菌，但是后两者均无内毒素。

四、治疗

（一）药物治疗

药物治疗萎缩性鼻炎至今仍无明显进展，有学者对微量元素代谢紊乱是否为萎缩性鼻炎的病因进行了研究。文献报道测定 83 例上颌窦炎的血清铁含量，其中 47 例有萎缩性鼻炎，通过对照治疗，证实缺铁程度与鼻黏膜的萎缩程度成正比，故提出治疗时宜加用含铁制剂。但李忠如测定患者发样中的铜、锰含量明显低于对照组，而锌、铁含量正常。因此，微量元素是否与萎缩性鼻炎的发病有关尚待探讨。有报道应用羧甲基纤维钠盐软膏治疗萎缩性鼻炎 17 例，获得了一定的效果。因羧甲基纤维钠盐具有生理惰性，对组织无刺激性，亲水，可与多种药物结合并能溶于鼻分泌物中或炎症渗液中，易为鼻黏膜吸收而迅速产生药效。黄维国等报道应用滋鼻丸（生地黄、玄参、麦冬、百合各等份为丸）每次 15g，每日 2 次口服，同时加用鼻部蒸汽熏蒸，治疗数十例，效果满意。纪宏开等应用鱼腥草制剂滴鼻取得了一定的效果。肖涤余等用活血化瘀片（丹参、川芎、赤芍、红花、鸡血藤、郁金、山楂、黄芪、党参）治疗萎缩性鼻炎也取得了一定的效果。

Sinha 采用胎盘组织液行中、下鼻甲注射 60 例，经 2 年的观察，临床治愈 76.6%，改善 11.6%，无效 11.4%；经组织病理学证实，萎缩的黏膜上皮恢复正常，黏液腺及血管增加，细胞浸润及纤维化减少 43.3%，形态改善 45%，无变化 11.7%。郝雨等报道采用复方丹参注射液 4mL 行下鼻甲注射，隔日 1 次，10 次为 1 疗程，或用复方丹参注射液迎香穴封闭，疗法同上，同时合并应用小檗碱软膏涂鼻腔，73 例中治愈 40 例，好转 17 例，无效 6 例，总有效率 97%。钟衍深等报道，应用 AIP 下鼻甲封闭治疗萎缩性鼻炎 122 例，常用量 10～20mg，3 天 1 次，10～20 次为 1 疗程，88.5% 的患者症状改善，经 6～18 个月随访无复发。

（二）氦-氖激光照射治疗

有学者在给予维持量甲状腺素的同时，采用氦-氖激光鼻腔内照射治疗 87 例萎缩性鼻炎，激光照度 $10mW/cm^2$，每次照射 3 分钟，8～10 次为 1 疗程，7～8 次后，60% 的患者嗅觉改善，5～6 次后鼻血流图波幅增大，波峰陡峭，流变指数增大，脑血流图检查血流量也明显改善。经治疗后全身情况改善，痂皮消失，鼻黏膜变湿润，59 例嗅觉恢复。其作用机制是小剂量、低能量激光照射具有刺激整个机体及组织再生、抗炎和扩张血管的作用，改善了组织代谢的过程。

（三）手术治疗

1. 鼻腔黏软骨膜下填塞术　Fanous 和 Shehata 应用硅橡胶行鼻腔黏骨膜下填塞术，在上唇龈沟做切口，分别分离鼻底和鼻中隔的黏软骨膜，然后填入硅橡胶模条至鼻底或鼻中隔隆起，使鼻腔缩小，分别治疗 10 例和 30 例萎缩性鼻炎患者，前者 70% 症状明显改善，后者 90% 有效。硅橡胶作为缩窄鼻腔的植入物，优点是性能稳定，具有排水性，光滑软硬适度，容易造型，耐高压无抗原性，不被组织吸收，不致癌，手术操作简单，疗效较好，根据病情可分别植入鼻中隔、鼻底、下鼻甲等处。部分病例有排斥现象，与填塞太多、张力过大、黏膜破裂有关。

Sinha 应用丙烯酸酯在鼻中隔和鼻底黏骨膜下植入 60 例，切口同 Fanous 和 Shehata 的操作，36 例近期愈合，14 例好转，经 2 年的观察，由于植入物的脱出和鼻中隔穿孔，约 80% 的患者症状复原，20%

脱出者症状长期缓解，可能与植入物的稳定性有关，经临床比较效果逊于硅橡胶。

徐鹤荣、韩乃刚、虞竟等分别报道应用同种异体骨或同种异体鼻中隔软骨行鼻腔黏骨膜下填塞治疗萎缩性鼻炎，效果良好，未发现有软骨或骨组织吸收、术腔重新扩大的情况，认为同种异体骨或软骨是比较好的植入材料，但术后必须防止感染，虞竟报道有 4 例因感染、切口裂开而失败。

Sinha 报道应用自体股前皮下脂肪植入鼻腔黏骨膜下 4 例，2 例有效，2 例无效，可能与脂肪较易吸收有关。还有报道称应用自体髂骨、自体肋软骨、自体鼻中隔软骨等行鼻腔黏骨膜下填塞，效果优于自体脂肪组织填塞，但均需另做切口，增加了损伤及患者的痛苦。

刘永义等采用碳纤维行下鼻甲、鼻中隔面黏骨膜下充填成形术，部分病例同时补以鼻旁软组织瓣或鼻中隔含血管的黏软骨膜瓣，总有效率达 90%，鼻黏膜由灰白色变为暗红色，干痂减少或消失，黏膜由干燥变为湿润。此手术方案可使下鼻甲、鼻中隔隆起，缩小鼻腔，并能改善局部血液循环，增加组织营养，促进腺体分泌，可从根本上达到治疗目的。

喻继康报道应用羟基磷灰石微粒人工骨种植治疗萎缩性鼻炎 10 例，效果满意。羟基磷灰石是骨组织的重要成分，为致密不吸收的圆柱形微粒，其生物相容性良好，无排斥反应，可诱导新骨生成，与骨组织直接形成骨性结合，细胞毒性为 0 级，溶血指数为 1.38%，是一种发展前景较好的填充物。

2. 鼻腔外侧壁内移术　亦称 Lautenslager 氏手术。这种手术有一定的疗效，能起到缩窄鼻腔的作用，但组织损伤多，患者反应大，有时内移之外侧壁又有复位。黄选兆为了解决这个问题，采用白合金有机玻璃片为固定物，克服了固定上的缺点，治疗 32 例 51 例患者，疗效满意，术后经 5～15 年随访，有效率达 88.24%。此手术可使鼻腔外侧壁内移 5～8mm，严重者虽可在鼻腔黏膜下加填塞物，但术前鼻腔宽度 >9mm 者，效果较差。上颌窦窦腔小、内壁面积小或缺损者不宜行此手术。术前的上颌窦影像学检查可预知手术效果，而且十分必要。

3. 前鼻孔封闭术（Young 氏手术）　Young 采用整形手术封闭一侧或两侧鼻孔，获得了优于鼻腔缩窄术的效果。手术方法为在鼻内孔处做环行切口，在鼻前庭做成皮瓣，然后缝合皮瓣封闭鼻孔，阻断鼻腔的气流。封闭 1 年以上再打开前鼻孔，可发现鼻腔干净，黏膜正常。封闭两侧前鼻孔时，患者需经口呼吸，有些患者不愿接受。林尚泽、罗耀俊等经过临床手术观察，<3mm 的鼻前孔部分封闭，不仅可以保留患者经鼻呼吸的功能，而且长期效果不亚于全部封闭者，但如前鼻孔保留缝隙 >3mm，则成功率下降。

4. 鼻前庭手术　Ghosh 采用鼻前庭手术，系将呼吸气流导向鼻中隔，减少气流对鼻甲的直接冲击，有效率达到 92%。这种手术一期完成，不需再次手术，患者容易接受。

5. 腮腺导管移植手术　腮腺导管移植手术系将腮腺导管移植于鼻腔或上颌窦内，唾液可使窦腔、鼻腔的萎缩黏膜上皮得以湿润，经过一段时间的随访观察，效果良好。手术方法几经改进，最后将腮腺导管开口处做成方形黏膜瓣，以延长导管长度，在上颌窦的前外壁造口后引入上颌窦腔。此手术方法的缺点是进食时鼻腔流液，且易发生腮腺炎。

6. 中鼻甲游离移植手术　聂瑞增报道治疗鼻炎、鼻窦炎、继发萎缩性鼻炎的病例，对有中鼻甲肥大而下鼻甲萎缩者，将中鼻甲予以切除，将切除的中鼻甲游离移植于纵行切开的下鼻甲内，使下鼻甲体积增大重新隆起，治疗 10 例患者，经 0.5～4 年的随访观察，患者症状消失或明显减轻，效果满意。

7. 上颌窦黏膜游离移植术　日本学者石井英男报道对萎缩性鼻炎患者先行唇龈沟切口，将上颌窦前壁凿开，剥离上颌窦黏膜并形成游离块，然后将下鼻甲黏膜上皮刮除。将上颌窦游离黏膜块移植于下鼻甲表面。经过对患者的随访观察，大部分患者症状改善。

8. 带蒂上颌窦骨膜－骨瓣移植术　Rasmy 介绍应用上唇龈沟切口，在上颌窦前壁凿开一适宜的上颌窦前壁骨膜－骨瓣，将带骨膜蒂移植于预制好的鼻腔外侧壁黏膜下术腔。使鼻腔外侧壁隆起，以缩小鼻腔，但在分离鼻腔外侧壁黏膜时，应注意防止黏膜破裂。15 例手术后随访，13 例鼻腔外侧壁隆起无缩小，2 例缩小 1/4，干燥黏膜也趋于湿润，并渐恢复为假复层柱状纤毛上皮。

9. 带蒂唇龈沟黏膜瓣下鼻甲成形术　张庆泉报道应用上唇龈沟黏膜瓣下鼻甲成形术治疗萎缩性鼻炎。先在上唇龈沟做带眶下动脉血管蒂的唇龈沟黏膜及黏膜下组织瓣，长 2～5cm，宽 1cm，黏膜瓣的大小要根据鼻腔萎缩的程度来定。因为蒂在上方，所以黏膜瓣为 2 个断端。内侧端稍短，外侧端稍长，蒂长约 2cm，宽约 1cm，蒂的内侧要紧靠梨状孔，在鼻阈处做成隧道，隧道内侧端在下鼻甲前端，然后在下鼻甲表面做约 2cm 的纵行切口，稍做分离，使之成"V"形，将预制好的带蒂黏膜瓣穿经鼻阈处隧道，移植于做好的下鼻甲的"V"形创面上，使下鼻甲前端隆起，鼻腔缩小。这种手术方法，不仅缩小了鼻腔，还增加了鼻腔的血液循环，使鼻腔血流明显增加，萎缩黏膜营养增加，明显改善了临床症状，报道 20 例 33 侧，经过 4 年的随访观察，痊愈 18 例，好转 2 例。从症状消失的时间来看，鼻干、头昏和头痛、咽干等症状术后最先减轻或消失。术后鼻塞暂时加重，约 15 天后渐有缓解。术后鼻臭即有减轻，但完全消失需 1～3 个月至痂皮消失时。黏膜渐变红润，潮湿，分泌物渐有增多。咽喉部萎缩情况恢复早于鼻腔。嗅觉减退者多数恢复较好，嗅觉丧失者多不能恢复。术前术后鼻血流图显示在术后短期无变化，6～12 个月复查鼻血流好转。术前术后鼻腔黏膜上皮变化显示，术后 1～2 年鼻腔黏膜均不同程度恢复为假复层柱状纤毛上皮。

10. 交感神经切断术　切断交感神经纤维或切除神经节以改善鼻腔黏膜血液循环。有人主张切断颈动脉外膜之交感神经纤维、切除蝶腭神经节，亦有提倡切除星状交感神经节者。这些手术操作复杂，效果亦不满意，故临床很少采用。

（杨　培）

第四节　干燥性鼻炎

干燥性鼻炎以鼻黏膜干燥，分泌物减少，但无鼻黏膜和鼻甲萎缩为特征的慢性鼻病。有学者认为干燥性鼻炎是萎缩性鼻炎早期表现，但多数学者认为二者虽临床表现相似，但属不同疾病，干燥性鼻炎多不会发展为萎缩性鼻炎。

一、病因

病因不明，可能与全身状况、外界气候、环境状况等有关。

1. 气候干燥、高温或寒冷，温差大的地区，易发生干燥性鼻炎，如我国北方，特别是西北地区，气候十分干燥，风沙和扬尘频繁，人群发病率很高。

2. 工作及生活环境污染严重，如环境空气中含有较多粉尘，长期持续高温环境下工作，好发本病。大量吸烟也易发病。

3. 全身慢性病患者易患此病，如消化不良、贫血、肾炎、便秘等。维生素缺乏：如维生素 A 缺乏，黏膜上皮发生退行性病变、腺体分泌减少。

4. 维生素 B_2 缺乏可导致上皮细胞新陈代谢障碍，黏膜抵抗力减弱，易诱发本病。

二、病理

鼻腔前段黏膜干燥变薄，上皮细胞纤毛脱落消失，甚至退化变性由假复层柱状纤毛上皮变成立方或鳞状上皮。基底膜变厚，含有大量胶质，黏膜固有层内纤维组织增生，并有炎性细胞浸润。腺体及杯形细胞退化萎缩。黏膜表层可有溃疡形成，大小、深度可不一。但鼻腔后部的黏膜及鼻甲不萎缩。

三、临床表现

中青年多见，无明显性别差异。

1. 鼻干燥感　为本病主要症状。涕少，黏稠不易排出，形成痂块或血痂。少数患者可出现鼻咽部和咽部干燥感。

2. 鼻出血　由于鼻黏膜干燥，黏膜毛细血管脆裂，极小的损伤也可引起鼻出血，如擤鼻、咳嗽、打喷嚏等。

3. 鼻腔刺痒感　患者常喜揉鼻、挖鼻、擤鼻以去除鼻内的干痂。

四、检查

鼻黏膜干燥、充血，呈灰白色或暗红色，失去正常光泽。其上常有干燥、黏稠的分泌物、痂皮或血痂。有时黏膜表面糜烂，出现溃疡，黏膜病变以鼻腔前段最为明显。少数溃疡深，累及软骨，可发生鼻中隔穿孔。

五、诊断及鉴别诊断

诊断不难，根据症状和鼻腔检查可明确，但需与萎缩性鼻炎、干燥综合征等鉴别。

1. 萎缩性鼻炎以鼻黏膜及鼻甲的萎缩为病变特征，鼻腔宽大，下鼻甲萎缩。晚期鼻内痂块极多，可呈筒状，味臭。嗅觉障碍常见。本病仅为鼻黏膜干燥而无鼻黏膜和鼻甲的萎缩，无嗅觉减退。

2. 干燥综合征除鼻干外，其他有黏膜的地方也会出现干燥感，如眼干、咽干、阴道分泌物减少。同时伴有腮腺肿大，关节肿痛等症状。免疫学检查可确诊。

3. 出现鼻中隔穿孔时，应除外鼻梅毒。鉴别要点：①鼻梅毒患者有梅毒病史或其他梅毒症状。②梅毒侵及骨质，穿孔部位常在鼻中隔骨部，本病鼻中隔穿孔多在软骨部。③梅毒螺旋体血清试验，包括荧光螺旋体抗体吸收试验（FTA－ABS）、梅毒螺旋体微量血凝试验（MHA－TP）等。试验以梅毒螺旋体表面特异性抗原为抗原，直接测定血清中的抗螺旋体抗体。

六、治疗

1. 根据病因彻底改善工作、生活环境，加强防护。

2. 适当补充各种维生素，如维生素 A、维生素 B、维生素 C 等。

3. 鼻腔滴用复方薄荷滴鼻剂，液体石蜡、植物油等。

4. 鼻腔涂抹金霉素或红霉素软膏。

5. 每天用生理盐水进行鼻腔冲洗。

6. 桃金娘油 0.3g，2 次/日。稀释黏液，促进分泌刺激黏膜纤毛运动。

（杨　培）

第五节 职业性鼻炎

职业性鼻炎是指由于接触出现在工作环境中的气传颗粒而导致的鼻炎，可为变态反应或理化刺激引起高敏反应。在特定的工作环境下出现的间断或者持续的鼻部症状（如鼻塞、打喷嚏、流鼻涕、鼻痒）和（或）鼻部气流受限及鼻分泌物增多，脱离工作环境则不会被激发。根据与工作的关系可分为两种，一种是完全由特定的工作环境引起，第二种是既往就有鼻炎，在工作环境下症状加重。职业性鼻炎患者会发展为哮喘的比例尚不明确，但职业性鼻炎的患者出现职业性哮喘的危险性明显增加。

一、病因

病因可包括实验室动物（大鼠、小鼠、豚鼠）、木屑（特别是硬木如桃花心木、西部红松）、螨虫、乳胶、酶、谷类，以及化学试剂如无水物、胶水、溶剂等。

二、临床表现

1. 病史　病史包括患者有典型的鼻炎症状（如鼻塞、打喷嚏、流鼻涕、鼻痒），与非职业性鼻炎症状类似，IgE 介导的职业性鼻炎患者结膜炎症状更明显。症状与工作密切相关，患者在从事目前工作尚未发病时间（潜伏阶段）；可能接触的引起或者加重症状的试剂，离开工作后症状缓解的时间（如：周末或假期）。

2. 查体　用前鼻镜或者鼻内镜检查鼻黏膜，排除其他类型鼻炎或者加重鼻塞的疾病（如：鼻中隔偏曲、鼻息肉）。

3. 鼻塞的评估　用鼻阻力测量、鼻声反射、峰流速仪等客观方法评估鼻塞程度，缺点是个体差异大，不能完全依赖检测数据，但在鼻激发后测量数据更有意义。

4. 鼻腔炎症的检测　鼻分泌物检测炎症细胞和介质，鼻腔盥洗和活检的方法并不实用。

非特异性鼻反射检测：用组胺、乙酰胆碱或者冷空气等进行激发试验来检测。

5. 免疫学检测　IgE 介导的职业性鼻炎，可用皮肤点刺试验和血清特异性 IgE 检测，但其敏感性和特异性比鼻激发试验差，无症状的暴露个体可出现阳性结果，如变应原选择合适，阴性结果可除外职业性鼻炎。

6. 鼻激发试验　目前该方法被认为是诊断职业性鼻炎的金标准，鼻激发试验可在实验室进行，也可在工作环境进行，该方法被 EAACI（欧洲变态反应和免疫协会）推荐使用，该方法的主要局限性是阳性标准未统一。

三、诊断及鉴别诊断

诊断包括评估患者是否有鼻炎症状，以及鼻炎症状同工作的关系，需要通过客观方法来证实，因为误诊可能会导致严重的社会和经济问题，诊断步骤包括病史、鼻腔检查、免疫学检查和鼻激发试验，另外关于患者是否累及下呼吸道则需要通过调查问卷、峰流速仪、非特异性的气道反应监测来明确。

四、治疗

治疗目的：减少鼻部症状对患者生活质量的影响及防止发展为哮喘。

1. 环境干预 减少接触致病试剂，是最有效办法，但这往往意味着更换工作从而产生实际的社会经济问题。

2. 药物治疗 与非职业性变应性鼻炎治疗方法相似，但与避开或者减少接触致敏试剂相比，后者更合适。

3. 免疫治疗 有报道用啮鼠动物蛋白、面粉和乳胶等进行免疫治疗控制职业性鼻炎，但其效果仍需更多的研究资料证实。

4. 预防 一级预防就是控制工作环境，防止暴露于易致敏的试剂环境，这是防止发展成为职业性鼻炎最有效的方法，二级预防是早期发现职业性鼻炎患者，采取有效措施控制鼻炎的持续时间和严重程度。三级预防仅适用于已确诊患者，因为职业性鼻炎是发展成为职业性哮喘的危险因素，故预防职业性鼻炎也预防了职业性哮喘。

（杨 培）

第六节 鼻息肉

一、概述

鼻息肉是鼻-鼻窦黏膜慢性炎症性疾病，以极度水肿的鼻黏膜在中鼻道形成息肉为临床特征。发病人数占总人数的 1%～4%，但在支气管哮喘、阿司匹林耐受不良、变应性真菌性鼻窦炎及囊性纤维化患者中，发病率在 15% 以上。发病多在中年以上人群中，男性多于女性。息肉多源自窦口鼻道复合体和嗅裂。

二、临床表现及诊断

1. 症状 持续性鼻塞，嗅觉减退；鼻腔分泌物增多；影响鼻窦引流，可引起鼻窦炎；阻塞咽鼓管咽口可出现耳鸣、耳闷和听力下降；后鼻孔息肉常表现为单侧进行性鼻塞，呼气时经鼻呼气困难。

2. 鼻腔检查 鼻腔内可见一个或多个表面光滑，灰白色、淡黄色或淡红色的半透明如荔枝肉状肿物，触及柔软，一般不易出血，但出血坏死性息肉则触及易出血；多次手术复发者基地宽，不易移动；息肉小者需收缩鼻腔后可见，息肉大者可突至前鼻孔，向后突至后鼻孔及鼻咽部；后鼻孔息肉可见蒂茎自中鼻道向后伸展，位于后鼻孔或鼻咽部。巨大鼻息肉可致外鼻变形，鼻背变宽，形成"蛙鼻"。

3. 影像学检查 鼻窦 CT 扫描，了解病变程度和范围，包括鼻腔的结构。

4. 本病应与下列疾病相鉴别 鼻腔内翻性乳头状瘤、鼻咽纤维血管瘤、鼻腔恶性肿瘤、鼻内脑膜-脑膨出。

三、治疗

鼻息肉的治疗主张综合治疗，包括药物治疗和手术治疗。值得注意的是，鼻息肉的复发多数是因缺乏有效的、规范的和系统的药物治疗。

1. 药物治疗

（1）糖皮质激素：目前除手术之外，糖皮质激素是治疗鼻息肉最有效的药物之一，术前应用可使鼻息肉体积缩小，鼻塞改善，术后应用可防止或延缓鼻息肉复发。

1）鼻用糖皮质激素：鼻用糖皮质激素具有较强的局部抗炎作用，可减少鼻息肉组织中淋巴细胞数目，抑制细胞因子的合成，亦可减少鼻息肉组织中嗜酸粒细胞的数目和活化状态。鼻息肉术后鼻内局部使用激素时间通常为 3~6 个月。

2）全身用糖皮质激素：短期全身使用糖皮质激素可减小和控制鼻息肉的生长。术前在鼻用激素的基础上，配合口服激素 3~5 天，可以明显减小鼻息肉。对伴有哮喘患者或有明显变应性因素者，给予激素口服可减少支气管高反应性，缓解症状。

（2）黏液稀化剂：慢性鼻窦炎鼻息肉患者，尤其是由前期手术史者，鼻腔鼻窦黏液纤毛清除功能遭破坏，导致炎症的恶性循环。黏液稀化剂的作用包括：①碱化黏液，降低黏液的黏滞度。②β 拟交感效应，增强纤毛活性，调节分泌。③恢复黏液毯的构成比例：对维护和促进恢复黏液纤毛清除系统功能有重要意义。如桃金娘科树叶提取物（如标准桃金娘油 0.3g 口服，每日 2 次，疗程 3~6 个月），鼻息肉术后使用一般应持续 3~6 个月，最好根据鼻腔分泌物的多少和黏膜状况，确定使用时间。

（3）鼻用减充血剂：建议使用盐酸羟甲唑啉喷鼻，如果连续使用应限制在 7 天以内。

（4）其他药物：如白细胞三烯受体拮抗剂、抗组胺药（如氯雷他定片 10mg 空腹，每日 1 次，口服 5~7 天）等，可以起到抗变态反应和抗炎的作用。

2. 手术治疗

（1）手术时机：规范化药物治疗 6~8 周以上仍无效时。治疗无效的判断标准包括：①症状无明显缓解，或者患者自觉症状缓解不满意要求手术。②鼻内镜检查鼻黏膜炎症未得到有效控制，或与此有关的分泌物无明显减少。③鼻窦影像学检查提示病灶仍较广泛或窦口引流不畅等。

（2）术前处理：①术前检查鼻窦 CT，变应性因素评估及与手术有关的检查，如心电图、胸片、血常规、凝血功能、术前标志物、肝功肾功等。②术前用药，如同前述规范药物治疗方案，最好于术前 2 周开始。③术前对患者症状评估，知情同意及沟通。④手术前修剪鼻毛，术前 30 分钟使用止血药、镇静药物。⑤麻醉方式选择应依据病情的严重程度及结合患者要求，选择局部麻醉或全身麻醉。⑥手术器械应选择合适正确的手术器械对手术效果起一定作用。

（3）手术方法：主要有圈套法和电动切吸法。

1）圈套法：鼻腔在丁卡因 + 肾上腺素表面麻醉下，用鼻镜或鼻内窥镜，明视下，了解息肉大小，范围以及根蒂位置，和周围组织有无粘连，用鼻圈套器伸入鼻腔，沿鼻中隔平面插至息肉下部，转动钢丝圈套住息肉，并将圈套器顶端向息肉的蒂部推进，逐渐收紧钢丝圈，但又不能紧到切除息肉程度，然后用力向下急速拉出，使息肉连同根蒂一并摘除。可用丁卡因 + 肾上腺素棉片压迫止血，稍待片刻后取出，再将深部息肉同法切除。若有残留根蒂可用鼻息肉钳挟住后，旋转拉下，拉出息肉时，有时筛房被开放，鼻窦内有息肉应将息肉、息肉样变的黏膜切除，鼻窦内无息肉，有脓，应扩大窦口，吸净脓液，清除病变黏膜。术后鼻腔填塞。

2）电动切吸法：鼻内窥镜直视下，手术中借助电动切割器将息肉或息肉样变的黏膜组织切吸干净。术后鼻腔填塞。

（4）术后处理：①术后注意避免用力擤鼻，避免剧烈活动，清淡温凉饮食。②应用抗生素 1 周，预防感染（如青霉素钠粉针800万U，静脉滴注，每日1次）。③术后全身使用糖皮质激素，抽出鼻腔填塞物后局部使用糖皮质激素3个月以上。④酌情使用抗组胺药物（如氯雷他定片10mg空腹口服，每日1次）。⑤术后黏液稀化剂口服（如标准桃金娘油0.3g口服，每日2次，疗程3~6个月）。⑥鼻腔局部使用油剂，软化结痂，有利于结痂排出。⑦局部鼻用减充血剂。⑧鼻腔冲洗对术腔清洁和保持湿润起重要作用，通常持续3个月左右。⑨鼻窦内窥镜复查半年。

（5）手术并发症及其处理

1）出血：术中损伤筛前动脉、筛后动脉、蝶腭动脉或其分支如鼻腔后外侧动脉等，处理：①因鼻部血管损伤引起的出血可经鼻腔填塞或双极电凝止血。②保守治疗出血不止者，可考虑行经上颌窦做蝶腭动脉结扎术。

2）鼻腔粘连：鼻腔粘连常因术后换药不及时或清理不当，特别是中鼻甲与鼻腔外侧壁粘连，可以阻塞上颌窦和额窦开口，导致炎症经久不愈或复发。多数的鼻腔粘连不会引起临床症状，如随访中发现粘连可在局部麻醉下分离。

鼻息肉的基本病理改变是鼻腔鼻窦黏膜的慢性炎症反应，外科手术并不能改变黏膜的这种状态，只能除去息肉解除鼻塞，易再复发。临床观察大约1/5鼻窦炎鼻息肉术后复发病例与变应性鼻炎有关。单纯鼻息肉的术后复发率通常为15%~20%，而有变态反应素质的鼻息肉患者术后复发率可上升至40%~70%。

（杨　培）

第七节　变应性鼻炎

变应性鼻炎是发生在鼻黏膜的变态反应性疾病，以鼻痒、喷嚏、鼻分泌亢进、鼻黏膜肿胀等为其主要特点。分为常年性和季节性，后者又称"花粉症"。变应性鼻炎的发病与遗传及环境密切相关。

一、概述

（一）病因

常年性变应性鼻炎的变应原和季节性变应性鼻炎的变应原不同，引起常年性变应性鼻炎的变应原主要为吸入物，临床上常见的主要的变应原有屋尘、螨、昆虫、羽毛、上皮、花粉、真菌等，其次是食物和药物。临床上引起花粉症者大多属于风媒花粉（靠风力传播的花粉）。

（二）发病机制

本病发病机制属IgE介导的Ⅰ型变态反应。

当特应性个体吸入变应原后，变应原刺激机体产生特异性IgE抗体结合在鼻黏膜浅层和表面的肥大细胞、嗜碱性粒细胞的细胞膜上，此时鼻黏膜便处于致敏状态。当相同变应原再次吸入鼻腔时，即与介质细胞表面的IgE"桥连"，导致以组胺为主的多种介质释放，这些介质引起毛细血管扩张，血管通透性增加，平滑肌收缩和腺体分泌增多等病理变化，机体处于发敏状态，临床上则表现为喷嚏、清涕、鼻塞、鼻痒等症状。上述病理改变在缓解期可恢复正常，如多次反复发作，导致黏膜肥厚及息肉样变。

二、临床表现

1. 喷嚏　每日数次阵发性发作，每次>3个，甚至连续十几个或数十个。多在晨起或夜晚或接触过敏源后立即发作。

2. 鼻涕　大量清水样鼻涕，有时可不自觉地从鼻孔滴下。

3. 鼻塞　轻重程度不一，季节性变应性鼻炎由于鼻黏膜水肿明显，鼻塞常很重。

4. 鼻痒　季节性鼻炎尚有眼痒和结膜充血。

5. 嗅觉减退　由于鼻黏膜水肿引起，但多为暂时性的。

三、检查

鼻镜所见，常年性者，鼻黏膜可为苍白、充血或浅蓝色。季节性者，鼻黏膜常呈明显水肿。如并发感染，则黏膜暗红，分泌物呈黏脓性或脓性。

四、诊断

1. 常年性变应性鼻炎　根据其常年发病的特点以及临床检查所见。但需与其他类型的非变应原性的常年性鼻炎相鉴别。

2. 季节性变应性鼻炎　发病具有典型的地区性和季节性，就某一地区的某一患者而言，其每年发病的时间相对固定。

五、鉴别诊断

常年性变应性鼻炎需与其他类型的非变应原性的常年性鼻炎相鉴别，见表8-2。

表8-2　不同类型常年性鼻炎的鉴别要点

鉴别要点	常年性变应性鼻炎	嗜酸性粒细胞增多性非变应性鼻炎	血管运动性鼻炎
病因	I型变态反应	不清楚	血管反应性增多
鼻痒和喷嚏	+++	++++	+
鼻分泌物量	+++	++++	+
鼻涕倒流	+-	+-	++
鼻黏膜充血	-	-	++
鼻黏膜苍白	++	++	-
鼻黏膜水肿	+++	+++	+-
鼻分泌物嗜酸性粒细胞	+	+	
特异性皮肤试验	阳性	阴性	阴性
特异性 IgE	升高	正常	正常
个人及家庭病史	+	-	-
治疗	糖皮质激素、抗组胺药	糖皮质激素	减充血剂

六、并发症

主要有变应性鼻窦炎、支气管哮喘和分泌性中耳炎。

七、治疗

（一）非特异性治疗

1. 糖皮质激素　具有抗炎抗过敏作用。临床上分全身和局部用药 2 种，局部为鼻喷雾剂，是糖皮质激素的主要给药途径。局部不良反应主要是鼻出血和鼻黏膜萎缩。因此不论全身或局部用药都要掌握好剂量和适应证。

2. 抗组胺药　实为 H_1 受体拮抗剂，可以迅速缓解鼻痒、喷嚏和鼻分泌亢进。传统的抗组胺药如氯苯那敏等，其中不良反应主要是嗜睡与困倦。新型的抗组胺药如阿司咪唑、氯雷他定等，抗 H_1 受体的作用明显增强，但临床使用要掌握适应证，权衡利弊，防止心脏并发症的发生。

（二）特异性治疗

1. 避免与变应原接触。
2. 免疫疗法　主要用于治疗吸入变应原所致的 I 型变态反应。

（三）手术治疗

1. 并发鼻中隔偏曲，变应性鼻窦炎鼻息肉者可考虑手术治疗。
2. 选择性神经切断术包括翼管神经切断、筛前神经切断等，是用于部分患者，不应作为首选治疗。
3. 行下鼻甲冷冻、激光、射频、微波等可降低鼻黏膜敏感性。

（杨　培）

第八节　血管运动性鼻炎

一、概述

血管运动性鼻炎是神经内分泌对鼻黏膜血管、腺体功能调节失衡而引起的一种高反应性鼻病。该病以青壮年患者居多，无性别差异。其发病机制一般认为与自主神经功能失调有关。

二、临床表现及诊断

1. 临床类型

（1）鼻溢型：大量清水样鼻涕为主要特征，多伴有发作性喷嚏。鼻内发痒，常无结膜受累、眼痒等症状。

（2）鼻塞型：鼻塞为主要症状，多为间歇性。

2. 鼻镜检查　鼻黏膜暗红色或浅蓝色或苍白色；有时一侧暗红一侧苍白水肿。鼻甲肿大者对 1% 麻黄碱反应良好，病程长或反复使用血管收缩剂者，则对 1% 麻黄碱反应差。

3. 诊断与鉴别　几乎每个人都会有偶然的鼻部症状，区分正常鼻和患病鼻有时比较困难。这需要接诊医师仔细询问病史，细心检查，认真分析诱发因素，鼻部症状每天累计超过 1 小时，病程长达一个月以上者，在排除下列疾病后，可考虑为血管运动性鼻炎。

（1）变应性鼻炎：症状同于鼻溢型血管运动性鼻炎，但变应原皮肤试验阳性，鼻分泌物中有大量嗜酸性粒细胞和嗜碱性细胞。

（2）高反应性鼻炎：病因不明，可能与鼻黏膜感觉神经C类纤维功能亢进有关。鼻黏膜高度敏感，温度、触觉、味觉的变化均可作为诱因，临床症状以发作性喷嚏为主，发作突然，消失亦快，各项检查一般无典型发现。

（3）非变应性鼻炎伴嗜酸性粒细胞增多综合征：鼻分泌物中有大量嗜酸性粒细胞，但无其他变态反应依据，也无明显诱因使症状发作，发病机制不清。

（4）急性鼻炎和慢性鼻炎：鼻分泌物常为黏液性或黏脓性，鼻分泌物中多为嗜中性粒细胞。

（5）阿司匹林不耐受三联征：鼻分泌物中可有大量嗜酸性粒细胞，患者有对水杨酸制剂或其他解热镇痛药过敏史和哮喘史，鼻内常有鼻息肉。

三、治疗

本病诱发因素多，发病机制复杂，治疗多采用综合治疗。

1. 避免或祛除诱发因素　改善工作环境和条件，稳定情绪，避免过度疲劳与紧张。对患者实施心理治疗或暗示性语言，有时也会收到明显效果。有内分泌因素引起者，可视情况请内分泌科医师协助治疗。

2. 药物治疗

（1）鼻减充血剂：鼻塞为主要症状者可选用。需注意药物性鼻炎的发生，可采取间断性或交替性给药。

（2）抗组胺药：不少非免疫性因素可引起肥大细胞释放组胺，故抗组胺药（如氯雷他定片10mg空腹口服，每日1次）对不少病例有较好疗效，对鼻痒和喷嚏症状明显者，可首选。

（3）抗胆碱药：适用于以鼻溢为主要症状者。

（4）糖皮质激素：通过减少细胞因子和趋化因子的释放而产生强烈的抗炎作用，故对血管运动性鼻炎的一些喷嚏症状明显、水样鼻涕较多且黏膜水肿明显的病例，有显著疗效。

3. 手术治疗

（1）手术时机：①经保守治疗1年以上症状不能控制且有加重趋势。②鼻内结构解剖异常影响通气或引流。③鼻黏膜增生性改变或有较大息肉。

（2）手术方式

1）解剖结构异常的矫正：能加重血管运动性鼻炎症状的鼻内结构解剖异常有鼻中隔偏曲和鼻内孔狭小。上述结构早期矫正可明显减轻症状，甚至可以治愈。

2）鼻黏膜增生或有较大息肉组织的切除：引起鼻塞的增生肥厚鼻甲或息肉组织，均应及时切除。

3）降低鼻内神经兴奋性：切断副交感神经纤维对鼻腔的支配，降低其兴奋性。具体手术有：①岩浅大神经切断术，手术需要开颅，一般患者不易接受。②翼管神经切断术，该手术可使喷嚏、水样鼻涕得到控制，但对鼻塞的改善较差，术后常并发眼干不适等，且远期疗效不肯定。翼管神经切断术，有经上颌窦进路、经腭进路、经鼻进路等传统的手术方法，应用于治疗血管运动性鼻炎和变应性鼻炎已取得了一定的效果。近年来由于鼻内窥镜技术的发展，提供了良好的视野和视角，增加了经鼻进路找到翼管外口和翼管神经的准确性。③筛前神经切断术，鼻黏膜表面麻醉，中鼻甲前端水平切口，暴露前筛区。打开筛漏斗进入前、中筛泡，向上清除筛房并于前颅底处寻找筛前神经进入鼻腔的骨管，切断筛前神经，关闭术腔。鼻腔填塞，术后给足量抗生素，2天后抽除鼻内纱条。但术后复发率高。

（杨　培）

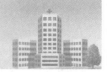

第九章　鼻外伤

第一节　外鼻软组织损伤

一、概述

　　鼻软组织损伤包括外鼻挫伤和裂伤两种。外鼻挫伤是指由打击或撞击所引起的皮下软组织损伤，多见于重物的碰撞、外力钝器的打击；裂伤又分为切割伤、撕裂伤、刺伤等。由锐利的刀刃、玻璃片等所引起损伤往往伤缘整齐，多呈直线，常称切割伤。由重物或钝器撞击或打击所致的软组织裂开一般伤缘不整齐，伤口很不规则，邻近组织损伤也较重，常称撕裂伤。刺伤多由尖细的木竹器、刀尖等刺入软组织所致，伤口细小，但可能较深。鼻部刺伤较少，伤口多与鼻腔、鼻窦等相通形成贯通伤。还有一种由高速度异物如弹片、金属碎屑进入组织所致的伤口，有进口而无出口，异物常存留于组织中，称为非贯通伤，但由于外鼻软组织体积较小，因而极少见。

二、临床表现及诊断

　　外鼻挫伤表现为鼻部软组织肿胀、皮下淤血等，可伴有鼻骨及面骨骨折，诊断容易，通过病史询问及常规查体即可明确。

　　对于鼻部裂伤的诊断，则需对受伤过程和伤口情况做较为详尽的收集，包括视诊、触诊、窥镜检查、X 射线拍片及 CT 检查等，查明鼻外伤属于哪一种，伤口污染情况如何，有无组织内异物存留，有无周围骨质骨折等，尤其需要了解邻近器官及全身损伤情况，以便分清轻重缓急，适当处理。

三、治疗

　　1. 单纯挫伤　早期可用冷敷或湿敷，以控制血肿与水肿的形成与发展；受伤 24 小时以后者可改用热敷，或局部理疗以促使肿胀和淤血消退。这种损伤如不伴有其他部位的开放性伤口，可进行止痛等对症处理，一般不需要使用抗生素。

　　2. 切割伤　应早期予以缝合处理，预后往往良好。

　　3. 撕裂伤、贯通伤等开放性伤口　因鼻部血管丰富，常以局部出血为主要症状，严重者可致休克，故应早期通过局部压迫、钳夹、缝扎、鼻腔填塞等方法进行止血，如条件允许，伤口止血可与清创、缝合过程一并进行。同时，破伤风抗毒素应列为常规使用。

（李　曼）

第二节　鼻骨骨折

一、概述

外鼻突出于面部中央，容易遭受撞击而发生鼻骨骨折。鼻骨上部厚而窄，较坚固。下端宽而薄，又缺乏支撑，故骨折多累及鼻骨下部。严重者常伴有鼻中隔骨折、软骨脱位、面部明显畸形、眶壁骨折等，如鼻根内眦部受伤使鼻骨、筛骨、眶壁骨折，则出现所谓"鼻额筛眶复合体骨折"。

二、临床表现及诊断

1. 病史及症状体征　①鼻骨骨折多为闭合性骨折，伤者有明显的面部遭受打击或撞击病史。②局部疼痛及触痛，伴有鼻阻、鼻腔出血，出血可多可少，但量往往不多。③可见鼻根部软组织肿胀和皮下淤血，以及鼻梁偏斜，骨折侧鼻背塌陷，有时可感知骨擦音。如肿胀明显可掩盖外鼻畸形。擤鼻后可出现伤侧下眼睑、颜面部皮下气肿。鼻腔可见黏膜肿胀，如有鼻中隔受累见中隔偏离中线，前缘突向一侧鼻腔。若有中隔血肿，中隔黏膜向一侧或两侧膨隆。若鼻中隔血肿继发感染，则引起鼻中隔脓肿，导致软骨坏死，鞍鼻畸形。

2. 检查　鼻骨侧位 X 射线检查，大部分可发现鼻骨下端骨折线。如高度怀疑骨折而 X 射线未能发现鼻骨骨折线者，应行鼻骨 CT 扫描并三维重建，加以甄别。

三、治疗

1. 一般治疗　鼻外有伤口者与一般外科处理相同。视情况考虑注射破伤风抗毒素和抗生素，伴有鼻出血者，宜先行止血处理。

2. 专科治疗

（1）外观无畸形的无错位性鼻骨骨折无须复位，需复位者应尽量在伤后 3 小时内行骨折复位，赶在组织肿胀发生之前不仅可使复位准确，且有利于早期愈合。若肿胀明显，可暂缓进行复位，待 5 ~ 7 天肿胀消退后再复位，但不宜超过 10 天，以免发生错位愈合，增加处理困难。方法：先以鼻腔收敛剂如 1% 麻黄碱收缩鼻腔黏膜，1% 丁卡因鼻黏膜表面麻醉 2 ~ 3 次。用复位器伸入鼻骨下塌处，置于鼻骨之下将其抬起，此时常可听到鼻骨复位时的"咔嚓"声。复位器伸入鼻腔勿超过两侧内眦连线，以免损伤筛板。有鼻中隔软骨脱位也应同步复位：将复位器的两叶伸入两侧鼻腔，置于中隔偏曲处的下方，挟住鼻中隔垂直向上移动，即可使脱位的中隔复位。复位后鼻腔须行填塞，以便起到支撑和止血的作用。填塞物如为一般凡士林纱条，在鼻腔滞留时间一般不超过 48 小时。

（2）疑有鼻中隔血肿可穿刺抽吸确诊，鼻中隔血肿内的血块很难自行吸收，须早期手术切开清除，以免发生脓肿及软骨坏死。沿鼻中隔前缘做"L"形切口，切口要足够大，并放置橡皮引流片，以利彻底引流，必要时反复术腔冲洗或负压吸引。术后鼻腔填塞，以防复发，并用足量抗生素。

（3）对开放性鼻骨骨折，应争取一期完成清创缝合与鼻骨骨折的复位等。鼻中隔损伤出现偏曲、脱位等情况时，如鼻腔内复位不成功亦应做开放复位。对鼻骨粉碎性骨折，应视具体情况做切开固定（如局部缝合固定、金属板固定等），同时行鼻腔内填塞，时间应适当延长。鼻额筛眶复合体骨折多并发严重的颅脑损伤，以开放复位为宜。使用多个金属板分别对鼻骨及其周围断离的骨进行固定并同上鼻腔填压固定。

（4）鼻骨骨折复位后，尤其是开放复位或行鼻中隔切口后，应足量使用抗生素。

（李　曼）

第三节　鼻窦骨折

鼻窦围绕在鼻腔周围，上临颅脑，旁及眼眶，当颜面软组织发生挫伤或裂伤时，须考虑鼻窦发生骨折的可能，严重的鼻窦骨折可伴有脑部、眼部症状及严重的鼻出血。

鼻窦骨折以发生在上颌窦或额窦者多见，筛窦次之，蝶窦最少。前组鼻窦外伤多与颌面部创伤同时发生，后组鼻窦骨折多与颅底外伤同时存在，严重外伤所致的鼻窦骨折，常伴有颅面骨骨折。对这类骨折如能早期进行复位，效果较好。因鼻窦骨折所引起的移位皆由外力所致，并无肌拉力的作用，只需在复位后加以保护，即可在正常位置上愈合。

一、上颌窦骨折

（一）概述

上颌窦骨折多由外界暴力直接撞击引起，可发生在额突、眶下孔、内壁及上牙槽突等处，以前壁塌陷性骨折最常见。

（二）临床表现及诊断

此型骨折外伤早期由于软组织淤血肿胀，面部畸形可不甚明显，肿胀消退可见明显面部塌陷。如上颌窦骨折和鼻骨、颧骨、上颌骨以及眶骨骨折联合出现可出现复视、呼吸道阻塞、咬合错位、颜面畸形等症状。

（三）治疗

1. 线性骨折或骨折间骨质　无明显错位，仅上颌窦有积血，预计不会出现面部畸形者，无须外科治疗，予以抗感染、止血、鼻收敛剂滴鼻等。

2. 上颌窦骨折　①导致面部畸形者：应尽可能早期整复，一般要求在伤后24小时内进行，因超过此时限常有软组织肿胀，增加了操作难度。如错过早期整复时机，可待软组织肿胀基本消退后再予复位。②上颌窦前壁骨折内陷：可在下鼻道开窗或采用上颌窦根治术进路，用剥离子等金属器伸入窦内将骨折部分抬起复位，窦内填塞碘仿纱条以做固定。③上壁（眶底）骨折采用上颌窦根治术进路，用器械抬起骨折部分，窦内亦填塞碘仿纱条以做固定与支撑，约一周后经下鼻道窗口取出纱条。④下壁骨折即上牙槽突骨折：建议请口腔颌面科医生，进行复位固定处理，尽可能达到解剖复位。

二、额窦骨折

（一）概述

额窦骨折按骨折部位分为前壁骨折、后壁骨折、底部骨折和复合骨折，骨折以额窦前壁常见，骨折又可分为线型骨折、凹陷型骨折、粉碎型骨折3种。

（二）临床表现及诊断

其临床表现较为复杂，单纯额窦骨折主要引起鼻出血、额部肿胀或凹陷、眶上缘后移、眼球下移等，因额窦前壁有骨髓，前壁骨折时有继发骨髓炎的可能；鼻额筛眶复合体骨折，常并发鼻额管骨折、泪器损伤和视力障碍；额骨前后壁复合骨折时，常有脑膜损伤，可出现颅前窝积气、血肿或脑脊液鼻漏，有引起颅内严重感染的可能。

（三）治疗

根据伤情、临床表现并借助X射线、CT等影像资料，尽早明确骨折类型，个性化处理，防止并发症的发生。

1. 单纯性线型骨折　无须外科治疗，仅以鼻收敛剂滴鼻保持鼻额管通畅，给予抗生素即可。前壁骨折额部塌陷，可沿眉弓切开，以剥离子进入额窦，挑起塌陷的骨片，使其复位。此法不成，可将窦底凿开，用鼻中隔分离器伸入窦内复位。缝合伤口，应用抗生素以预防骨髓炎。术后消毒鼻前孔，禁止擤鼻。

2. 复杂性骨折　应行常规外科清创，清除窦腔内异物、血块或游离的碎骨片，尽可能保留窦腔黏膜，为预防因鼻额管阻塞引起额窦黏液囊肿，应重建鼻额管通道，恢复额窦引流。临床上可根据实际情况，从额窦底放置一个硅胶扩张管至鼻腔，至完全愈合后取出。后壁凹陷性或粉碎型骨折者，应检查有无脑膜撕裂、脑脊液鼻漏，以便及时用筋膜或肌肉修补。须注意给以足量抗生素控制感染。

如同时伴有眶内或颅内损伤，应请相关科室会诊，根据病情轻重缓急，及时协同处理。

三、筛窦骨折

（一）概述

单独筛窦骨折少见，因筛骨水平板及筛顶均为颅前窝底的一部分，且骨质菲薄，与硬脑膜连接紧密，故筛窦骨折易伴发脑脊液漏；后组筛窦与视神经管毗邻，故外伤有可能损伤视神经；如果筛窦损伤累及筛前动脉，则会导致剧烈鼻出血。筛窦、额窦和眼眶在解剖上关系密切，外伤时常常同时受累，因此Stran（1970）称此处骨折为额筛眶复合体骨折。

（二）临床表现及诊断

其伤情复杂，常包括：①颅脑损伤，如颅底骨折、脑震荡、脑脊液鼻漏等。②鼻部损伤，可发生鼻额管损伤、鼻根部塌陷且扁平宽大（内眦间距在40mm以上，正常值为34～37mm），额窦和筛窦骨折。③眼部损伤、泪器损伤、视神经管骨折，出现视力障碍，Marcus Gunn瞳孔（即伤侧无直接对光反射，但间接对光反射存在）。

（三）治疗

单独发生筛窦骨折不影响功能者，一般不需手术处理。额筛眶复合体骨折无视力障碍者可早期行骨折复位。如有眼球外伤视力减退者应先行眼科急诊手术，然后择期骨折复位。因视神经管骨折所致的视力下降，应做视神经管减压术。出现严重鼻出血，鼻腔填塞无效者，应考虑筛前动脉破裂出血，需结扎筛前动脉。眶内血肿形成张力较高时，应及时开放筛窦或眶内减压，手术可经由鼻内窥镜下鼻腔进路或鼻外进路。如有脑脊液鼻漏发生，经保守治疗无效时，应行脑脊液鼻漏修补术。

四、蝶窦骨折

蝶窦骨折因其位于颅底中央的蝶骨体内，单独发生者罕见，多并发颅底骨折、后组筛窦骨折。蝶窦外侧壁因有颈内动脉管和视神经管，蝶窦骨折时可并发视神经管骨折导致的视神经损伤和颈内动脉破裂，导致视力下降和极其剧烈大出血。若蝶窦顶壁骨折可累及蝶鞍内的脑垂体，发生创伤性尿崩症，并可出现脑脊液鼻漏或耳漏。因此，蝶窦骨折严重时常病情危重，应根据伤情轻重，依"先救命，后功能"的原则和神经外科、眼科等共同处理。

（李　曼）

第四节　眶尖及视神经管骨折

一、概述

眶尖及视神经管骨折系在严重的闭合性颅脑外伤，尤在额部、眉弓部钝挫伤时，导致颅底、后组鼻窦骨折合并眶尖、视神经骨管骨折，造成的视神经损伤。1890年Battle首先提出此种视力丧失为视神经管骨折所致的视神经损伤。在颅脑外伤发病中6%~8%的病例伴有视神经管骨折。本病若处理不及时，可使许多患者失去难得的治疗机会，甚至终身失明。

二、临床表现及诊断

患者有头面部外伤史，并出现相应的外伤症状，视力减退多在受伤时立即发生，少数可在伤后几小时减退或丧失。检查伤侧瞳孔无直接对光反射，但间接对光反射存在。眼底正常，但视神经盘在伤后不久即因萎缩而苍白，视野可有改变。常有伤侧鼻出血或脑脊液鼻漏。高分辨率CT薄层扫描可能观察到眶尖及视神经管骨折征，但未发现视神经管骨折征并不能排除视神经管骨折。

三、治疗

按急症及早行视神经管减压术。其适应证是：头面部外伤后视力下降，CT检查发现视神经管骨折，应即时进行减压手术。如果未发现明显视神经管骨折，经大量糖皮质激素治疗12小时以上，视力无改善者亦应将视神经管减压。

1. 视神经管减压术

（1）鼻内窥镜经筛窦、蝶窦探查视神经管减压术：一般在全身麻醉下进行，打开筛泡、中鼻甲基板、后组筛窦和蝶窦前壁，暴露纸板后部及蝶窦外侧壁，使其尽量在一个平面，此时多可见到后筛骨折、淤血，纸板及蝶窦外侧壁骨折，上述过程一般出血甚少，解剖标志清楚，较易完成。寻找视神经管隆突和颈内动脉隆起，电钻磨薄视神经管内侧壁，并间断用生理盐水冲洗术腔，以防止电灼热损伤视神经，用骨翘小心祛除纸板后部和视神经管内侧壁全长1/3~1/2周径，祛除骨质时不应将视神经作为骨翘的支撑物，注意清理术腔及视神经周围的骨折碎片和血肿，切开视神经鞘膜时，应避开视神经下方的眼动脉，同时切开总腱环。在开放的管段视神经内侧松松放置庆大霉素和地塞米松吸收性明胶海绵，术腔填塞凡士林纱条。

（2）鼻外筛蝶窦进路（眶内进路）视神经管减压术：先完成鼻外筛窦开放术，剥离眶内侧壁，暴露筛前动脉和筛后动脉，沿其连线向后分离，距内眦 4.5～5.0cm 处即可见视神经孔内侧缘的隆起部，在手术显微镜下祛除骨折碎片，尽量祛除视神经管内侧壁全长 1/3～1/2 周径。切开视神经鞘膜，并切开总腱环，放置庆大霉素和地塞米松吸收性明胶海绵填塞术腔，充分止血后分层缝合。

（3）2 种手术进路优缺点：经鼻外筛蝶窦进路视神经管减压术是临床上常用的手术进路，视野较大，进路直接，解剖标志清楚，筛前筛后神经血管管束和视神经眶口几乎位于一直线上，分离眶骨膜后很容易找到视神经眶口，定位视神经眶口较准确，但是，该进路相对需切除的组织多，如纸样板、泪骨、上颌骨额突、鼻骨等，术中出血多，术后面部遗留瘢痕，手术时间长。鼻内窥镜下的视神经管减压术，术中很少损伤筛前筛后动脉，术中出血明显减少，术中较小范围切除纸样板和筛蝶窦，手术时间短，进路直接，面部不留瘢痕，但要求术者熟练掌握鼻内窥镜操作，要求患者术前 CT 显示蝶窦、后组筛窦发育要好，无骨质增生。客观来说，上述两种手术进路为不同的患者和术者提供了更为适合个性化的选择，但最终的治疗效果，还是取决于视神经损伤的类型、患者视力丧失程度、手术时间及视神经管减压术的正确应用。

研究认为，两种手术进路的手术效果还未表现出明显的差别，但经鼻内窥镜鼻内筛蝶窦进路视神经管减压术因其损伤小，出血少，手术时间短，可在具有熟练内窥镜技术的基础上更多选择性地应用。

（4）与手术效果的相关因素：视力损害出现的早晚对于判定视神经损伤的程度、手术适应证的选择及预后相当重要。一般说来，外伤后立即失明，通常表示视神经严重撕裂伤、挫伤，甚至部分或全部断裂，手术减压多无效，而对于外伤后有视力（即使有短暂的视力）或外伤后视力逐渐下降，一般表示视神经未完全损伤，可能为视神经的震荡伤、视神经周围及鞘内血肿、视神经管变形或骨折碎片对视神经的压迫、视神经水肿、视神经血液循环障碍等病理改变，这时有必要立即进行视神经管减压术，以解除视神经管或鞘膜对水肿视神经的压迫，同时可解除骨折碎片、视神经周围血肿对视神经的压迫，这种病例通常可获得较好的治疗效果。但在临床实际工作中，因患者受伤后常常出现昏迷、面部肿胀淤血等症状，此时全力抢救患者生命，往往需待患者清醒、面部眼睑消肿后才发现视力丧失，给判定视力损害出现的早晚带来了困难。

研究认为，外伤后立即失明，损伤时间较长和闪光视觉诱发电位（FVEP）检查无波形出现的患者无手术指征。

2. 其他治疗　手术前后均应使用糖皮质激素、抗生素、神经营养剂，并可在手术后酌情使用促进微循环药物，以及辅以高压氧治疗。

（李　曼）

第五节　脑脊液鼻漏

一、概述

脑脊液鼻漏可分为外伤性脑脊液鼻漏和非外伤性脑脊液鼻漏，外伤性脑脊液鼻漏可分为急性和迟发性两类，迟发性脑脊液鼻漏可发生在伤后或手术后 6 天至数年，非外伤性脑脊液鼻漏较为少见，常因肿瘤或脑积水等所致。脑脊液鼻漏若长期不能治愈，必将并发化脓性脑膜炎而危及生命，因此，脑脊液鼻漏应早期诊断并给予积极治疗。

二、临床表现及诊断

1. 临床特征　脑脊液鼻漏以外伤性最常见，占 2/3 以上。据统计，颅脑外伤病例中 2% 伴有脑脊液鼻漏，颅底骨折的病例中 5% 伴有脑脊液鼻漏。发生频率最高的是颅前窝骨折所致的脑脊液鼻漏。鼻窦或颅底手术也为其常见原因。

2. 诊断要点　①有明确的外伤或鼻－颅底手术史。②清水样或者淡红色鼻漏液，鼻漏液滴在纸上即化开，无黏性。③有时可见颅前窝骨折的相关体征如"熊猫眼"。④鼻漏液葡萄糖定量检查，其含量超过 1.7mmol/L 即可确诊。

但瘘孔定位诊断较为困难。一般可采用以下方法：鼻内镜检查法，粉剂冲刷法，棉片法，椎管内注药法，CT 鼻－颅底薄层扫描和 MRI 水成像。

三、治疗

1. 脑脊液鼻漏的治疗原则　①外伤后早期出现的脑脊液鼻漏以非手术治疗为主，若保守治疗 3～4 周无效可手术治疗。②病情重或者有明显颅内感染及脑水肿时，需待病情缓解、急性炎症控制或消失后再行手术。③在治疗原发病如脑瘤、脑膜－脑膨出或因开放性颅脑损伤或颅内血肿并发脑脊液鼻漏者，可在治疗原发病之后或同时修补鼻漏。④迟发性或者复发性脑脊液鼻漏应尽早手术。

2. 保守治疗　外伤性脑脊液鼻漏大部分可经保守治疗而愈，其常用的方法有：①静卧，保持半坐位，避免用力咳嗽、擤鼻，防止便秘。②使用降低颅内压的药物，常用 20% 甘露醇 125～250mL 快速静脉滴注，每 8 小时一次。③漏孔在筛骨筛板流量较少的脑脊液鼻漏，可在表面麻醉下，用鼻内镜确定漏孔部位后，用卷棉子蘸少许 20% 硝酸银在鼻内镜下涂于漏孔边缘的黏膜上，刺激形成新的创面，促进愈合。④全身使用能透过血－脑脊液屏障的抗生素，如青霉素、氯霉素、磺胺等，如哌拉西林他唑巴坦钠 4.5g，每日 2 次。⑤必要时做腰椎穿刺留置脑脊液引流管降颅内压。

3. 手术治疗　脑脊液鼻漏的手术治疗主要是手术修补，分为颅内法和颅外法。颅内法由神经外科医师开颅进行修补，创伤较大，现多用于颅脑外伤清创止血当时修复，或用于颅底肿瘤手术后修复重建。颅外法又分为鼻内法和鼻外法，传统的颅外法难以修补部位深在的复杂型脑脊液鼻漏，且创伤较大，脸上留有瘢痕，现多用于额窦脑脊液鼻漏的修补。目前多使用鼻内镜手术修补脑脊液鼻漏，国内文献报道经鼻内镜手术修补脑脊液鼻漏的病例已有逾千例，1 次手术修补成功率在 90% 以上。应用鼻内镜手术修补脑脊液鼻漏，具有创伤小、成功率高、并发症少等优点，已得到国内外医学界同行的广泛认同。

（1）经鼻内镜修补脑脊液鼻漏的手术适应证：①筛顶、筛板、蝶窦及部分额窦底后壁的脑脊液鼻漏。②外伤性脑脊液鼻漏经非手术治疗无效。③自发性脑脊液鼻漏及部分外伤后迟发性脑脊液鼻漏。④医源性脑脊液鼻漏在术中发现或术后发现经非手术治疗无效。⑤排除严重颅内创伤、出血、感染，全身情况稳定能接受全身麻醉手术。

（2）手术径路选择：术前仔细阅读 CT（鼻－颅底薄层扫描）或者 MRI 水成像，同时结合鼻内镜检查确定颅底大致缺损位置，根据缺损部位的特点选择不同的手术径路。Messerkinger 手术径路适用于来源于嗅裂和中鼻道的脑脊液鼻漏或者术前明确筛顶筛板有骨质破坏的患者。Wigand 手术径路适用于蝶窦鞍区的脑脊液鼻漏，即直接经鼻开放蝶窦的方法。

（3）鼻内镜下漏口定位和漏口处理：首先根据影像学资料开放筛窦或者蝶窦，在开放筛窦、蝶窦的同时寻找漏口，最后明确漏口位置。判断漏口的方法是：①漏口位置的鼻窦黏膜多呈高度水肿，呈灰白色，可帮助我们探查。②如果术中发现微量可疑漏出液，可用细管吸引器边吸边仔细观察，若见线状液体流动，可确定脑脊液鼻漏存在，再根据流出部位寻找漏口。处理漏口时要充分开放漏口周围气房，探查漏口情况，刮出漏口中的肉芽及碎骨片，创造新的创面。在必要时用电凝止血。对位于蝶窦侧壁的脑脊液鼻漏，处理漏口时要特别注意避免损伤重要解剖结构。

（4）修补材料的选择：对于较小的漏口（直径小于5mm）可选择高分子材料或自体脂肪、肌筋膜及鼻黏膜修补，再用生物胶和吸收性明胶海绵，然后用膨胀海绵填塞鼻窦鼻腔；对于较大的漏口（直径大于10mm）宜用大块的阔筋膜并同时用生物蛋白胶。

（5）术后处理：①全身大剂量使用能透过血－脑脊液屏障的抗生素（如哌拉西林他唑巴坦钠4.5g，每日2次）至少10～14天，至鼻腔内纱条抽完为宜，以控制或预防颅内感染。必要时腰椎穿刺置管引流降低颅内压。②术后最初数天患者取半坐卧位，防止咳嗽、便秘。③应用脱水剂，如静脉输入20%甘露醇250mL，每日2次，慎用糖皮质激素。④鼻腔填塞物可于10～14天后取出。

（李　曼）

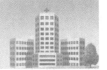

第十章 咽炎与鼻咽炎

第一节 急性咽炎

一、概述

　　急性咽炎为咽黏膜、黏膜下组织的急性炎症，常为上呼吸道感染的一部分，多由急性鼻炎向下蔓延所致，也有开始即发生于咽部者。病变常波及整个咽腔，也可局限于一处。本病常见于秋冬及冬春之交，病毒感染居多，以柯萨奇病毒、腺病毒、副流感病毒为主，鼻病毒、流感病毒次之，通过飞沫和密切接触传染。细菌感染也较常见，并可继发于病毒感染而发生，致病菌以链球菌、肺炎双球菌多见。此外，经常在高温环境中工作或接触有刺激性的物质，如粉尘、烟雾、吸烟、氯、溴、氨及化学毒气也可引起咽部发炎。

二、临床表现及诊断

　　1. 症状体征　症状轻重与机体免疫力，病毒、细菌毒力等有关。一般起病较急，初为咽干、灼热，继而疼痛，吞咽时尤其明显；全身症状一般较轻，如为脓毒性咽炎，则全身及局部症状都较严重；畏寒、发热，体温为 $37.8 \sim 40.5$℃，四肢酸痛、头痛、恶心、呕吐。咽部肿胀甚剧者则语言含糊；如病变侵及喉部则有咳嗽、声嘶、呼吸困难等。检查口咽及鼻咽黏膜充血肿胀，腭弓、悬雍垂水肿，咽后壁淋巴滤泡及咽侧索亦可红肿；在肿胀的淋巴滤泡中央出现黄白色点状渗出物；颌下淋巴结肿大且有压痛；重者会厌软骨及杓会厌皱纹增厚、水肿，以致呼吸困难。还可引起中耳炎、鼻炎、鼻旁窦炎、喉炎、气管炎、支气管炎及肺炎等。

　　2. 实验室检查　病毒感染，白细胞总数正常或稍低。细菌感染，则白细胞总数增高。

　　3. 诊断与鉴别诊断　根据病史、症状和检查所见，一般诊断不难，但应和疱疹性咽炎、急性白血病、颗粒性白细胞减少症等病相鉴别。麻疹、百日咳、猩红热等急性传染病的前驱期常有急性咽炎表现，应注意典型体征的出现，加以鉴别。

三、治疗

　　1. 病因治疗　清除邻近病灶，治疗全身疾病，戒除烟酒，预防急性咽炎发作等。加强身体锻炼、增强体质至关重要。

2. 局部治疗　咽部黏膜肥厚者可用3%硼酸溶液或2%~5%硝酸银局部涂布，有收敛及消炎作用。咽后壁淋巴滤泡增生及咽侧索肥厚者，可用冷冻、微波或激光等疗法以消除增生的病变组织。用各类喉片，如度米芬喉片、熊胆舒喉片等含化，对改善局部症状有一定效果。

3. 全身治疗　早期可选用抗病毒药，如阿昔洛韦：静脉滴注，5mg/kg，隔8小时一次，每次1小时以上，连续给药7天；口服，每次0.2g，每日5次，疗程5~10天。感染较重、发热较高、症状显著者需卧床休息，加强对症处理，同时给予抗生素或抗炎类药物治疗，如青霉素：肌内注射，一般感染，40万~80万U/次，每日2次，严重感染可增至每日4次；静脉滴注，用生理盐水或5%葡萄糖溶液稀释至1万U（1mL），每日200万~2 000万U。头孢呋辛酯：口服，成人每次0.25g，每日2次；儿童5岁以下不宜服用，一般每次0.125 g，每日2次。庆大霉素：肌内注射、静脉注射，成人16万~24万U/d，儿童0.3万~0.5万U/（kg·d），分3~4次注射。

4. 耳鼻喉综合治疗进行局部喷雾　咽炎患者经喷雾后，当天症状缓解率高，绝大多数患者3日内症状明显缓解，甚至消失。比单纯疗程缩短，可以短时间内，使急性咽炎得以痊愈。进行局部喷雾治疗时，强调让患者多休息，多饮水，进食易消化，高能量富含维生素食物，注意自身体质提高，以增强本身抗病能力，促进病体康复。

（杨　昕）

第二节　慢性咽炎

一、概述

慢性咽炎为咽部黏膜、黏膜下及淋巴组织的慢性弥漫性炎症，可为上呼吸道慢性炎症的一部分。急性咽炎反复发作，鼻炎、鼻旁窦炎的脓液刺激咽部，或鼻塞而张口呼吸，均可导致慢性咽炎的发生。成年人多见，病程长，症状较顽固，治疗有时困难。此病为多种因素导致，包括局部因素——急性咽炎、扁桃体炎反复发作，鼻部疾病、阻塞性睡眠呼吸暂停低通气综合征等所致长期张口呼吸，龋齿，牙周炎，烟酒刺激，粉尘，有害气体，刺激性食物等。全身因素——贫血，消化不良，呼吸道慢性炎症，内分泌功能紊乱，糖尿病，维生素缺乏，免疫功能低下等。全身性疾病的局部表现如贫血、糖尿病、肝硬化及慢性肾炎等。根据病理可将其分为慢性单纯性咽炎、慢性肥厚性咽炎、萎缩性咽炎与干燥性咽炎等。

二、临床表现及诊断

1. 临床表现　一般无明显全身症状。常有咽部异物感、痒感、灼热感、干燥感。常有黏稠分泌物附着于咽后壁，使患者晨起时出现频繁的刺激性咳嗽，伴恶心。无痰或仅有颗粒状分泌物咳出。萎缩性咽炎患者有时会咳出带臭味的痂皮。

（1）慢性单纯性咽炎：咽部黏膜弥漫性充血，黏膜下组织增生，咽后壁有散在充血的淋巴滤泡。

（2）慢性肥厚性咽炎：咽部黏膜色暗红，增厚明显，咽后壁淋巴滤泡明显增生肿大，甚至融合成片，咽侧索呈条状肥厚。

（3）慢性萎缩性咽炎：多继发于萎缩性鼻炎。表现为咽黏膜变形，如蜡纸状，可有干痂附着。

2. 诊断注意　诊断慢性咽炎应特别谨慎，以防遗漏某些疾病。食管癌早期可有类似的咽不适及轻度咽下困难，对于中、老年人及食管癌多发地区尤应注意排除。会厌肿物及声门上型癌早期主诉咽喉部不适，逐渐加重，行喉镜检查可明确诊断。临床上另有咽异感症，是指不伴有局部器质性病变的咽部感觉异常。多发生于中年女性中，中医谓之"梅核气"，主要与精神因素有关。患者常诉咽部梗阻感，但进食无碍，均为空咽时明显。此类患者用暗示疗法进行心理疏导，酌用镇静剂治疗有效。

三、治疗

1. 病因治疗　坚持户外活动、保持室内空气清新、戒烟酒等不良嗜好。积极治疗鼻炎、气管支气管炎等呼吸道慢性炎症及其他全身性疾病。

2. 局部治疗

（1）慢性单纯性咽炎：保持口腔、口咽清洁，用生理盐水、复方硼砂溶液、呋喃西林溶液、2% 硼酸液等含漱；含服华素片、度米芬喉片、中药制剂含片等；用复方碘甘油、2% 硼酸甘油、5% 硝酸银溶液涂于咽后壁，有收敛及消炎作用。

（2）慢性肥厚性咽炎：除上述治疗慢性单纯性咽炎的方法外，还可用电凝固法、液氮冷冻、激光、微波、25% ~50% 硝酸银烧灼等处理淋巴滤泡。但应注意分多次进行治疗，切忌局部破坏过重，形成瘢痕甚至萎缩性咽炎。

（3）干燥性及萎缩性咽炎：一般治疗可参考慢性单纯性咽炎。含漱可改为咽部清洗，以使药液达到咽腔并消除咽部痂皮；用黏液促排剂、糜蛋白酶等雾化吸入，可改善症状，减轻咽部干燥，口服小剂量碘化钾（0.11 ~0.2g，每日 2 ~3 次，多饮水）可促进咽分泌物增加，减轻咽干。同时可服用及局部应用润燥利咽中药，如金嗓利咽丸：口服，每次 60 ~120 粒，每日 2 次。

（杨　昕）

第三节　急性鼻咽炎

急性鼻咽炎是鼻咽部黏膜、黏膜下和淋巴组织的急性炎症，好发于咽扁桃体。在婴幼儿较重，而成人与较大儿童的症状较轻，多表现为上呼吸道感染的前驱症状。

一、病因

致病菌主要为乙型溶血性链球菌、葡萄球菌，亦可见病毒与细菌混合感染病例。受凉、劳累等因素致使机体抵抗力下降是其诱因。

二、临床表现及检查

在婴幼儿，全身症状明显，且较重。常有高热、呕吐、腹痛、腹泻及脱水症状，有时可出现脑膜刺激症状。严重时可出现全身中毒症状。而局部症状为鼻塞及流鼻涕，且多在起病后数天出现。鼻塞严重时可出现张口呼吸及吸乳困难。鼻涕可为水样涕，亦可是黏脓性。成人及较大儿童，全身症状不明显，而以局部症状为主，如鼻塞及流水样涕或黏脓性涕，且常有鼻咽部干燥感或烧灼感症状，有时有头痛。

检查：颈部淋巴结可肿大并有压痛。口咽部检查：咽后壁可有黏脓自鼻咽部流下。鼻咽部检查：黏膜弥漫性充血、水肿，多以咽扁桃体处为甚，并有黏脓性分泌物附着。婴幼儿因检查难以配合，鼻咽部不易窥见。

三、诊断

成人和较大儿童，由于局部症状明显，检查配合，在间接鼻咽镜及纤维鼻咽镜下较易看清鼻咽部病变情况，故诊断不难。而在婴幼儿身上，多表现为较重的全身症状，早期易误诊为急性传染病及其他疾病，待局部症状明显时才考虑到此病。故婴幼儿出现鼻塞、流鼻涕且伴有发热等全身症状时，应考虑到本病的可能。颈部淋巴结肿大和压痛有助于诊断。

四、并发症

可引起上、下呼吸道的急性炎症、咽后壁脓肿及中耳炎症。在婴幼儿身上可并发肾脏疾病。

五、治疗

全身及局部治疗。根据药敏试验结果选用相应抗生素或选用广谱抗生素全身应用，对病情严重者，须采取静脉给药途径，足程足量，适当应用糖皮质激素，以及时控制病情，防止并发症的发生。另外支持疗法的应用：如婴幼儿须卧床休息，供给新鲜果汁和温热饮料、补充维生素以及退热剂的应用等。局部治疗多用0.5%~1%麻黄碱或0.05%羟甲唑啉及3%链霉素滴鼻剂或其他抗生素滴鼻剂滴鼻，以便鼻部分泌物易于排出，使鼻塞症状改善，抗生素药液易流到鼻咽部，达到治疗目的。另外局部涂以10%弱蛋白银软膏亦可减轻症状。如本病反复发作，在已控制炎症的基础上可考虑行腺样体切除术。

六、预后

成人和较大儿童预后良好。婴幼儿患者可因其并发症或全身中毒症状过重而有生命危险。

（杨　昕）

第四节　慢性鼻咽炎

慢性鼻咽炎是一种病程发展缓慢的慢性炎症，常与邻近器官或全身的疾病并存。急性鼻咽炎反复发作或治疗不当，鼻腔及鼻窦炎症时分泌物刺激，鼻中隔偏曲，干燥及多粉尘的环境，内分泌功能紊乱，胃肠功能失调，饮食无节制等因素，均可能为其诱因。而腺样体残留或潴留脓肿、咽囊炎等可能使鼻咽部长期受到刺激而引起炎症。慢性鼻咽炎与很多原因不明的疾病和症状有密切关系：如头痛、眩晕、咽异物感、变应性鼻炎、风湿性心脏病及关节炎、长期低热、牙槽溢脓、口臭及嗅觉消失等。当慢性鼻咽炎治愈后，这些久治不愈的疾病或症状，有时也可获得痊愈或有明显改善。

一、症状与检查

鼻咽干燥感，鼻后部有黏稠分泌物，经常想将之咳出或吸涕，故可频繁咳痰或吸痰，还可有声嘶及头痛等，头痛多为枕部钝痛，为放射痛。检查可见鼻咽黏膜充血、增厚，且有稠厚黏液或有厚痂附着。咽侧索可红肿，特别在扁桃体已切除后的患者，是为代偿性增生肥厚。全身症状不明显。

二、诊断

因病程发展很慢，可长期存在而不被察觉，一般的检查方法难以确诊，而电子纤维鼻咽镜检查不难确诊。Horiguti 建议用蘸有1%氯化锌液的棉签涂软腭的背面或鼻咽各壁，慢性鼻咽炎患者在涂抹时或涂抹后局部有剧烈的疼痛，并有少量出血，或可提示较固定的放射性头痛的部位，也可确诊。如软腭背面的疼痛向前额部放射；鼻咽后壁的疼痛向枕部放射；鼻咽顶部的疼痛向顶部放射；下鼻道后外侧壁的疼痛向颞部放射（图10-1）。

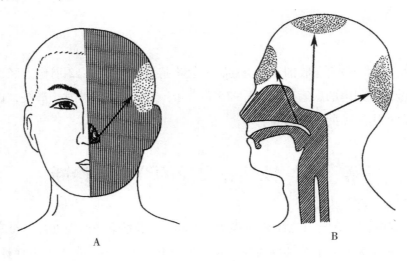

图 10-1　鼻咽炎涂药检查的放射性头痛部位

三、治疗

找出致病原因，予以病因治疗。而加强锻炼，增加营养，多饮水，提高机体抵抗力更为重要。局部可用1%氯化锌液涂擦，每日1次，连续2~3周。应用5%~10%硝酸银涂抹鼻咽部，每周2~3次。还可使用3%链霉素滴鼻剂和油剂（如复方薄荷油滴鼻剂、清鱼肝油等）滴鼻，且可应用微波及超短波电疗等物理疗法，以改善其症状。

（杨　昕）

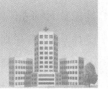

第十一章　慢性鼻窦炎

慢性鼻窦炎是指发生于鼻窦黏膜的慢性炎症，一般将持续时间超过 12 周作为区别急性和慢性的依据。慢性鼻窦炎在全球范围内的患病率为 5%～15%。由于鼻窦炎经常继发于鼻炎，因此用鼻－鼻窦炎（rhinosinusitis）概念取代鼻窦炎（sinusitis）。

第一节　慢性鼻窦炎的分型和诊断

美国《Rhinosinusitis》指南指出急性鼻－鼻窦炎在本质上是感染，而慢性鼻－鼻窦炎可能是一系列过程的结果，将鼻－鼻窦炎分为急性（细菌性）鼻－鼻窦炎、慢性鼻－鼻窦炎不伴鼻息肉（CRSsNP）、CRS 伴鼻息肉（CRSwNP）和变应性真菌性鼻－鼻窦炎（AFRS）。表 11－1 列举了鼻－鼻窦炎的分型和诊断依据，其中 CRSsNP、CRSwNP 和 AFRS 在临床症状、体征上有不同特点可以鉴别。

表 11－1　鼻－鼻窦炎的分型及诊断

	鼻－鼻窦炎分型			
	急性（细菌性）鼻－鼻窦炎	CRS 不伴鼻息肉	CRS 伴鼻息肉	AFRS
诊断标准	－症状持续最少 10 天，最长至 28 天	症状持续≥12 周		
症状特点	－严重的疾病*（脓性分泌物持续 3～4 天伴有高热） －疾病加重（症状起初缓解但是在最初的 10 天内加重）			
诊断需要的症状	必要的： －前和（或）后鼻脓性分泌物 －鼻塞 －面部疼痛/压迫感	需要≥2 条下述症状 －前和（或）后鼻黏脓性分泌物 －鼻塞 －面部疼痛/压迫感	需要≥2 条下述症状 －前和（或）后鼻黏脓性分泌物 －鼻塞 －嗅觉减退	需要≥1 条下述症状 －前和（或）后鼻黏性分泌物 －鼻塞 －面部疼痛/压迫感

鼻－鼻窦炎分型			
急性（细菌性）鼻－鼻窦炎	CRS 不伴鼻息肉	CRS 伴鼻息肉	AFRS
客观证据 需要（有其一即可） －鼻腔检查脓性分泌物： 1. 前鼻镜或内镜发现超过鼻前庭或 2. 鼻咽部引流，或 －急性鼻－鼻窦炎的放射学证据	都需要 －内镜检查以排除中鼻道有鼻息肉和炎症表现，如颜色异常的黏液或中鼻道或筛窦区域水肿，和 －CT 下鼻－鼻窦炎影像学表现	都需要 －内镜检查以证实双侧中鼻道息肉和 －CT 影像学证实双侧黏膜疾病	需要 －内镜检查以证实变应性黏蛋白（病理学证实真菌菌丝伴有嗜酸性粒细胞或胞脱颗粒）和炎症，如中鼻道筛窦区域水肿或息肉 －CT 或 MRI 鼻－鼻窦炎证据 －真菌特异性 IgE 的证据（皮肤试验或者体外血清学证据） －没有侵袭性真菌疾病的组织学证据 AFRS 的其他可能性，但不是必须，检测方法如：真菌培养、血清总 IgE 水平、一项以上影像学检查（CT 或 MRI）高度提示 AFRS

注：*颅内侵犯、眶内蜂窝织炎患者需要住院，但是这些患者应该从没有并发症的急性（细菌性）鼻－鼻窦炎的临床试验中排除。

欧洲《EPOS》指南对于 CRS 的分类与美国《Rhinosinusitis》指南类似，只是把 AFRS 作为病因明确的特殊类型的 CRS，EPOS 指南对于鼻－鼻窦炎（包括鼻息肉）的定义为鼻和鼻窦的炎症有以下两个或更多的症状：鼻塞、前后鼻孔流涕、面部疼痛/压迫感、嗅觉减退或丧失；鼻内镜检查可见鼻息肉或者中鼻道脓性分泌物或者以中鼻道为主的水肿/黏膜阻塞。和（或）CT 改变：窦口鼻道复合体/鼻窦内的黏膜改变。《Rhinosinusitis》指南和欧洲 EPOS 指南对于 CRS 症状在 CRSsNP 和 CRSwNP 的区别之一是嗅觉减退，此外《EPOS》指南对于 CT 改变在 CRS 诊断中并非绝对必要，CT 检查应该结合症状和体征等临床特征。

《EPOS》指南对于以下情况需要进一步分析：

· 通过口服、支气管和鼻激发结果阳性或者明显的病史证明阿司匹林敏感。

· 通过症状、肺功能检查证明是哮喘/支气管高反应/慢性阻塞性肺疾病。

· 通过血清特异性 IgE 或者皮肤点刺试验证明是变态反应。

· 发现脓性分泌物。

以下情况需要从一般研究中排除：

· 通过发汗试验阳性或者等为基因分析确诊囊性纤维化。

· 严重的免疫缺陷（先天性或者获得性）。

· 先天性黏液纤毛疾患如原发性纤毛运动障碍。

· 非侵袭性真菌球和侵袭性真菌性鼻窦炎。

· 系统性的血管炎和肉芽肿性疾病。

细胞学和细菌学检查：细胞病理学检查一般不用于诊断鼻－鼻窦炎，只有在排除恶性病变或者血管炎时有一定应用价值。通过上颌窦穿刺或者内镜下中鼻道分泌物培养可以获得鼻窦的微生物培养结果。

为了方便后面的治疗，《EPOS》根据症状的视觉模拟评分（visual analogue scale，VAS）总的严重程度将鼻－鼻窦炎的按严重程度分为：轻度，VAS 0~4；和中/重度，VAS 5~10（图11-1）。

问题：你的鼻－鼻窦炎症状令你烦恼的程度？（由患者在以下0~10cm的线段上标出，然后测量如结果。）

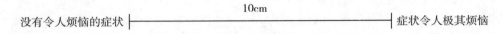

图 11-1　CRS 的严重程度 VAS 评分

（涂载澜）

第二节　鼻窦炎控制

EPOS 指南（2012 版）在 CRS 的治疗效果的评价中引入了控制程度的概念，将 CRS 的控制程度分为控制、部分控制和未控制三个程度，表11-2列举了各个控制程度的临床特点。

表 11-2　慢性鼻－鼻窦炎控制水平

特征	慢性鼻－鼻窦炎近1个月的控制水平		
	控制	部分控制	未控制
鼻塞	无或没有困扰	1周内大部分天数存在	三个或更多的部分控制 CRS 的特征
流鼻涕/鼻后滴漏	几乎没有或者呈黏性	1周内大部分天数呈黏脓性	
面部疼痛/头痛	无或没有困扰	存在	
嗅觉	正常或轻微受损	明显受损	
睡眠困扰或疲劳	不受影响	受影响	
鼻内镜检查（如果可以）	黏膜正常或基本正常	黏膜不健康（鼻息肉、黏脓性分泌物、炎症改变的黏膜）	
全身药物使用	不需要	在最近3个月内需要一定时间的抗生素或全身糖皮质激素	在最近1个月内需要较长时间的抗生素或全身糖皮质激素

在慢性鼻－鼻窦炎的治疗中，EPOS 指南给出了难治性鼻－鼻窦炎的概念：在过去1年经过充分的手术，鼻内使用糖皮质激素治疗以及2个短疗程的抗生素或全身激素治疗仍然无法达到可以接受的控制水平的慢性鼻窦炎患者可以称为难治性鼻－鼻窦炎。这个定义仍然是临床概念，目前尚不明确其发病机制和炎症特征。

（涂载澜）

第三节　慢性鼻窦炎的治疗

　　慢性鼻窦炎的治疗根据 CRSsNP、CRSwNP 分型有不同选择（图 11-2，图 11-3），根据不同研究报告的证据水平，可以选择不同的治疗手段和方案。主要包括药物治疗和手术治疗。药物治疗的选择主要包括鼻腔局部糖皮质激素、口服糖皮质激素、口服抗生素。手术治疗一般在药物治疗无效时选择。

　　1. 鼻用糖皮质激素　对于 CRSsNP 和 CRSwNP 都有效果，鼻用糖皮质激素有鼻喷剂型、滴剂和雾化吸入，目前大多数研究都是有关鼻喷剂型和滴剂。鼻用糖皮质激素（4~12 周）可以缩小鼻息肉体积，其不良反应主要包括局部不良反应如鼻出血、鼻刺激感、喷嚏和鼻干等。局部糖皮质激素长期使用由于剂量很小，对儿童生长、眼部症状以及下丘脑-垂体-肾上腺轴的抑制作用不明显。

　　2. 口服糖皮质激素　主要用于 CRSwNP，针对较为严重的鼻息肉术前小剂量（泼尼松 25~30mg/d 或甲泼尼松龙 32mg/d，4~5 天后开始递减，每 2 天减 1 片）短期使用可以缩小鼻息肉，改善症状，但是全身使用糖皮质激素的禁忌证以及长时间使用的全身不良反应如对内分泌的和代谢的影响需要重视。如骨代谢可以补充使用钙剂 + 维生素 D 作为补偿。其他糖代谢、早期白内障形成以及下丘脑-垂体-肾上腺轴的抑制作用应该考虑。

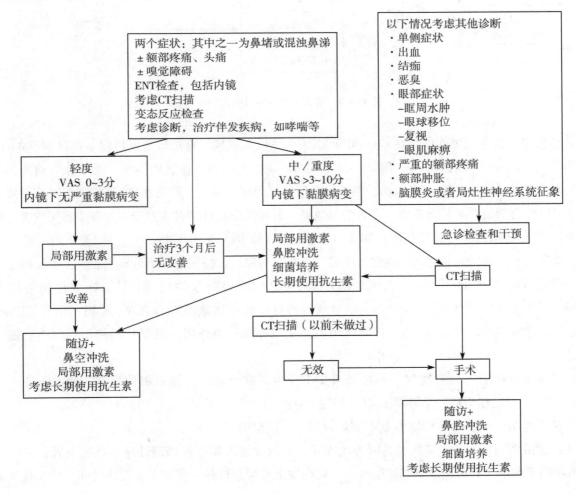

图 11-2　成人 CRSsNP 治疗流程

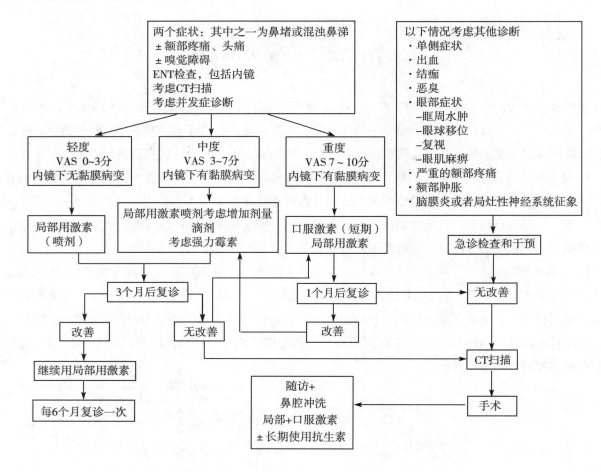

图 11 -3 成人 CRSwNP 治疗流程

3. 抗生素 抗生素短期使用在 CRSsNP 可以用于急性加重期。有报道短期口服多西环素（doxycycline，第 1 天 200mg，此后 100mg，用 20 天，随访 12 周）可以缩小鼻息肉体积，改善鼻后滴漏，抑制鼻分泌物中 ECP、MPO、IL -5 和 IgE。但是也有报道使用喹诺酮类、阿莫西林/克拉维酸钾或甲氧苄啶磺胺甲异噁唑合剂治疗鼻息肉 3 周，没有明显效果。大环内酯类抗生素等对于不并发变态反应者可以长期（≥12 周）使用，有报道使用罗红霉素（150mg/d，12 周）治疗 CRSsNP，可以显著改善症状，鼻内镜检查所见以及糖精试验时间，治愈率明显高于空白对照组，特别是对于 IgE 正常的患者，但是也有研究采用阿奇霉素（500mg/周，12 周）治疗 CRSsNP 无明显效果的报道。另有研究使用克拉霉素（400mg/d，3 个月）、罗红霉素（150mg 单独或者与抗组胺药物氮草斯汀合用，8 周）治疗 CRSwNP，可以缩小鼻息肉体积，抑制 IL -8。长期使用主要是发挥其抗炎作用，但是长期使用存在药物抵抗的风险。

4. 细菌溶解产物（裂解物） 可以刺激 Th1 免疫，有个别研究提示细菌裂解产物 BronchoVaxom（OM -85BV）可以作为辅助手段用于 CRSsNP 的治疗。

5. 鼻腔冲洗 对于改善 CRS 症状有一定效果，可以使用。

6. 细菌溶菌制剂 对于某些患者因为免疫异常导致反复发作急性细菌性鼻 - 鼻窦炎者，应用细菌的溶菌制剂来调节患者的免疫状态，能够在一定程度上延缓急性鼻 - 鼻窦炎复发的时间，减少抗生素的使用周期。

7. 抗 IgE 治疗 IgE 的单克隆抗体治疗目前尚未批准临床用于治疗 CRSwNP，有研究表明 IgE 的单克隆抗体 Omalizumab 可以特异性结合 IgE，降低外周血和组织中的 IgE 水平，缩小鼻息肉体积，改善症状，但是需要更多的证据证实。

8. 抗 IL－5 治疗 IL－5 的单克隆抗体 Mepolizumab 和 reslizumab 对部分 CRSwNP 患者有治疗效果。

9. 白三烯受体拮抗剂孟鲁斯特治疗 CRSwNP 的研究报告结论不一致，目前不推荐白三烯受体拮抗剂孟鲁斯特治疗 CRSwNP。

10. 抗真菌药物 目前的研究不支持使用局部或者口服抗真菌药治疗 CRSsNP 和 CRSwNP。

11. 阿司匹林脱敏 考虑到口服阿司匹林脱敏有诱发全身过敏反应的危险，目前不推荐用于治疗 CRSwNP。

手术治疗大样本的前瞻性研究或病例研究证实鼻内镜下鼻窦开放术对于药物治疗无效的 CRSsNP 患者是有效和安全的。同时研究分别使用口服泼尼松 2 周及鼻喷激素 12 个月治疗组与鼻内镜手术后使用鼻喷激素 12 个月治疗组相比，在 6 个月和 12 个月时，鼻部症状和鼻息肉评分都比治疗前明显改善。

（涂载澜）

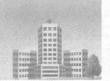

第十二章　喉外伤及喉异物

第一节　闭合性喉外伤

闭合性喉外伤指颈部皮肤及软组织无伤口，轻者仅有颈部软组织损伤，重者可发生喉软骨移位、骨折、喉黏软骨膜损伤，包括挫伤、挤压伤、扼伤等。

一、病因

颈部遭受外来暴力直接打击，如拳击、交通事故、工伤事故、钝器打击、扼伤、自缢等。偶尔强烈张口与剧烈呕吐可致环甲关节与环杓关节脱位而至喉损伤。喉部损伤程度可因外力大小及作用方向而有很大差别。来自侧方的外力，因喉体可向对侧移动，故伤情多较轻，常无骨折、仅有黏膜损伤、环杓关节脱位等；来自正前方的外力多损伤较重，因此时头或颈部处于相对固定状态，外力由前向后将喉部推挤到颈椎上，常造成甲状软骨中部及上角处骨折，甲状软骨多呈纵行骨折，环状软骨骨折较少见，多发生在后部，但可造成喉黏膜损伤、环甲关节及环杓关节脱位。

二、临床表现

1. 疼痛　喉及颈部为著，触痛多明显。随发声、吞咽、咀嚼、咳嗽而加重，且可向耳部放射。
2. 声音嘶哑或失声　因声带、室带充血、肿胀、软骨脱位、喉返神经损伤所致。
3. 咳嗽及咯血　由于挫伤刺激而引起咳嗽，喉黏膜破裂轻者仅有痰中带血，重者可致严重咯血。
4. 颈部皮下气肿　喉软骨骨折、黏软骨膜破裂的严重喉挫伤、咳嗽时空气易于进入喉部周围组织，轻者气肿局限于颈部，重者可扩展到颌下、面颊、胸、腰部，若累及则出现严重呼吸困难。
5. 呼吸困难　喉黏膜出血、水肿、软骨断裂均可致喉狭窄，双侧喉返神经损伤可引起吸气性呼吸困难。若出血较多，血液流入下呼吸道，引起呼吸喘鸣，重则可导致窒息。
6. 休克　严重喉挫伤（喉气管离断）可导致外伤性或出血性休克。

三、检查

颈部肿胀变形，皮肤片状、条索状瘀斑。喉部触痛明显，可触及喉软骨碎片之摩擦音，有气肿者可扪及捻发音。直接喉镜检查在急性较重喉挫伤患者因其可加速气道阻塞的发生，故不可轻易为之。间接喉镜检查和纤维喉镜检查常见喉黏膜水肿、血肿、出血、撕裂、喉软骨裸露及假性通道等。声门狭窄变形、声带活动受限或固定。颈部正侧位片、体层片可显示喉骨折部位、气管损伤情况。胸部 X 线片可显示是否有气胸及气肿。颈部 CT 扫描对诊断舌骨、甲状软骨及环状软骨骨折、移位及喉结构变形极有价值。颈部 MRI 对喉部、颈部软组织、血管损伤情况的判断具有重要价值。

四、诊断

根据外伤史、临床症状及检查所见多不难确诊。如仅有颈部皮肤红肿和瘀斑，则难以确立诊断，若有咯血则可确定诊断。喉部 X 线断层片、CT 扫描、MRI 对确定诊断有重要价值。

五、治疗

闭合性喉外伤体表无明显创口，损伤多发生在瞬间，患者可能对其严重性判断不足，因而可能对外伤的程度难以做到准确的判断而延误治疗。气道内黏膜可能出现迟发型水肿，致患者呼吸困难突然加重。因而对于闭合性喉外伤应高度积极地处理患者呼吸道。

1. 按一般外科挫伤治疗　适于仅有软组织损伤，无咯血、无喉软骨移位或骨折及气道阻塞的喉部外伤。让患者保持安静、颈部制动、进流质或软食、减少吞咽动作。疼痛剧烈者可给予止痛剂，喉黏膜水肿、充血者可给予抗生素及糖皮质激素。

2. 气管切开术　有较明显吸气性呼吸困难者应行气管切开术。极危急情况下可行喉内插管术或环甲膜切开术，但要尽快施行标准的气管切开术。

3. 直接喉镜下喉软骨固定术　适用于中度喉挫伤、有喉软骨骨折及轻度移位的患者。先行气管切开术，然后行直接喉镜或支撑喉镜检查，将移位的喉软骨复位，然后经喉镜放入塑料或硅胶制的喉模，上端用丝线经鼻腔引出固定，下端经气管造口固定于气管套管。

4. 喉裂开喉软骨复位术　适用于喉挫伤严重、喉软骨破碎移位、颈部气肿、呼吸困难及直接喉镜下复位固定术失败的患者。患者先行气管切开术。将破裂的软骨尽量保留，复位、修齐，仔细缝合黏膜。局部甲状软骨膜瓣或会厌、颊黏膜游离黏膜瓣、颈前肌的肌膜瓣均可用于修复喉内黏膜缺损。如果一侧杓状软骨完全撕脱并移位，可予以切除。部分杓状软骨撕裂可行复位并用黏膜修复之。将喉软骨骨折进行复位，用钢丝或尼龙线固定（图 12 - 1），喉内放置喉模型，其上端丝线经鼻腔引出，下端经气管切开口引出，并分别加以固定，以扩张喉腔，防止术后喉狭窄的发生。术后 4～8 周经口取出喉模，继续随访。如有狭窄趋势，可行喉扩张术。

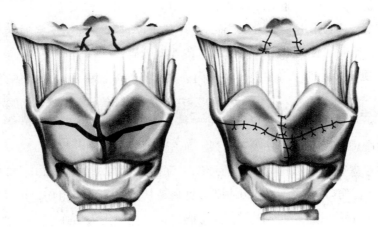

图 12 - 1　喉软骨骨折缝合示意图

5. 鼻饲饮食 伤后 10 天内应给予鼻饲饮食，以减少喉部活动，减轻疼痛及呛咳，以利于创面愈合。

（阎玉彦）

第二节 开放性喉外伤

开放性喉外伤指喉部皮肤和软组织破裂，伤口与外界相通的喉外伤。可伤及喉软骨、软骨间筋膜，穿通喉内，包括切伤、刺伤、炸伤、子弹伤等。开放性喉外伤易累及颈动脉及颈内静脉，发生大出血，枪弹伤则易形成贯穿伤，且可伤及食管及颈椎，战时较多见。

一、病因

1. 战时火器伤，包括枪炮伤、弹片及刺刀伤、子弹所致喉部贯通伤等。
2. 工矿爆破事故或车间工作时为碎裂物击伤。
3. 交通事故中，破碎风挡玻璃及铁器等物撞伤。
4. 殴斗中为匕首、砍刀等锐器所伤。
5. 精神病患者或自杀者用刀剪等锐器自伤。

二、临床表现

1. 出血 因颈部血运丰富，出血较凶猛，易发生出血性休克。若伤及颈动脉、颈内静脉，因出血难以控制，多来不及救治而立即死亡。

2. 皮下气肿 空气可通过喉内及颈部伤口进入颈部软组织内，产生皮下气肿，若向周围扩展，可达面部及胸腹部，向下可进入纵隔，形成纵隔气肿。

3. 呼吸困难 其成因：①喉软骨骨折、移位，喉黏膜下出血、肿胀所致喉狭窄、梗阻。②气肿、气胸。③喉内创口出血流入气管、支气管，造成呼吸道阻塞。出血、呼吸困难、休克是开放性喉外伤的三个危机现象，应给予高度重视。

4. 声嘶声带 损伤、环杓关节脱位、喉返神经损伤均可导致声嘶乃至失声。

5. 吞咽困难 喉痛、咽损伤所致吞咽疼痛，使吞咽难以进行。若伤口穿通咽部、梨状窝或颈部食管，吞咽及进食时则有唾液和食物自伤口溢出，造成吞咽障碍。

6. 休克 若伤及颈部大血管，将在极短时间内丢失大量血液而引起失血性休克。

三、检查

1. 常规检查 检查患者的意识、呼吸、脉搏、血压等情况。
2. 伤口情况 注意观察伤口部位、大小、形态、深浅及数目。如果伤口未与喉、咽相通，则与一般颈部浅表伤口相同。若伤口与咽喉内部相通则可见唾液从伤口流出。由伤口可见咽壁、喉内组织及裸露的血管及神经。伤口内的血凝块及异物不可轻易取出，以免发生大出血。

四、治疗

1. 急救措施

（1）控制出血：找到出血血管并将其结扎。如果找不到，可用纱布填塞止血。已贯穿喉腔的伤口不可加压包扎，以防发生喉水肿或加重脑水肿及脑缺氧。出血凶猛者，可用手指压迫止血，并探查颈部血管，如果动脉有裂口可行缝合术或血管吻合术；如果颈内静脉破裂，可于近心端将其结扎。颈总或颈内动脉结扎术仅万不得已时方可施行。因其可以引起严重的中枢神经系统并发症，如偏瘫、昏迷甚至死亡。

（2）呼吸困难的处理：解除呼吸困难或窒息极为重要，应先将咽喉部血液、唾液吸出，同时给予吸氧，取出异物。紧急情况下，可行环甲膜切开术，待呼吸困难缓解后再改行正规气管切开术。危急情况下可将气管插管或气管套管由伤口处插入，插管或套管气囊应充足气，伤口内填以纱布，以防止血液流入气道。预防性气管切开术可视患者具体情况而定。有气胸时，可行胸腔闭式引流术。

（3）休克的处理：多为失血性休克，应尽快给予静脉输入葡萄糖液、平衡盐溶液、羧甲基淀粉和全血，并给予强心剂。

（4）全身应用抗生素、糖皮质激素、止血药物，注射破伤风抗毒素。

2. 手术治疗

（1）咽喉浅表伤：伤后时间短、无污染者，用苯扎溴铵、过氧化氢和生理盐水反复清洗伤口，清创，将筋膜、肌肉、皮下组织、皮肤逐层缝合。有可能污染者，彻底清创后延期缝合。

（2）咽喉切伤及穿通伤：应尽量保留受损的喉软骨，并用黏膜覆盖裸露的软骨，按解剖关系将黏膜、软骨、肌肉逐层对位缝合。如有咽和（或）食管瘘，将其周边黏膜严密缝合。喉腔内置塑料或硅胶喉模并加以固定，防止形成喉狭窄。如有喉返神经断裂伤，在具备条件的情况下，可一期进行喉返神经吻合术。

（3）异物取出术：浅表异物可于手术中取出。X线片可明确显示异物的位置及与周围各种解剖结构如颈动脉等的关系，充分估计手术危险性和复杂性，做好充分准备后再予以取出。

3. 营养支持治疗　在关闭咽喉部伤口前，在明视下由前鼻孔插入鼻饲管。必要时，可行颈部食管造瘘术或胃造瘘术，以保证营养供给并减少吞咽动作，以利伤口愈合。

（阎玉彦）

第三节　喉烫伤及烧灼伤

喉、气管、支气管黏膜受到强的物理因素刺激或接触化学物质后，引起局部组织充血、水肿，以至坏死等病变，称为喉部与呼吸道烧伤。它包括物理因素所致的喉烧灼伤、喉烫伤、放射损伤及化学物质腐蚀伤。呼吸道烧伤约占全身烧伤之2%～3%。声门在热气、有毒烟雾或化学物质刺激下反射性关闭，因而上呼吸道烧灼伤较下呼吸道者多见且伤情较重。

一、病因

1. 咽、喉与气管直接吸入或喷入高温液体、蒸气或化学气体。

· 151 ·

2. 火灾时吸入火焰、烟尘及氧化不全的刺激物等。

3. 误吞或误吸化学腐蚀剂，如强酸、强碱、酚类等。

4. 遭受战用毒剂如芥子气、氯气等侵袭。

5. 放射线损伤，包括深度 X 线、钴 60、直线加速器等放射治疗时损伤及战时核武器辐射损伤。

二、发病机制

上呼吸道黏膜具有自然冷却能力，可吸收热气中的热能。当上呼吸道受热力损害时，声门可反射性关闭，保护支气管和肺。蒸气在声门反射未出现前即进入下呼吸道，故下呼吸道受损害较重。烧伤后表现为鼻、口、咽、喉及下呼吸道黏膜充血、水肿及坏死，可累及黏膜下层、软骨，引起窒息、肺不张、肺感染。放射性损伤早期有炎症反应，数月后可发生纤维化、放射性软骨炎、软骨坏死。

三、临床表现

1. 轻度 损伤在声门及声门以上。有声音嘶哑、喉痛、唾液增多、咽干、咳嗽多痰、吞咽困难等。检查可见头面部皮肤烧伤，鼻、口、咽、喉黏膜充血、肿胀、水泡、溃疡、出血及假膜形成等。吞食腐蚀剂及热液者可见口周皮肤烫伤，食管、胃黏膜烧灼伤及全身中毒症状。

2. 中度 损伤在隆突以上。除上述症状外，有吸气性呼吸困难或窒息，检查除轻度烧灼伤所见外，还可有喉黏膜水肿和糜烂，听诊肺呼吸音粗糙，闻及干啰音及哮鸣音。常伴有下呼吸道黏膜烧伤，易遗留喉瘢痕狭窄。

3. 重度 损伤在支气管，甚至达肺泡。除有上述喉烧伤的表现外，有下呼吸道黏膜水肿、糜烂及溃疡，甚至坏死。患者呼吸急促、咳嗽剧烈，可并发肺炎或膜性喉气管炎，可咳出脓血痰和坏死脱落的气管黏膜。误吞腐蚀剂者可致喉、气管、食管瘘。若烧伤范围广泛，可导致严重而广泛的阻塞性肺不张、支气管肺炎、肺水肿，进而出现呼吸功能衰竭。

四、治疗

1. 急救措施

（1）早期处理：热液烫伤可口含冰块或冷开水漱口、颈部冷敷。强酸、强碱烧伤者应立即用清水冲洗口腔、咽部并采用中和疗法。强酸烧伤者可给予牛奶、蛋清或 2% ~ 5% 碳酸氢钠溶液；强碱烧伤者可给予食醋、1% 稀盐酸或 5% 氯化铵等涂布伤处或吞服，用中和药物雾化吸入。

（2）全身治疗：充分补液，维持水、电解质平衡，吸氧。重度者需行紧急气管插管，也可给予高压氧治疗。纠正休克、保护心肺功能。全身应用抗生素预防感染，糖皮质激素防止呼吸道黏膜水肿。

2. 保持呼吸道通畅

（1）上呼吸道阻塞、分泌物多而咳出困难者，为防止窒息，可行气管内插管或气管切开术。

（2）应用解痉药物，以解除支气管痉挛。

（3）每日雾化吸入，气管内滴入抗生素生理盐水，以防气道被干痂阻塞。

3. 放置胃管给予鼻饲饮食，改善营养。在强酸、强碱烧伤时，放置胃管可防止下咽和食管因瘢痕挛缩而封闭。

（阎玉彦）

第四节 喉插管损伤

喉插管损伤多发生于全身麻醉、危重患者抢救等需要经口、经鼻行喉气管插管术的情况下。因此，近年来此类喉部损伤日渐增加，长期留置鼻饲管亦可造成环后区黏膜损伤。其发病率国内外报道在10% ~60%之间。

一、病因

1. 插管技术不熟练，操作粗暴，声门暴露不清时盲目地强行插入；清醒插管时，表面麻醉不充分，致使患者频频咳嗽或声门痉挛；插管过程中过多地搬动患者头部；插管过浅，气囊压迫声带黏膜；经鼻腔盲目插管时，更易造成喉腔内损伤。

2. 选用插管型号偏大、过长；套管外气囊充气过多。

3. 插管时间久、喉黏膜受压迫、摩擦时间过长。

4. 插管质量不佳，质地过硬，或管壁含有对黏膜有害的成分，压迫、刺激喉气管黏膜。

5. 鼻饲管留置时间过长，摩擦环后区黏膜，造成局部损伤。

6. 患者呕吐物或鼻咽分泌物吸入喉腔，对喉黏膜产生刺激。

7. 患者自身有过敏体质，对外界刺激反应敏感而强烈。

二、临床表现

1. 溃疡及假膜形成　由于插管损伤乃至撕裂喉黏膜，上皮剥脱并继发感染而形成溃疡，多见于声带后部，位于杓状软骨声带突处，继而发生纤维蛋白及白细胞沉积，形成假膜。表现为喉部不适、声嘶、喉痛、咳嗽及痰中带血。喉镜检查可见喉黏膜水肿、充血、局部溃疡及假膜。

2. 肉芽肿　系在上述喉黏膜溃疡及假膜基础上发生炎症及浆细胞浸润，大量成纤维细胞及血管内皮细胞增生而形成的。喉镜检查可见声带突肉芽肿，表面光滑、色灰白或淡红，如息肉样。患者感喉部不适，有异物感，发声嘶哑，经久不愈。若肉芽肿过大，可阻塞声门，引起呼吸困难。

3. 环杓关节脱位　患者拔管后即出现声嘶、说话无力、咽部疼痛，且长期不愈。多为一侧脱位，双侧同时脱位者罕见。杓状软骨可向前或向后移位，但以向前并向外侧移位者多见。喉镜检查可见一侧杓状软骨和杓会厌襞充血、水肿，且突出于声门上，掩盖声门的后部。声带运动受限，发声时杓状软骨多不活动，使声门不能完全闭合。

4. 声带瘫痪　由于膨胀的气囊位于喉室部而未完全到达气管内，压迫喉返神经前支所致。患者术后即出现声嘶。喉镜检查见一侧声带固定于旁正中位。

三、治疗

1. 插管术后发现喉黏膜有溃疡及假膜形成时，应嘱患者少讲话，禁烟酒，不要做用力屏气动作。给予抗生素、糖皮质激素等超声雾化吸入。

2. 肉芽肿形成者，有蒂者可于喉镜下钳除；无蒂者可于全身麻醉下行支撑喉镜下切除；若采用纤维内镜或支撑喉镜下激光切除，效果更佳。

3. 环杓关节脱位者，应尽早于间接喉镜下行环杓关节复位术，前脱位者在直达喉镜下将环状软骨向后拨动复位，以免形成瘢痕后不易复位。

4. 声带瘫痪者，可行音频物理疗法并给予神经营养药物，以促进其恢复。

（阎玉彦）

第五节　喉异物

喉异物是一种非常危险的疾病，多发生于 5 岁以下幼儿。声门裂为呼吸道狭窄处，一旦误吸入异物，极易致喉阻塞。

一、病因

喉部异物种类甚多，花生米、各种豆类等坚果约占一半以上；鱼骨、果核、骨片、饭粒亦较常见。此类异物多因幼儿在进食时突然大笑、哭闹、惊吓等而误吸入喉部。钉、针、硬币等金属物体，笔帽、小玩具、气球碎片等塑料制品亦很常见，儿童口含这些物体时，若突然跌倒，哭喊、嬉笑时，亦易将其误吸入喉部。异物吸入后嵌顿在声门区，造成喉部异物。

二、临床表现

较大异物嵌顿于喉腔后，立即引起失声、剧烈咳嗽、呼吸困难、发绀，甚至窒息，严重者可于数分钟内窒息死亡。较小异物则常有声嘶、喉喘鸣、阵发性剧烈咳嗽。若喉黏膜为尖锐异物刺伤，则有喉痛、发热、吞咽痛或呼吸困难等症状。

三、检查

喉镜检查可发现声门上异物。声门下异物有时为声带遮盖而不易发现。听诊可闻及吸气时喉部哮鸣音。

四、诊断

依据喉异物吸入史；喉镜检查发现异物；喉前后位和侧位 X 线片；喉部 CT 扫描、纤维喉镜检查多可确诊并明确异物形状、存留部位及嵌顿情况，为异物取出提供依据。

五、治疗

由于喉异物发病突然，严重堵塞呼吸道，发生于院外的喉异物应尽早处理，以手指抠异物不可取，其可能导致堵塞进一步加重。腹部冲击法（Heimlich 法）是喉异物院前急救的重要方法。喉异物的手术有：

1. 间接喉镜或纤维喉镜下取出术　适用于异物位于喉前庭以上，能合作的患者。喉黏膜表面麻醉后，间接喉镜下取出异物，细小异物亦可在纤维喉镜下取出。

2. 直接喉镜下取出术　成人、少儿均可采用。可给予全身麻醉，术前禁用镇静剂，因其可抑制呼吸，导致通气不足加重呼吸困难。

3. 异物较大、气道阻塞严重、有呼吸困难的病例，估计难以迅速在直接喉镜下取出时，可先行气管切开术，待呼吸困难缓解后，施行全身麻醉，再于直接喉镜下取出。

4. 喉异物取出后，应给予抗生素、糖皮质激素雾化吸入以防止喉水肿、支气管炎、肺炎的发生。

六、预防

　　教育幼儿进食时不要大声哭笑，平时不要将针、钉、硬币等物含于口中，食物中的鱼骨、碎骨等要挑出，果冻类食物不要吸食，以免误吸入呼吸道。喉部外伤及异物是耳鼻咽喉科医师临床工作中经常遇到的急重症之一，如能正确诊断、及时处置、恰当治疗，则可使患者转危为安并迅速康复。若诊断不清、治疗不及时、方法不当，则将给患者造成极为严重的不良后果，甚至牺牲患者的生命。

（阎玉彦）

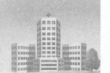

第十三章　喉的急性炎症性疾病

喉的急性炎症性疾病是指与喉的特殊感染相对应，主要局限于喉黏膜和黏膜下组织的急性炎症性疾病。

急性会厌炎（acute epiglottitis）是一起病突然，发展迅速，容易造成上呼吸道梗阻的疾病，可分急性感染性会厌炎和急性变态反应性会厌炎两类。

第一节　急性感染性会厌炎

急性感染性会厌炎（acute infective epiglottitis）为一以会厌为主的声门上区喉黏膜急性非特异性炎症。Woo（1994）利用纤维声带镜观察，炎症不仅累及会厌，同时或多或少地波及声门上区各结构，因此称为"急性声门上喉炎"。早春、秋末发病者多见。

一、病因

1. 细菌或病毒感染　以 β 型嗜血流感杆菌最多。身体抵抗力降低、喉部创伤、年老体弱者均易感染细菌而发病。其他常见的致病菌有金黄色葡萄球菌、链球菌、肺炎双球菌、奈瑟卡他球菌、类白喉杆菌等，也可与病毒混合感染。

2. 创伤、异物、刺激性食物、有害气体、放射线损伤等都可引起声门上黏膜的炎性病变。

3. 邻近病灶蔓延　如急性扁桃体炎、咽炎、鼻炎等蔓延而侵及声门上黏膜，亦可继发于急性传染病后。

二、病理

声门上区如会厌舌面与侧缘、杓会厌皱襞、声门下区等黏膜下结缔组织较疏松，炎症常从此处开始，引起会厌高度的充血肿胀，有时可增厚至正常的 6～10 倍。因声带黏膜附着声带黏膜下层较紧，故黏膜下水肿常以声带为界，声门上区炎症一般不会向声门下扩展。

病理组织学的改变可分 3 型。

1. 急性卡他型　黏膜弥漫性充血、水肿，有单核及多形核细胞浸润，会厌舌面之黏膜较松弛，肿胀更明显。

2. 急性水肿型　会厌显著肿大如圆球状，间质水肿，炎性细胞浸润增加，局部可形成脓肿。

3. 急性溃疡型　较少见，病情发展迅速而严重，病菌常侵及黏膜下层及腺体组织，可发生化脓、溃疡。血管壁如被侵蚀，可引起糜烂出血。

三、临床表现

1. **症状** 多数患者入睡时正常，半夜突感咽喉疼痛或呼吸困难而惊醒。畏寒、发热：成人在发病前可出现畏寒发热，多数患者体温为 37.5～39.5℃。患者烦躁不安，精神萎靡不振，全身乏力。发热程度与致病菌的种类有关，如为混合感染，体温大多较高。幼儿饮水时呛咳、呕吐。咽喉疼痛：为其主要症状，吞咽时疼痛加剧。吞咽困难：吞咽动作或食团直接刺激会厌，导致咽喉疼痛，口涎外流，拒食。疼痛时可放射至下颌、颈、耳或背部。呼吸困难：因会厌黏膜肿胀向后下移位，同时杓状软骨、杓会厌皱襞等处黏膜也水肿，使喉入口明显缩小，阻塞声门而出现吸气性呼吸困难。如病情继续恶化，可在 4～6 小时内突然因喉部黏痰阻塞而发生窒息。患者虽有呼吸困难，但发音多正常，有的声音低沉，似口中含物，很少发生嘶哑。

2. **体征**

（1）咽部检查：由于幼儿咽短、会厌位置较高，张大口时稍一恶心，约30%可见红肿的会厌。压舌根检查时宜轻巧，尽量避免引起恶心，以免加重呼吸困难而发生窒息。切勿用力过猛，以免引起迷走神经反射发生心跳停止。卧位检查偶可引起暂时窒息。

（2）间接喉镜检查：可见会厌舌面弥漫性充血肿胀，重者如球形，如有脓肿形成，常于会厌舌面的一侧肿胀，急性充血，表面出现黄色脓点。

3. **辅助检查**

（1）纤维喉镜或电子喉镜检查：一般可以看到会厌及杓状软骨，检查时应注意吸痰，吸氧，减少刺激。最好在可立即建立人工气道的条件下进行，以防意外。

（2）影像学检查：必要时可行影像学检查，CT 扫描和 MRI 可显示会厌等声门上结构肿胀，喉咽腔阴影缩小，界线清楚，喉前庭如漏斗状缩小，会厌谷闭塞。CT 扫描和 MRI 检查还有助于识别脓腔。

四、诊断与鉴别诊断

1. **诊断** 对急性喉痛、吞咽时疼痛加重，口咽部检查无特殊病变，或口咽部虽有炎症但不足以解释其症状者，应考虑到急性会厌炎，应做间接喉镜检查。咽痛和吞咽困难是成人急性会厌炎最常见的症状，呼吸困难、喘鸣、声嘶和流涎在重症患者中出现。呼吸道梗阻主要见于速发型，在病程早期出现，一般在起病后 8 小时内。由于危及生命，早期诊断十分重要。此病易与其他急性上呼吸道疾病混淆，必须与以下疾病鉴别。

2. **鉴别诊断**

（1）急性喉气管支气管炎：多见于 3 岁以内的婴幼儿，常有哮吼性干咳、喘鸣、声嘶及吸气性呼吸困难。检查可见鼻腔、咽部和声带黏膜充血，声门下及气管黏膜亦显著充血肿胀，会厌无充血肿胀。

（2）会厌囊肿：发病缓慢，无急性喉痛，无全身症状。检查会厌无炎症或水肿表现，多见于会厌舌面。会厌囊肿合并感染时，局部有脓囊肿表现，宜切开排脓治疗。

3. **病情评估** 门诊检查应首先注意会厌红肿程度、声重者应急诊收入住院治疗，床旁备置气管切开包。有下述情况者，应考虑行气管切开术。

（1）起病急骤，进展迅速，且有Ⅱ度以上吸气性呼吸困难者。

（2）病情严重，咽喉部分泌物多，有吞咽功能障碍者。

（3）会厌或杓状软骨处黏膜高度充血肿胀，经抗炎给氧等治疗，病情未见好转者。

（4）年老体弱、咳嗽功能差者。

出现烦躁不安、发绀、三凹征、肺呼吸音消失，发生昏厥、休克等严重并发症者应立即进行紧急气管切开术。

五、治疗

成人急性会厌炎较危险，可迅速发生致命性上呼吸道梗阻。应取半坐位或侧卧位。必要时行气管切开或气管插管。治疗以抗感染及保持呼吸道通畅为原则。门诊检查应首先注意会厌红肿程度，声重者应急诊收入住院治疗，床旁备置气管切开包。

1. 控制感染

（1）足量使用强有力抗生素和糖皮质激素：因其致病菌常为 β 型嗜血流感杆菌、葡萄球菌、链球菌等，故首选头孢类抗生素。地塞米松肌注或静脉注射，剂量可达 0.3mg/（kg·d）。

（2）局部用药：目的是保持气道湿润、稀化痰液及消炎。常用的药物有：①庆大霉素 16 万单位，地塞米松 5mg。②普米克令舒 0.5mg。可采用以上两者的一种组合加蒸馏水至 10mL，用氧气、超声雾化吸入，每日 2~3 次。

（3）切开排脓：如会厌舌面脓肿形成，或脓肿虽已破裂仍引流不畅时，可在吸氧、保持气道通畅（如喉插管、气管切开）下，用喉刀将脓肿壁切开，并迅速吸出脓液，避免流入声门下。如估计脓液很多，可先用空针抽吸出大部分再切开。体位多采用仰卧，垂头位，肩下垫一枕垫，或由助手抱头。不能合作者应用全身麻醉。

2. 保持呼吸道通畅　建立人工气道（环甲膜切开、气管切开）是保证患者呼吸道通畅的重要方法，应针对不同患者选择不同方法。

3. 其他　保持水电解质酸碱平衡，注意口腔卫生，防止继发感染，鼓励进流质饮食，补充营养。

4. 注意防治负压性肺水肿　氨茶碱解痉、毛花苷 C 强心、呋塞米利尿等治疗。

（曹　莉）

第二节　急性变态反应性会厌炎

一、病因与发病机制

急性变态反应性会厌炎（acute allergic epiglottitis）属 I 型变态反应，抗原多为药物、血清、生物制品或食物。药物中以青霉素最多见，阿司匹林、碘或其他药物次之；食物中以虾、蟹或其他海鲜多见，个别人对其他食物亦有过敏。多发生于成年人中，常反复发作。

二、病理

会厌、杓会厌襞，甚至杓状软骨等处的黏膜及黏膜下组织均高度水肿，有时呈水泡状，黏膜苍白增厚。

三、临床表现

发病急，常在用药 0.5 小时或进食 2~3 小时内发病，进展快。主要症状是喉咽部堵塞感和说话含混不清，但声音无改变。无畏寒发热、呼吸困难，亦无疼痛或压痛，全身检查多正常。间接喉镜和纤维或电子喉镜检查可见会厌明显肿胀。本病虽然症状不很明显，但危险性很大，有时在咳嗽或深吸气后，甚至患者更换体位时，水肿组织嵌入声门，突然发生窒息，抢救不及时可致死亡。

四、检查与诊断

检查可见会厌水肿明显，有的呈圆球状，颜色苍白。杓会厌襞以及杓状软骨处亦多呈明显水肿肿胀。声带及声门下组织可无改变。诊断不难。

五、治疗

首先进行抗过敏治疗，成人皮下注射 0.1% 肾上腺素 0.1~0.2mL，同时肌内注射或静脉滴注氢化可的松 100mg 或地塞米松 10mg。会厌及杓会厌襞水肿非常严重者，应立即在水肿明显处切开 1~3 刀，减轻水肿程度。治疗中及治疗后应密切观察。1 小时后，若堵塞症状不减轻或水肿仍很明显，可考虑做预防性气管切开术。因声门被四周水肿组织堵塞而较难找到，可用喉插管使气道通畅，也可选择紧急气管切开术或环甲膜切开术，如窒息应同时进行人工呼吸。

六、预防与预后

采用嗜血流感杆菌结合菌苗接种可有效地预防婴幼儿急性会厌炎及其他嗜血流感杆菌感染疾病（脑膜炎、肺炎等）。预后与患者的抵抗力、感染细菌的种类及治疗方法密切相关。如能及时诊断、治疗，一般预后良好。

（曹　莉）

第三节　急性喉炎

急性喉炎（acute laryngitis），指以声门区为主的喉黏膜的急性弥漫性卡他性炎症，亦称急性卡他性喉炎，是成人呼吸道常见的急性感染性疾病之一，约占耳鼻口因喉头颈外科疾病的 1%~2%。急性喉炎可单独发生，也可继发于急性鼻炎和急性咽炎，是上呼吸道感染的一部分，或继发于急性传染病。男性发病率较高，多发于冬、春季。小儿急性喉炎具有其特殊性，详见本章后文。

一、病因

1. 感染　为其主要病因，多发生于伤风感冒后，在病毒感染的基础上继发细菌感染。常见感染的细菌有金黄色葡萄球菌、溶血性链球菌、肺炎双球菌、卡他莫拉菌、流感杆菌等。

2. 有害气体　吸入有害气体（如氯气、氨、硫酸、硝酸、二氧化硫、一氧化氮等）及过多的生产性粉尘，可引起喉部黏膜的急性炎症。

3. 职业因素　如使用嗓音较多的教师、演员、售货员等，发声不当或用嗓过度时，发病率常较高。

4. 喉创伤　如异物或器械损伤喉部黏膜。

5. 其他　烟酒过多、受凉、疲劳致机体抵抗力降低易诱发急性喉炎。空气湿度突然变化，室内干热也为诱因。

二、病理

初起为喉黏膜急性弥漫性充血，有多形核白细胞及淋巴细胞浸润，组织内渗出液积聚形成水肿。炎症继续发展，渗出液可变成脓性分泌物或成假膜附着。上皮若有损伤和脱落，也可形成溃疡。炎症若未得到及时控制，则有炎性细胞浸润，逐渐形成纤维变性。有时病变范围深入，甚至可达喉内肌层，也可向气管蔓延。

三、临床表现

1. 声嘶　是急性喉炎的主要症状，多突然发病，轻者发声时音质失去圆润和清亮，音调变低、变粗。重者发声嘶哑，甚至仅能耳语或完全失声。

2. 喉痛　患者喉部及气管前有轻微疼痛，发声时喉痛加重，感喉部不适、干燥、有异物感。

3. 喉分泌物增多　常有咳嗽，起初干咳无痰，呈痉挛性，咳嗽时喉痛，常在夜间咳嗽加剧。稍晚则有黏脓性分泌物，因较稠厚，常不易咳出，黏附于声带表面而加重声嘶。

4. 全身症状　一般成人全身症状较轻，小儿较重。重者可有畏寒、发热、疲倦、食欲减退等症状。

5. 鼻部、咽部的炎性症状　因急性喉炎多为急性鼻炎或急性咽炎的下行感染，故常有鼻部、咽部的相应症状。

喉镜检查可见喉黏膜的表现随炎症发展于不同时期而异，其特点为双侧对称，呈弥漫性。黏膜红肿常首先出现在会厌及声带，逐渐发展至室带及声门下腔，但以声带及杓会厌襞显著。早期声带表面呈淡红色，有充血的毛细血管，逐渐变成暗红色，边缘圆钝成梭形，声门下黏膜明显红肿时，托衬于声带之下，可呈双重声带样。发声时声门闭合不全，偶见喉黏膜有散在浅表性小溃疡，黏膜下瘀斑。喉黏膜早期干燥，稍晚有黏液或黏液脓性分泌物附着于声带表面时声嘶较重，分泌物咳出后声嘶减轻。

四、诊断与鉴别诊断

根据症状及检查，可初步诊断，但应与以下疾病鉴别。

1. 喉结核　多继发于较严重的活动性肺结核或其他器官结核。病变多发生于覆有复层鳞状上皮处的喉黏膜，如喉的后部（杓间区、杓状软骨处），以及声带、室带、会厌等处。喉结核早期，喉部有刺激、灼热、干燥感等。声嘶是其主要症状，初起时轻，逐渐加重，晚期可完全失声。常有喉痛，吞咽时加重，当喉软骨膜受累时喉痛尤为剧烈。喉分泌物涂片或培养，必要时活检可明确诊断。

2. 麻疹喉炎　由麻疹病毒引起，其病情发展与麻疹病程相符。在出疹高峰伴有明显声嘶、咳嗽或犬吠样咳嗽声，随着皮疹消退迅速好转，较少发生喉梗阻。继发细菌感染引起的喉炎，往往病情较重，可能导致喉梗阻。幼儿麻疹病情较重者，大都有轻度喉炎，几乎是麻疹的症状之一。麻疹喉炎出现喉梗阻者，可按急性喉炎治疗，首先控制继发性感染，同时予糖皮质激素，如病情无改善，仍表现出较重的呼吸困难，可进行气管切开术。注意有无膜性喉气管支气管炎，不可忽视下呼吸道的梗阻。

五、治疗

1. 声带休息，不发音或少发音。

2. 超声雾化吸入　早期黏膜干燥时，可加入沐舒坦等。

3. 继发细菌感染时使用广谱抗生素，充血肿胀显著者加用糖皮质激素。

4. 护理和全身支持疗法　随时调节室内温度和湿度，保持室内空气流通，多饮热水，注意大便通畅，禁烟、酒等。

六、预后

急性喉炎的预后一般良好，很少引起喉软骨膜炎、软骨坏死和喉脓肿。发生急性喉梗阻Ⅱ度时应严密观察呼吸，做好气管切开术的准备，Ⅲ度时可考虑行气管切开术。

（曹　莉）

第四节　小儿急性喉炎

小儿急性喉炎（acute laryngitis in children）是小儿以声门区为主的喉黏膜的急性炎症，常累及声门下区黏膜和黏膜下组织，多在冬春季发病，一二月份为高峰期，婴幼儿多见。发病率较成人低，但有其特殊性，尤其是易于发生呼吸困难，因为：①小儿喉腔较小，喉内黏膜松弛，肿胀时易致声门阻塞；②喉软骨柔软，黏膜与黏膜下层附着疏松，罹患炎症时肿胀较重。③喉黏膜下淋巴组织及腺体组织丰富，炎症易发生黏膜下肿胀而使喉腔变窄。④小儿咳嗽反射较差，气管及喉部分泌物不易排出。⑤小儿对感染的抵抗力及免疫力不如成人，故炎症反应较重。⑥小儿神经系统较不稳定，容易受激惹而发生喉痉挛。⑦喉痉挛除可引起喉梗阻外，又促使充血加剧，喉腔更加狭小。

一、病因与发病机制

常继发于急性鼻炎、咽炎。大多数由病毒感染引起，最易分离的是副流感病毒，占2/3。此外还有腺病毒、流感病毒、麻疹病毒等。病毒入侵之后，为继发细菌感染提供了条件。感染的细菌多为金黄色葡萄球菌、乙型链球菌、肺炎双球菌等。小儿营养不良、抵抗力低下、变应性体质、牙齿拥挤重叠，以及上呼吸道慢性病，如慢性扁桃体炎、腺样体肥大、慢性鼻炎、慢性鼻窦炎，极易诱发喉炎。

小儿急性喉炎亦可为流行性感冒、肺炎、麻疹、水痘、百日咳、猩红热等急性传染病的前驱症状。

二、病理

与成人急性喉炎不同的是病变主要发生于声门下腔，炎症向下发展可累及气管。声门下腔黏膜水肿，重者黏膜下可发生蜂窝织炎、化脓性或坏死性变。黏膜因溃疡可大面积缺损，表面有假膜形成者罕见。

三、临床表现

起病较急，多有发热、声嘶、咳嗽等。早期以喉痉挛为主，声嘶多不严重，表现为阵发性犬吠样咳嗽或呼吸困难，继之有黏稠痰液咳出，屡次发作后可能出现持续性喉梗阻症状，如哮吼性咳嗽、吸气性喘鸣。也可突然发病，小儿夜间骤然重度声嘶、频繁咳嗽、咳声较钝、吼叫。严重者，吸气时有锁骨上窝、肋间隙、胸骨上窝及上腹部显著凹陷，面色发绀或烦躁不安。呼吸变慢，10 ~ 15 次/min，晚期则呼吸浅快。如不及时治疗，进一步发展，可出现发绀、出汗、面色苍白、呼吸无力，甚至呼吸循环衰竭、昏迷、抽搐、死亡。

四、诊断

根据其病史、发病季节及特有症状和喉镜检查可初步诊断。

五、鉴别诊断

1. 气管支气管异物　起病急，多有异物吸入史。在异物吸入后，立即出现哽噎、剧烈呛咳、吸气性呼吸困难和发绀等初期症状。检查胸肺部有相应征象。

2. 小儿喉痉挛　常见于较小婴儿。吸气期喉喘鸣，声调尖而细，发作时间较短，症状可骤然消失，无声嘶。

3. 先天性喉部疾病　如先天性喉软化症等。各种喉镜检查和实验室血常规、咽喉拭子涂片或分泌物培养等检查均有助于鉴别。此外，还应注意与喉白喉、麻疹、水痘、百日咳、猩红热、腮腺炎的喉部表现相鉴别。

六、治疗

1. 治疗的关键是解除喉梗阻，早期可以临时使用肾上腺素类喷雾剂减轻喉水肿，及早使用有效足量的抗生素控制感染，同时给予较大剂量糖皮质激素，常用泼尼松口服，1 ~ 2mg/（kg·d）；地塞米松肌注或静脉滴注 0.2 ~ 0.4mg/（kg·d）。

2. 给氧、解痉、化痰、保持呼吸道通畅，可用水氧、超声雾化吸入或经鼻给氧，也可雾化吸入糖皮质激素。若声门下有干痂或假膜及黏稠分泌物，经上述治疗呼吸困难不能缓解，可在直接喉镜下吸出或钳出。

3. 对危重患儿应加强监护及支持疗法，注意全身营养与水电解质平衡，保护心肺功能，避免发生急性心功能不全。

4. 安静休息，减少哭闹，降低耗氧量。

5. 重度喉梗阻或经药物治疗后喉梗阻症状未缓解者，应及时做气管切开术。

七、预防与预后

幼儿哺乳是一种重要的保护措施。防止感冒，如发生，应及时治疗。一般预后较好。

（曹　莉）

第五节　急性喉气管支气管炎

急性喉气管支气管炎（acute laryngotracheobroiichitis）为喉、气管、支气管黏膜的急性弥漫性炎症。

多见于 5 岁以下儿童，2 岁左右发病率最高。男性多于女性，男性约占 70%。冬、春季发病较多，病情发展急骤，病死率较高。按其主要病理变化，分为急性阻塞性喉气管炎和急性纤维蛋白性喉气管支气管炎，二者之间的过渡形式较为常见。

一、急性阻塞性喉气管炎

急性阻塞性喉气管炎（acute obstructive laryngotracheitis），又名假性哮吼（pseudocroup）、流感性哮吼、传染性急性喉气管支气管炎。

（一）病因

病因尚不清楚，有以下几种学说。

1. 感染　病毒感染是最主要的病因。本病多发生于流感流行期，故许多学者认为与流感病毒有关，与甲型、乙型和亚洲甲型流感病毒以及 V 型腺病毒关系较密切。除流感外，本病也可发生于麻疹、猩红热、百日咳及天花流行之时。病变的继续发展，与继发性细菌感染有密切关系。常见细菌为溶血性链球菌、金黄色葡萄球菌、肺炎双球菌、嗜血流感杆菌等。

2. 气候变化　本病多发生于干冷季节，尤其是气候发生突变时，故有些学者认为与气候变化有关。因呼吸道纤毛的运动和肺泡的气体交换均需在一定的湿度和温度下进行，干冷空气不利于保持喉气管和支气管正常生理功能，易罹患呼吸道感染。

3. 胃食管咽反流　胃食管咽胃酸反流也是常见的病因。检测全时相咽部 pH 值常低于 6。

4. 局部抵抗力降低　呼吸道异物取出术、支气管镜检查术以及呼吸道腐蚀伤后也易发生急性喉气管支气管炎。

5. 体质状况　体质较差者，如患有胸肺疾病（如肺门或气管旁淋巴结肿大），即所谓渗出性淋巴性体质的儿童易患本病。

6. C1 – 酯酶抑制剂（C1 – 1NH）　缺乏或功能缺陷，为染色体显性遗传性疾病。

（二）病理

本病炎症常开始于声门下区的疏松组织，由此向下呼吸道发展。自声带起始，喉、气管、支气管黏膜呈急性弥漫性充血、肿胀，重症病例黏膜上皮糜烂，或大面积脱落而形成溃疡。黏膜下层发生蜂窝织炎性或坏死性变。初起时分泌物为浆液性，量多，以后转为黏液性、黏脓性甚至脓性，有时为血性，由稀变稠，如糊状或黏胶状，极难咳出或吸出。

基于小儿喉部及下呼吸道的解剖学特点，当喉、气管及支气管同时罹病时，症状较成人更为严重。气管的直径在新生儿中为 4~5.5mm（成人为 15~20mm），幼儿每公斤体重的呼吸区面积仅为成人的 1/3，当气管、支气管黏膜稍有肿胀，管腔为炎性渗出物或肿胀的黏膜所阻塞时，即可发生严重的呼吸困难。

（三）临床表现

一般将其分为三型。

1. 轻型　多为喉气管黏膜的一般炎性水肿性病变。起病较缓，常在夜间熟睡中突然惊醒，出现吸气性呼吸困难及喘鸣，伴有发绀、烦躁不安等喉痉挛症状，经安慰或拍背等一般处理后，症状逐渐消失，每至夜间又再发。此型若及时治疗，易获痊愈。

2. 重型　可由轻型发展而来，也可以起病为重型，表现为高热，咳嗽不畅，有时如犬吠声，声音稍嘶哑，持续性渐进的吸气性呼吸困难及喘鸣，可出现发绀。病变向下发展，呼吸困难及喘鸣逐渐呈现为吸气与呼气均困难的混合型呼吸困难及喘鸣。呼吸由深慢渐至浅快。病儿因缺氧烦躁不安。病情发展，可出现明显全身中毒症状及循环系统受损症状，肺部并发症也多见。

3. 暴发型　少见，发展极快，除呼吸困难外，早期出现中毒症状，如面色灰白、咳嗽反射消失、失水、虚脱以及呼吸循环衰竭或中枢神经系统症状，可于数小时或一日内死亡。

局部纤维喉镜或纤维支气管镜检查，可见自声门以下，黏膜弥漫性充血、肿胀，以声门下腔最明显，正常的气管软骨环显示不清楚。气管支气管内可见黏稠分泌物。喉内镜检查不仅可使呼吸困难加重，还有反射性引起呼吸心搏骤停的危险，因此，最好在诊断确有困难并做好抢救准备时使用。对反复发作的急性喉气管炎可行 pH 计监测胃食管咽反流。肺部 X 线片或 CT 扫描有时可见因下呼吸道阻塞引起的肺不张或肺气肿，易误诊为支气管肺炎。

（四）诊断和鉴别诊断

根据上述症状，尤其当患儿高热后又出现喉梗阻症状，结合检查可明确诊断。须与气管支气管异物、急性细支气管炎、支气管哮喘、百日咳、流行性腮腺炎、猩红热等相鉴别，与喉白喉、急性感染性会厌炎的鉴别参见表 13－1。

表 13－1　急性喉气管支气管炎与急性会厌炎和喉白喉的鉴别

	急性喉气管支气管炎	急性感染性会厌炎	喉白喉
发病率	较常见	稀少	非常稀少
发病年龄	6 个月～3 岁	2～6 岁	6 月～10 岁
起病	较急，1～2 天	突然，6～12 小时	较缓，2～4 天
病因	病毒，尤其是副流感病毒 I 型	B 型嗜血流感杆菌	白喉杆菌
病理	声门下肿胀为主，黏稠的渗出物阻塞气管树	声门上区严重肿胀可发生菌血症	喉假膜形成可发生毒血症
发热	中度发热	高热	发热不明显
临床主要特点	慢性进行上呼吸道梗阻、喉鸣、哮吼性咳嗽	严重的喉痛、吞咽困难声音低沉、迅速进行性喉梗阻	慢性发作性头痛、喉痛、哮吼性咳嗽、声嘶、喘鸣
预后	如果呼吸能维持数天内可自行消退	如不及时建立人工气道可发生严重的呼吸循环衰竭	可发生窒息、中毒性心肌炎循环衰竭

（五）治疗

对轻型者，治疗同小儿急性喉炎，但须密切观察。对重症病例，治疗重点为保持呼吸道通畅。

1. 给氧、解痉、化痰、解除呼吸道阻塞，对喉梗阻或下呼吸道阻塞严重者须行气管切开术，并通过气管切开口滴药及吸引，清除下呼吸道黏稠的分泌物。中毒症状明显者，须考虑早行气管切开术。

2. 立即静滴足量敏感的抗生素及糖皮质激素　开始剂量宜大，呼吸困难改善后逐渐减量，至症状消失后停药。

3. 抗病毒治疗。

4. 室内保持一定湿度和温度（以湿度 70% 以上，温度 18～20℃为宜）。

5. 忌用呼吸中枢抑制剂（如吗啡）和阿托品类药物，以免分泌物更干燥，加重呼吸道阻塞。

6. 胃食管咽反流在新生儿和婴幼儿时期是一种生理现象，出生 1 年后随括约肌功能及胃－食管角的发育成熟，食物由稀变稠而逐渐消退。治疗措施有：①睡眠时可抬高床头，减少胃酸反流。②低脂饮食，避免睡前进食。③必要时加用降低壁细胞酸分泌的药物、H_2 受体阻滞剂（西咪替丁）、质子泵抑制剂（奥美拉唑）、胃肠蠕动促进剂（西沙必利）。④重者甚至可手术治疗。

二、急性纤维蛋白性喉气管支气管炎

急性纤维蛋白性喉气管支气管炎（acute fibrinous laryngotracheobronchitis），也称纤维蛋白样－出血性气管支气管炎、纤维蛋白性化脓性气管支气管炎、流感性（或恶性、超急性）纤维蛋白性喉气管支气管炎、急性膜性喉气管支气管炎、急性假膜性坏死性喉气管支气管炎等。多见于幼儿，与急性阻塞性喉气管炎虽同为喉以下呼吸道的化脓性感染，但病情更为险恶，病死率很高。

（一）病因

1. 阻塞性喉气管炎的进一步发展。

2. 流感病毒感染后继发细菌感染。

3. 创伤、异物致局部抵抗力下降，长时间气管内插管，呼吸道烧伤后等。

（二）病理

与急性阻塞性喉气管炎相似，但病变更深。主要特点是喉、气管、支气管内有大块或筒状痂皮、黏液脓栓和假膜。呼吸道黏膜有严重炎性病变，但无水肿，黏膜层及黏膜下层大片脱落或深度溃疡，甚至软骨暴露或发生软化。因黏膜损伤严重，自组织中溢出的血浆、纤维蛋白与细胞成分凝聚成干痂及假膜，大多易于剥离。

（三）症状

类似急性阻塞性喉气管炎，但发病更急，呼吸困难及全身中毒症状更为明显。

1. 突发严重的混合性呼吸困难，呼吸时呈干性阻塞性噪响，可伴有严重的双重性喘鸣。咳嗽有痰声，但痰液无法咳出。如假膜脱落，可出现阵发性呼吸困难加重，气管内有异物拍击声，哭闹时加剧。

2. 高热，烦躁不安，面色发绀或灰白，可迅速出现循环衰竭或中枢神经系统症状，如抽搐、惊厥、呕吐。发生酸中毒及水电解质失衡者也多见。

（四）检查及诊断

检查参见急性阻塞性喉气管炎，常有混合性呼吸困难，胸骨上窝、肋间隙、上腹部等处有吸气性凹陷，伴以锁骨上窝处呼气性膨出。呼吸音减弱或有笛音，甚至可闻及异物拍击声。用力可咳出大量黏稠的纤维蛋白性脓痰及痂皮，咳出后呼吸困难可明显改善。如行支气管镜检查，可见杓状软骨间切迹、气管及支气管内有硬性痂皮及假膜。结合症状可确定诊断。

（五）治疗

同急性阻塞性喉气管炎，应及早进行血氧饱和度监测和心电监护。较严重者，需行气管切开术，术后通过气管套管口滴药消炎稀释，必要时需反复施行支气管镜检查，将痂皮及假膜钳出和吸出，以缓解呼吸困难。

（六）并发症

常见的并发症为败血症或菌血症，其次是心包炎、弥漫性支气管肺炎、脑膜炎、脑炎等。

（七）预后

一般预后良好，如并发麻疹和支气管肺炎者预后较差。

（曹　莉）

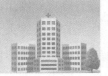

第十四章 喉的慢性非特异性炎症

喉慢性非特异性炎症为喉的常见病，包括慢性喉炎、喉息肉、声带小结和喉关节病等。近年来，新设备、新技术的开发为喉的慢性非特异性炎症疾病的诊断和鉴别诊断提供了良好的手段。如：在接触内镜（变焦显微内镜）下观察经1%亚甲蓝染色的声带黏膜，显示活体原位状态下声带表层细胞的形状、异型核、核浆比等，从而动态全程观察浅层细胞的变化；喉内高频超声不仅能测试声带囊肿的大小，而且能准确评估喉肿瘤的部位、大小及浸润范围，更有利于治疗方式的选择。

第一节　慢性喉炎

慢性喉炎（chronic laryngitis）是指喉部黏膜的非特异性慢性炎症，可累及黏膜下层及喉内肌。近年来，随着人们信息沟通和语言交流的增多，发病率有增加趋势。根据病变程度及临床特点的不同，一般可分为慢性单纯性喉炎（chronic simple laryngitis）、慢性萎缩性喉炎（chronic atrophic laryngitis）和慢性增生性喉炎（chronic hyperplastic laryngitis）。也见有将其分为4型，另列一种为慢性肥厚性喉炎（Chronic hypertrophic laryngitis）。因肥厚与增生组织病理学相似，故本节仍分3型描述。

一、慢性单纯性喉炎

慢性单纯性喉炎（chronic simple laryngitis），是一主要发生在喉黏膜的慢性非特异性炎性病变，可累及黏膜下组织。临床常见，多发于成人中。

（一）病因

1. 鼻、鼻窦、扁桃体、咽、气管或肺部等邻近部位炎症直接向喉部蔓延或脓性分泌物的刺激，如鼻窦炎、牙槽溢脓等脓液下流，肺部脓痰经喉部咳出。

2. 鼻腔阻塞，经口呼吸，使咽喉黏膜血管扩张、喉肌紧张疲劳产生炎症。

3. 有害气体（如氯气、氨、硫酸、硝酸、二氧化硫、一氧化氮等）吸入损害及烟、酒、灰尘等的长期刺激。

4. 胃食管咽反流及幽门螺杆菌感染：有作者认为，胃食管咽反流是慢性喉炎的基本病因，尤其是在小儿中。Gumpert 对 21 例声嘶超过 3 个月的患儿进行 24 小时 pH 监测，结果显示 13 例（62%）有胃食管咽反流，其中 7 例（33%）反流超过正常上限的 3 倍。幽门螺旋杆菌的逆行性感染亦可能与喉炎的发生有关，而且经质子泵抑制剂和抗生素治疗有效。

5. 用嗓过度或发音不当。

6. 全身性疾病如糖尿病、肝硬化、心脏病、肾炎、风湿病、内分泌紊乱等使全身抵抗力下降或影响喉部。

（二）病理

喉黏膜血管扩张，上皮及固有层水肿，以单核细胞为主的炎性渗出，黏膜下可发生血液积聚，继而黏膜肥厚，腺体肥大。多数患者喉内肌亦显慢性炎症。黏液腺受刺激后，分泌物增加，有较稠厚的黏痰。LSAB 法免疫组化染色显示增殖细胞核抗原（PCNA）阳性细胞数量少，呈带状分布于上皮基底细胞层，其上的棘细胞层有 1～2 层散在的阳性细胞。

（三）临床表现

常见的症状为：

1. 不同程度的声音嘶哑为其主要症状，初为间歇性，逐渐加重成为持续性。如累及环杓关节，则在晨起或声带休息较久后声嘶反而显著，但失声者甚少。

2. 喉部有微痛、紧缩感、异物感等，常做干咳以缓解喉部不适。

喉部病变的程度因病情轻重、病程长短而异。间接喉镜检查可见喉黏膜弥漫性充血，声带失去原有的珠白色而呈浅红色，声带表面常见舒张的小血管，与声带游离缘平行。黏膜表面可见有稠厚分泌物。杓间区黏膜充血增厚，在发音时声带软弱，振动不协调，或两侧声带闭合欠佳。病变常两侧对称。对间接喉镜检查暴露不全或病史较长者应进一步行纤维或电子喉镜检查明确诊断，避免遗漏早期喉肿瘤。

电声门图和动态喉镜检查可显示相应的改变：电声门图（electroglottography，EGG）在声带病变较轻时可保持基本波形，声带慢性充血时可见闭相延长，开相缩短。动态喉镜（strobolaryngoscope）又称频闪喉镜，在声带水肿时振幅、黏膜波、振动关闭相可增强，对称性和周期性不定。

（四）诊断与鉴别诊断

根据上述症状及体征可做出初步诊断，并应积极查找病因。对声嘶持续时间较长者，应与喉结核、早期喉癌等鉴别，必要时行接触内镜检查或活检。

（五）治疗

1. 病因治疗　积极治疗鼻炎、鼻窦炎、咽炎、胃炎、肺部及全身疾病。对发音不当者进行发音训练。

2. 改变不良的生活习惯，去除刺激因素，包括戒除烟酒、休声。

3. 蒸气或超声雾化吸入，适当局部应用激素。

4. 理疗　直流电药物离子（碘离子）导入或音频电疗、超短波、直流电或特定电磁波（TDP）等治疗。

5. 发声矫治　由专业语言矫治师、言语疾病学家进行语言训练与发声矫治。

6. 抗反流治疗　有胃食管咽反流者，需长期应用质子泵抑制剂，如口服埃索美拉唑或奥美拉唑等。

二、慢性萎缩性喉炎

萎缩性喉炎（atrophic larngitis）亦名干性喉炎或臭喉症（ozena of the larn），因喉黏膜及黏液腺萎缩、分泌减少所致。中老年女性多见，经常暴露于粉尘空气中者更为严重。

（一）病因

分为原发性和继发性两种。原发性者目前病因仍不十分清楚，多数学者认为是全身疾病的局部表现，可能与内分泌紊乱、自主神经功能失调、维生素及微量元素缺乏有关；或各种原因导致黏膜及黏膜下组织营养障碍，分泌减少。继发性者多为萎缩性鼻炎、萎缩性咽炎的延续及咽喉部放疗所致，也可是 Sjogren 综合征的一部分。

（二）病理

喉黏膜及黏膜下层纤维变性，黏膜上皮化生，柱状纤毛上皮渐变为复层鳞状上皮，腺体萎缩，分泌减少，加之喉黏膜已无纤毛活动，故分泌液停滞于喉部，经呼吸空气蒸发结痂，合并感染可变为脓痂。除去痂皮后可见深红色黏膜，失去固有光泽。可有浅表的糜烂或溃疡。病变向深层发展可引起喉内肌萎缩。炎症向下发展可延及气管。

（三）临床表现

主要症状有：

1. 喉部干燥不适，有异物感，胀痛。

2. 声嘶，因夜间有脓痂存留，常于晨起时较重。

3. 阵发性咳嗽　分泌物黏稠、结痂是引起阵发性咳嗽的原因，常咳出痂皮或稠痰方停止咳嗽，咳出的痂皮可带血丝，有臭味。咳出脓痂后声嘶稍有改善，但常使喉痛加剧。

间接或纤维、电子喉镜检查可见喉黏膜慢性充血、干燥，喉腔增宽，有黄绿色脓痂覆于声带后端、杓间区及喉室带等处，去除后可见喉黏膜呈深红色，干燥发亮如涂蜡状。如喉内肌萎缩，声带变薄、松弛无力，发音时两侧闭合不全，故发声漏气，声音沙哑，讲话费力。少数患者气管上端亦显相同病变。电声门图多表现为闭相缩短或无闭相，波峰变矮。

（四）诊断与治疗

根据以上特点，常易诊断，但应积极寻找病因，进行病因治疗。一般治疗可予碘化钾 30mg，3 次/天。或氯化铵口服，刺激喉黏液分泌，减轻喉部干燥。蒸气湿化或含有芳香油的药物雾化吸入，口服维生素 A、维生素 E、维生素 B_1 等。有痂皮贴附时可在喉镜下湿化后取出。

三、慢性增生性喉炎

慢性增生性喉炎（chronic hyperplastic laryngitis），为喉黏膜的慢性炎性增生性疾病。

（一）病因与病理

病因与慢性单纯性喉炎相同，多由慢性单纯性喉炎病变发展所致。近年来有学者认为其可能与 EB 病毒、单纯疱疹病毒（HSV）和肺炎支原体的感染有关。组织学改变有：喉黏膜明显增厚，黏膜上皮不同程度增生或鳞状化生、角化，黏膜下淋巴细胞和浆细胞浸润，以及黏膜下纤维组织增生、玻璃样变性等。

（二）临床表现

症状同慢性喉炎，但声嘶较重而咳嗽较轻，急性或亚急性发作时喉痛明显。

（三）检查

除慢性喉炎的表现外，喉黏膜广泛增厚。杓状软骨处黏膜及杓会厌襞常增厚，以杓间区显著，其中央部隆起或呈皱褶，常有稠厚的黏液聚集。声带充血，边缘圆厚，表面粗糙不平，可呈结节状或息肉状。如病变发展至声门下区，两侧声带后端靠拢受阻而出现声门裂隙。室带亦常肥厚，粗糙不平，有时轻压于声带上，掩蔽声带。电声门图多表现为闭相延长，开相缩短。喉动态镜观察可见对称性和周期性差，严重者振幅和黏膜波消失，声带闭合差。

（四）诊断与鉴别诊断

根据以上症状和体征，一般诊断不难，但应与喉癌、梅毒、结核等鉴别。肿瘤常局限于一侧声带，可经活检证实；梅毒较难区别，常有会厌增厚、缺损或结痂，并有其他器官梅毒，血清学梅毒筛选试验和梅毒特异性确诊试验有助明确诊断；喉结核的病变常在杓间区，黏膜常呈贫血现象，多有浅表溃疡和肺结核。经1%亚甲蓝声带黏膜染色后接触内镜能清楚地观察到声带表层细胞的形状、异型核、核浆比及细胞排列等情况，动态全程观察浅层细胞变化，有助于鉴别诊断。

（五）治疗

治疗原则同单纯性慢性喉炎。对声带过度增生的组织早期可加用直流电药物离子（碘离子）导入或音频电疗，局部理疗有助于改善血液循环，软化消散增生组织。重者可在手术显微镜下手术或激光烧灼，切除肥厚部分的黏膜组织，但注意勿损伤声带肌。

此外，尚有一类较特殊的反流性喉炎（reflux laryngitis），以往称为酸性喉炎（acid laryngitis），是因食管下段括约肌短暂松弛，导致含有胃酸的胃液向食管反流到达喉部所致。可能与胃酸的直接刺激和通过迷走神经反射引起慢性咳嗽有关。临床表现有声音嘶哑、干咳、胸骨后烧灼感等，患者常反复清嗓。检查可见喉腔后部黏膜红斑或白斑状改变，重者可见声带溃疡或肉芽肿。治疗可用质子泵抑制剂如奥美拉唑等。如肉芽肿经药物治疗未消散可考虑联合手术切除。

（陈　文）

第二节　喉息肉

喉息肉（polyp of larynx），为位于喉部的良性病变，以发生于声带者最为常见，称为声带息肉（polyp of vocal cord）。

一、病因与发病机制

1. 机械创伤学说　过度、不当发声的机械作用可引起声带血管扩张、通透性增加导致局部水肿，局部水肿在声带振动时又加重创伤而形成息肉。

2. 循环障碍学说　声带振动时黏膜下血流变慢，甚至停止，长时间过度发声可致声带血流量持续下降，局部循环障碍并缺氧，使毛细血管通透性增加，局部水肿及血浆纤维素渗出，严重时血管破裂形成血肿，炎性渗出物最终聚集、沉积在声带边缘形成息肉；若淋巴、静脉回流障碍则息肉基底逐渐增宽，形成广基息肉。

3. 声带黏膜中超氧化物歧化酶（SOD）活性降低　与声带息肉和小结形成有关。

4. 炎症学说　声带息肉因局部长期慢性炎症造成黏膜充血、水肿而形成。

5. 代偿学说　声门闭合不全过度代偿可引起声带边缘息肉样变，以加强声带闭合，多呈弥漫性息肉样变。

6. 气流动力学柏努利（Bernoulli）效应学说　声带闭合时可将声带边缘黏膜吸入声门，使声带内组织液移向并积聚在任克层间隙而形成息肉。

7. 自主神经功能紊乱学说　有 A 型性格特征，倾向于副交感神经兴奋性亢进的自主神经功能紊乱性疾病。

8. 变态反应学说　声带息肉的组织学表现有嗜酸及嗜碱性粒细胞增多，认为其发生与变态反应有关。

9. 其他学说　也有人认为声带息肉的发生与局部解剖因素有关，如舌短、舌背拱起及会厌功能差者易发生，可能因这些解剖异常使共鸣及构音功能受影响，需加强喉内肌功能来增强发声力量，导致声带易受损伤。此外还有血管神经障碍学说及先天遗传学说等。

二、病理

病理改变主要显示黏膜固有层（相当于 Reinke 层）的弹力纤维和网状纤维破坏，间质充血水肿、出血、毛细血管增生、血栓形成、纤维蛋白物沉着黏液样变性、玻璃样变性、纤维化等。可有少量炎性细胞浸润，偶见有钙化。黏膜上皮呈继发性改变，大多萎缩、变薄，上皮脚平坦。PAS 染色示上皮内糖原显著减少。根据光镜下的病理变化，声带息肉可分 4 型：出血型、玻璃样变性型、水肿型及纤维型。S－100 蛋白多克隆抗体检测声带息肉上皮中的朗汉斯巨细胞比正常声带黏膜中多 11.5 倍。根据超微结构改变，将声带息肉分为胶质型和毛细血管扩张型：胶质型基质疏松水肿，在无细胞的窦样间隙壁上有内皮细胞，基质有些区域呈泡状或斑状，内有嗜酸性液体；毛细血管扩张型表现为不规则排列的血管间隙中充满均匀的嗜酸性物质。

三、临床表现与诊断

主要症状为声嘶，因声带息肉大小、形态和部位的不同，音质的变化、嘶哑的程度也不同。轻者为间歇性声嘶，发声易疲劳，音色粗糙，发高音困难，重者严重沙哑。息肉大小与发音的基频无关，与音质粗糙有关。巨大的息肉位于两侧声带之间者，可完全失声，甚至可导致呼吸困难和喘鸣。息肉垂于声门下者常因刺激引起咳嗽。

喉镜检查常在声带游离缘前中份见有表面光滑、半透明、带蒂如水滴状肿物。有时在一侧或双侧声带游离缘见呈基底较宽的梭形息肉样变，亦有遍及整个声带呈弥漫性肿胀的息肉样变。息肉多呈灰白或淡红色，偶有紫红色，大小如绿豆、黄豆不等。声带息肉一般单侧多见，亦可两侧同时发生。少数病例一侧为息肉，对侧为小结。悬垂于声门下腔的巨大息肉，常带蒂，状如紫色葡萄，可随呼吸气流上下活动，如紧嵌于声门时可导致窒息。

声带息肉位置靠前，基底较大者语图上 1 000Hz 以上的谐波中混有较多的噪音成分，甚至在 3 000Hz 以上的谐波成分均被噪声代替。如果息肉位置靠后，比较孤立，其语图表现类似声带小节，或仅于第一、二（F_1、F_2）共振峰谐波之间或高频端有少量噪声成分，波纹不规律，有断裂现象。电声门图可在不同的部位出现切迹。喉动态镜下见周期性差，对称性、振幅、黏膜波减弱或消失，振动关闭相减弱。当病变从黏膜向深层组织发展时，黏膜波消失逐渐演变至声带振动减弱或消失。

根据临床表现和喉镜检查一般可明确诊断。

四、治疗

以手术切除为主，辅以糖皮质激素超声雾化等治疗。

声门暴露良好的带蒂息肉，可在间接、纤维或电子喉镜下摘除。局部麻醉不能配合者，可在全身麻醉下经支撑喉镜切除息肉，有条件者可在显微镜下切除，也可行激光切除。年老体弱、颈椎病及全身状况差者，宜在软管喉镜下切除。

对于靠近前连合处的双侧病变，宜分次手术切除，以防两侧相近的创面发生粘连。切除的息肉均应常规送病理检查，以免将早期的声带癌变漏诊。

（陈　文）

第三节　声带小结

声带小结（vocal nodules）发生于儿童者又称喊叫小结（screamer noclules），是发生于声带游离缘的微小结节样病变，典型者表现为双侧声带前、中 1/3 交界处对称性的结节状隆起。

一、病因

与声带息肉相似，多数学者倾向"机械刺激学说"。

1. 用声不当与用声过度　声带小结多见于声带游离缘前中 1/3 交界处，其可能机制为：①该处是声带发声区膜部的中点，振动时振幅最大而易受损伤，还可产生较强的离心力，发声时此处频繁撞击致使疏松的间质血管扩张，通透性增强，渗出增多，在离心力的作用下渗出液随发声时声带震颤聚集至该处形成突起，继之增生、纤维化。②该处存在振动结节（vibration node），如振动剧烈可发生血管破裂形成血肿，继发炎性细胞浸润形成小结。③该处血管分布与构造特殊，声带肌上下方向交错，发声时可出现捻转运动，使血供发生极其复杂的变化。声带振动时血流变慢，甚至可以停止。也有学者认为发假声过度者易形成声带小结。

2. 上呼吸道的炎症　如感冒、急慢性喉炎、鼻-鼻窦炎等可诱发声带小结。

3. 胃食管咽反流者，声带小结发病率高。

4. 内分泌因素，如：男孩较女孩多见，至青春期有自愈倾向。成年女性发病率又高于男性，50 岁以上者少见，可能与内分泌因素有关。

二、病理

声带小结外观呈灰白色小隆起。其病理改变主要在上皮层，黏膜上皮局限性棘细胞增生，上皮表层角化过度或不完全角化，继发纤维组织增生、透明样变性，基底细胞生长活跃。电镜观察可见黏膜鳞状上皮层次显著增多，表层细胞扁平，棘层内有角质透明蛋白颗粒；各层细胞排列紧密，张力微丝和桥粒均发育良好，基底层细胞核有丝分裂较多见，周围组织有炎症表现。

三、临床表现

早期主要症状是发声易疲倦和间歇性声嘶，声嘶每当发高音时出现。病情发展时声嘶加重，由间歇性变为持续性，在发较低调音时也出现。

喉镜检查可见声带游离缘前、中 1/3 交界处有小结样突起。小结一般对称，也有一侧较大，对侧较小或仅单侧者。声带小结可呈局限性小突起，也可呈广基梭形增厚，有些儿童的声带小结，当声带松弛时呈广基隆起，声带紧张时呈小结状突起。

四、诊断

根据病史及检查，常易做出诊断。但肉眼难于鉴别声带小结和表皮样囊肿，常需手术切除后病理检查方可确诊。

五、治疗

注意声带休息，发声训练，手术和药物治疗。

1. 声带休息　早期声带小结，经过适当发声休息，常可变小或消失。较大的小结即使不能消失，声音亦可改善。若发声休息 2~3 周小结仍未明显变小，应采取其他治疗措施。

2. 发声训练　在语言疾病学家的指导下进行一段时间（约 3 个月）的发声训练，声带小结常可自行消失。发声训练主要是改变错误的发声习惯。此外，应忌吸烟、饮酒和吃辛辣刺激食物等。

3. 手术切除　对较大且声嘶症状明显的声带小结，若保守治疗无效，可考虑在手术显微镜下切除。术后仍应注意正确的发声方法，否则可复发。除此，可适当局部应用糖皮质激素。儿童的声带小结常不需手术切除，一般至青春期可以自行消失。

（陈　文）

第四节　喉关节病

喉软骨的连结有两对关节：环杓关节和环甲关节。环杓关节由环状软骨上面两侧隆起的关节面和两侧杓状软骨马鞍形的关节凹构成滑膜关节，司声门开闭。关节囊薄而松弛，囊外有环杓后韧带加强以防止杓状软骨前移。环状软骨板与其移行处的外面，在两侧各有一关节面与甲状软骨下角形成环甲关节。关节囊薄而松弛，囊外有环甲关节囊韧带加固。两侧环甲关节形成联合关节。甲状软骨在环甲肌的牵引下通过两关节的横轴做前倾和复位运动，以改变甲状软骨与杓状软骨的距离，调整声带的紧张度，改变音调高低。

喉关节病包括喉关节脱位、喉关节炎和喉关节固定。

一、喉关节脱位

（一）杓状软骨脱位

杓状软骨脱位是指杓状软骨环面在关节囊内失去正常解剖位置，以向后外侧和前外侧脱位较常见。若与环状软骨仍有部分接触称为半脱位（arytenoid subluxation），与环状软骨完全分离称为全脱位（dislocation）。外伤是造成杓状软骨脱位的重要原因。随着年龄老化，环状、杓状软骨进行性骨化，关节周围肌肉进行性萎缩和纤维化，增加了其不稳定性因素。杓状软骨脱位与外力大小无必然联系，有时甚至轻微外力，如手背拍击喉部即可造成。CT 扫描与三维重建，可协助判断杓状软骨与环状软骨的关系，作为诊断杓状软骨半脱位的主要依据。频闪电子动态喉镜可清晰地显示声带运动的变化，可明确诊断并判断复位的效果。根据杓状软骨脱位方向可分为杓状软骨后外侧脱位和前外侧脱位。

1. 杓状软骨后外侧脱位

（1）病因：多由喉部外伤或麻醉插管引起，左侧多于右侧。发生脱位后，杓状软骨的关节面将移位于环状软骨关节面后外侧的斜肩上。

（2）临床表现：常在拔管或外伤后数小时即诉喉痛、吞咽痛及声嘶，症状可逐渐加重，无自行缓解。喉镜检查可见两侧环杓关节活动不对称，呈错位运动，一侧声带内收障碍，呈外展或旁正中位，运动受限。杓状软骨处明显红肿，软骨向后外移位，两侧杓状软骨明显不对称。杓状软骨前中下位 CT 扫描及三维重建可显示关节脱位征象。

（3）诊断与治疗：根据外伤史、临床表现及检查结果诊断不难。一经确诊，应积极复位治疗。以在全身麻醉下进行为好，用合适的喉钳在支撑喉镜下行杓状软骨拨动（复位）术。复位成功后喉痛显著减轻，声带运动恢复正常。如一次复位失败，可以重复进行，时间间隔 3 天左右。

2. 杓状软骨前外侧脱位

（1）病因：主要包括①气管麻醉插管压榨伤，使环状软骨向后抵靠于颈椎上，致杓状软骨脱位，常伴有其他喉部损伤。②支气管镜检查时，作用于声带的力量太大，使杓状软骨向前脱位，并向外侧移位。

（2）临床表现：声嘶和喉痛为主要症状，并在吞咽时加重，可伴吞咽困难和误吸。水肿较重时可发生喘鸣。喉镜检查于病变之初可见杓状软骨部位软组织充血肿胀，且与杓会厌襞一起突出于声门之上，掩盖声门后部。水肿消除后，可见杓状软骨向前外突起，声带外展受限，如弓形而松弛，发声时声门闭合不全。

（3）诊断：根据病史和临床表现，多能明确诊断。喉 CT 扫描可显示脱位状况。喉肌电图有助于环杓关节功能障碍的诊断及鉴别诊断。

（4）治疗：应立即复位，以受伤后 2 周内复位效果较好。可在全身麻醉支撑喉镜下用喉钳在声带突外侧面加压，使其抬起，并向中后方推移。不能复位者常因声门闭合不全而遗留声嘶和吞咽困难。可采用反向的 King 氏手术，或于患侧声带内注射自体脂肪组织等，使声带内收时，能与对侧靠紧以改善发音。复位后辅以糖皮质激素和抗生素治疗。

（二）环甲关节脱位

1. 病因 环甲关节囊及其周围组织松弛，遭受强外力作用可发生甲状软骨向前脱出于环状软骨的关节面。单侧环甲关节功能障碍可引起左右环甲关节运动失衡，健侧的喉肌力量除使环状软骨向甲状软骨靠拢外，同时在水平方向上牵拉环状软骨前端向健侧偏转，致使背板之上的声门后端向患侧偏斜。

2. 临床表现 患者有轻度声嘶，声音低沉、沙哑，音量变弱，发高音困难，发声易疲劳，自觉患部有脱出及滑入感，喉部不适，有吞咽梗阻感等。

颈部检查在一侧或两侧环甲关节处有压痛。喉镜检查单侧受累者声门后端偏向患侧，严重时喉结偏向健侧。双侧受累者双侧声带均松弛，发声时声门闭合不全而呈梭形缝隙，颈侧位片及喉 CT 扫描可协助声门偏斜诊断。

3. 治疗 通常可手法复位：一手将甲状软骨向后推移，另一手持环状软骨向前牵引使其复位，极少需手术治疗。

二、喉关节炎

喉关节炎包括环甲关节炎和环杓关节炎。因环甲关节炎发生较少，且症状不明显，以下主要介绍常见的环杓关节炎（cricoarytenoid arthritis）。

（一）病因

1. 全身性关节疾病的局部表现　如风湿性或类风湿性关节炎、痛风、强直性脊柱炎、系统性红斑狼疮和其他胶原病，甚至可能是青少年风湿性关节炎早期唯一的表现，临床25%～33%的类风湿关节炎累及环杓关节。

2. 喉炎、喉软骨炎等喉部急性或慢性炎性疾病直接侵及关节，多见于链球菌感染，也可发生于特殊性传染病，如结核或梅毒等。

3. 喉内及喉外部创伤可引起一侧或双侧关节炎　如内镜、麻醉插管、置管时间过长、管径过粗、长期鼻饲等。受到颈前部钝性撞击、挤压时常易损伤环杓关节。

4. 继发于急性传染病　如伤寒、流感之后。

5. 放射治疗后。

（二）病理

喉关节炎根据其发病因素不同而有所区别，类风湿性环杓关节炎病理改变：初期关节滑液层及软骨炎症，包括关节渗出、滑膜增生及炎性细胞浸润。后期滑膜增厚，血管翳形成，并沿关节面蔓延，释放酶及其他软骨破坏介质，关节软骨发生破坏、吸收，纤维组织增生可代替消融的软骨，最终发生关节固定。

（三）临床表现

1. 急性期　常见声嘶和喉痛，早期在吞咽和发声时喉部有异物感，以后喉痛可逐渐加重，并常向耳部放射。声嘶及呼吸困难视炎症红肿程度和声带固定的位置而定。声带固定于外展位可出现声嘶或失声，红肿较剧或声带固定于内收位者，可出现呼吸困难、喘鸣。可同时伴发原发病的症状，如伴有风湿性或类风湿性关节炎症状等。喉镜检查可见杓区黏膜充血、肿胀，可累及杓间区、杓会厌襞的后段及室带。声带可固定于内收或外展位。在喉结两侧或一侧甲状软骨后缘中央或环状软骨后部有压痛。

2. 慢性期　或称僵直期。多见于反复急性发作后，一次急性发作也可转为慢性。其症状决定于关节固定的位置，可出现声嘶或呼吸困难，喉部症状多不明显。若为一侧病变，患侧声带较健侧高，发声时健侧杓状软骨可接近患侧杓状软骨。有时可见环杓关节区黏膜增厚、溃疡，形成肉芽瘢痕等。

（四）诊断与鉴别诊断

急性环杓关节炎较易诊断，喉痛、声嘶、杓状软骨区充血肿胀、发声时声门呈三角形裂缝是急性环杓关节炎诊断的主要依据，尤其是杓状软骨区的充血肿胀。要识别是否为风湿性，应注意其他关节酸痛史，血沉、抗"O"检测，以及抗风湿治疗是否有效。慢性环杓关节炎极似喉返神经麻痹，可根据病史、频闪喉镜、拨动杓状软骨是否活动及喉肌电图等与喉返神经麻痹相鉴别。

（五）治疗

应针对病因积极治疗。外伤或一般炎症引起者，可予局部理疗如透热疗法，药物离子（水杨酸）透入。急性发作期以声带休息为主，全身应用糖皮质激素，有感染征象时应用抗生素。风湿或类风湿性患者，可口服非甾体抗炎药物。待炎症消退后行喉镜检查，可在支撑喉镜下用喉钳推动患侧杓状软骨，试行杓状软骨拨动术，术后适时发声和深呼吸，以防关节僵硬。

三、喉关节固定

喉关节固定可发生于喉部任何关节，但以环杓关节固定（arytenoid fixation）较多见。

（一）病因

多继发于喉关节炎，长期声带麻痹及关节脱位后久不复位者。

（二）临床表现

环甲关节或一侧环杓关节固定可出现声嘶，发声易感疲劳，或无症状。双侧环杓关节固定的症状与声带的位置有关，如声带固定于内收位，发声尚可，但有呼吸困难。如声带呈外展位，声音嘶哑明显，或呈耳语音，而无呼吸困难。

喉镜检查环甲关节固定者可无特殊发现，或见声带松弛。环杓关节固定者，一侧或双侧杓状软骨运动丧失，声带可呈外展、中线旁位或中间位。动态喉镜下见对称性、周期性、振幅、黏膜波、振动关闭相均存在。

（三）诊断

环甲关节固定的症状不明显，易于漏诊，但如重视本病根据症状和体征仍可诊断环杓关节固定可根据固定的杓状软骨能否被动活动以及喉肌电图及诱发肌电图表现而与声带麻痹相鉴别。

（四）治疗

环甲关节或一侧环杓关节固定多不需处理，对于声嘶严重者可在内镜下行切开复位术。双侧环杓关节固定发生呼吸困难者宜先行气管切开术，以后再行杓状软骨切除术或声带外移术，使声门扩大达到维持正常呼吸的需要。

（陈　文）

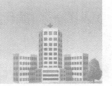

第十五章 喉肿瘤

第一节　良性肿瘤

喉部良性肿瘤通常包括良性真性肿瘤及假性肿瘤两大类。喉良性肿瘤指发生于喉部，在临床上及病理上具有良性特点的真性肿瘤，如乳头状瘤、血管瘤、纤维瘤、神经鞘瘤、腺瘤等。其中，乳头状瘤较常见。良性真性肿瘤的特点是：多起源于上皮或结缔组织，由高分化的成熟细胞组成，不向邻近组织浸润或发生转移，肿瘤生长缓慢，通常不发生出血和溃烂倾向，不引起恶病质。

临床上许多由炎症、外伤及新陈代谢紊乱等所致的肿瘤样物，如喉息肉、喉淀粉样变、喉结核等，这些病变尽管在形态和症状方面与真性肿瘤有很多相似之处，但在组织病理学上却有很大的差别，但两者之间尚有一定内在联系，甚至还可发生转变，如喉息肉可转变为肉芽肿、纤维瘤，声带血肿机化可转变为纤维血管瘤，本章将合并讨论。喉部假性肿瘤以声带息肉最常见，其次为血管瘤、纤维瘤等。

一、喉乳头状瘤

（一）概述

喉乳头状瘤是喉部最常见的良性肿瘤，约占 90% 喉乳头状瘤的性别差异不大，可发生于任何年龄，以 10 岁以下儿童多见，成人则多见于 40~50 岁年龄组。儿童乳头状瘤较成人生长快，常为复发性，易复发，但随着年龄增长有自限趋势。成人乳头状瘤可发生恶变。病因尚不明确，可能与人乳头状瘤病毒感染及 T 细胞免疫功能缺陷、内分泌等有关。

（二）临床表现及诊断

1. 临床表现　本病常见症状为声嘶，病情发展缓慢，病程较长。随着肿瘤发展，声嘶加重甚至失声，可引起咳嗽、喘鸣及呼吸困难。喉镜检查见肿瘤呈苍白、淡红或暗红色，表面为桑葚状或粗糙不平。儿童乳头状瘤为多发性，肿瘤通常以声门为中心广泛侵犯，累及声门上下，故早期可出现气道阻塞症状。成人乳头状瘤一般为单发性浅表性病变，好发于声带膜性部，有蒂，少数为广基病变。角化明显，外观呈白色。肿瘤浸润较慢，极少发生喉阻塞。本病恶变率为 2%~3%，恶变几乎都为鳞癌，多见于复发病例中。

2. 诊断要点　本病诊断依据喉镜检查，行新生物活检即可确诊。对反复多发者，宜反复活检，以便及时发现有无恶变。

（三）治疗

治疗原则为切除肿瘤，保护喉功能。应根据患者的年龄、肿瘤大小、部位、范围及多发情况综合考虑治疗方案。

1. 手术治疗

（1）间接喉镜法：丁卡因表面麻醉后，间接喉镜保留喉，直接钳取肿瘤组织。此方法简单易行。

（2）支撑喉镜下肿瘤切除术：可在全身麻醉支撑喉镜下，保留声门良好后，钳取肿瘤组织，还可用切割器切除肿瘤组织，修整病变边缘，以便较好恢复喉功能。近年来，支撑喉镜下 CO_2 激光切除也广泛应用。CO_2 激光穿透力强，能准确气化或切除肿瘤组织，出血少、损伤小、无瘢痕、术后并发症较少。

（3）喉裂开术：对于反复、多发的成人患者，可采用喉裂开术切除肿瘤及病变黏膜，但此法易引起喉狭窄及肿瘤种植。

2. 药物治疗　常用的局部及全身治疗药物有金霉素、土霉素、雌激素左旋咪唑等，但尚未明确证实其有效性。

3. 免疫治疗　近年来，应用干扰素治疗喉乳头状瘤，取得了一定疗效。干扰素即病毒抑制因子，具有光谱抗病毒作用。经过临床观察，已经肯定了干扰素对乳头状瘤的效果，对已向声门下、气管内扩散者也有显著控制作用。手术切除乳头状瘤后再配合干扰素治疗效果较好，但停药后复发较常见。因此治疗剂量及疗程还有待进一步探讨。干扰素的副反应有畏寒、发热、厌食等，这些症状多在 48 小时内消失。部分患者在注射局部可有红斑及胀痛，少数患者白细胞及血小板可下降，停药后逐渐恢复正常。上述副反应儿童多于成人。出现上述副反应后，可暂时停药或减少剂量，待恢复正常后，再重复治疗。此外，牛痘疫苗、自体瘤疫苗、转移因子，对病程缓解有一定作用，但是确切疗效还有待进一步研究。

二、喉血管瘤

（一）概述

喉血管瘤可发生于任何年龄，性别差异不大。主要分为毛细血管瘤和海绵状血管瘤两型。前者多发于婴幼儿中，后者在成人中多见。儿童血管瘤多为先天性，一般在出生后 2~3 个月逐渐出现吸气性喘鸣，呼吸困难。婴幼儿的声门下血管瘤于出生后 3~6 个月发展速度最快，到 1~2 岁时发展速度减慢。

（二）临床表现及诊断

1. 临床表现　此种情况下患儿发育较差，有慢性呼吸道梗阻症状，约半数患儿伴有头颈部皮肤血管瘤。查体见肿物多位于声带与环状软骨之间。成人患者好发于披裂、室带、会厌等部位，主要症状为声嘶、咽喉异物感、痰中带血等。查体见深蓝或紫红色肿块，表面光滑。

2. 诊断　根据病史、临床症状及喉镜检查不难诊断，一般不主张活检，以避免大出血。

（三）治疗

若无明显症状，可暂不处理成人的喉血管瘤。治疗方法目前采用的有手术切除、局部硬化剂注射、放疗等，据具体病情适当采用。对于病变较为局限者，手术治疗是主要的治疗手段。若肿瘤较大，应先行气管切开，全身麻醉控制性低血压。若肿瘤范围较广，估计彻底切除难度较大，或术后对喉部功能有较大影响者，可先行局部硬化剂注射或放疗，待肿瘤局限后再考虑手术。激光作为一种新型的治疗手段，具有组织损伤小、出血少等优点，还可在一定程度上避免喉瘢痕狭窄。其他治疗如硬化剂注射，可使肿瘤缩小，但难以根治。

小儿喉血管瘤在 18~24 个月内有自然消退可能，故即便出现轻度的呼吸困难，也不急于手术。对婴幼儿声门下血管瘤，如有较重的呼吸困难，应先行气管切开，尽量采取保守的治疗方法，以避免手术引起的喉瘢痕狭窄。

本病预后较好，少数可复发。

三、喉软骨瘤

（一）概述

喉软骨瘤起源于正常软骨或软骨外的胚胎残余。肿瘤由透明软骨构成，若瘤内有骨质形成，则成为骨软骨瘤。临床上喉软骨瘤罕见，约占喉部肿瘤的 5%，头颈部肿瘤的 1.2%。好发年龄为 30～70 岁，男女发病率之比为（3～5）∶1。最常发病于环状软骨，其次为甲状软骨、杓状软骨和会厌软骨。亦有原发于声带或室带的，表现为带蒂的肿块。

（二）临床表现及诊断

1. 临床表现　喉软骨瘤生长缓慢，临床症状和体征常不典型，故原发部位及大小表现各异。软骨瘤向喉内、气管内生长时，可表现为声嘶、进行性呼吸困难、吞咽困难和喘鸣。向喉外生长者，可表现为颈部坚硬肿块，无压痛且与喉软骨不能分开，随吞咽活动。喉内软骨瘤多位于环状软骨板处，喉镜检查可见半圆形、基底较宽、表面光滑、色灰白、覆盖正常黏膜的肿块。内生软骨瘤对正常软骨有破坏作用，外生性者则仅有压迫作用，使其下方的正常软骨变薄，甚至使喉软骨失去正常的支架功能。影像学检查对诊断喉软骨瘤有帮助。X 射线检查瘤组织阴影不连续，周围或中心呈点状或骨化现象。CT 扫描可明确肿瘤的位置、轮廓、大小和范围，肿瘤边缘清晰，内部可见特征性的突起小梁状结构或斑点状钙化。

2. 诊断　最终确诊仍需依靠病理组织学检查。

（三）治疗

手术切除是主要的治疗方法。若肿瘤较小、无症状，可定期随访，暂不手术。原发于杓状软骨和声带者，可在内镜下切除。发生于甲状软骨者可在黏膜下切除而不进入喉腔。发生于环状软骨者易累及环状软骨板，若切除 1/2 以上环状软骨时，易破坏喉的软骨支架而引起喉狭窄，需考虑是否行喉重建术。手术残留可导致肿瘤局部复发或恶变。本病一般预后良好。

四、喉脂肪瘤

（一）概述

喉脂肪瘤较为罕见，任何年龄均可发病，患者以 30～50 岁男性居多。肿瘤主要位于会厌、杓会厌皱襞、梨状窝等处。表面光滑，大小不一，外观呈黄色或略带红色，质软有弹性，可带蒂或无蒂，较大肿瘤呈分叶状。

（二）临床表现及诊断

临床表现视肿瘤部位及大小而定。肿瘤较小时，可无症状。肿瘤较大时，可有声嘶、呼吸困难、吞咽困难等症状，严重者还可引起窒息。CT 扫描提示肿瘤部位 CT 值较低，病理组织学检查见肿瘤由成熟的脂肪细胞及纤维结缔组织组成。

（三）治疗

手术切除为唯一的治疗方式。较小的肿瘤可在间接喉镜、电子喉镜或支撑喉镜下摘除。较大的肿瘤需采用喉裂开或咽侧切开进行切除。本病预后良好。

五、喉神经鞘瘤

（一）概述

喉神经鞘瘤极少见。肿瘤细胞来源于神经鞘膜，呈圆形、椭圆形或梭形，表面光滑、质韧，有包膜。本病起始好发于 21～40 岁，男性略多于女性。肿瘤多位于杓会厌皱襞、披裂、会厌或室带。肿瘤大小不一，色红、表面光滑、实性，有完整包膜。向内可遮盖假声带、声带引起声门裂狭窄，向外可突出于颌下颈部，向后可与喉咽后壁接触。

（二）临床表现及诊断

肿瘤压迫喉返神经或迷走神经，可引起声带运动障碍。症状视肿瘤大小及部位而定，早期可有声嘶、咳嗽。随着肿瘤增大可引起喉喘鸣或呼吸困难、吞咽障碍。本病术前确诊较困难，有赖于病理检查确诊。

（三）治疗

以手术切除为主。肿瘤较小者可在支撑喉镜下切除，较大肿瘤宜行颈侧切开，于黏膜下完整切除肿瘤，肿瘤有包膜，较易分离，术中出血不多。术中应注意保护包绕肿瘤的神经束。

六、喉纤维瘤

（一）概述

喉纤维瘤来源于中胚层，较为少见。好发于成年男性。瘤组织由纤维细胞及纤维束组成，血管较少。瘤体表面光滑，大小不一，小者如米粒，大者可阻塞呼吸道。带蒂或广基。颜色呈灰白或深红，质地坚实，若发生黏液样变性，则柔软如息肉。一般发生于 60 岁以上男性中，肿瘤多位于声带前中段或前联合，也可发生于室带、会厌或声门下区。

（二）临床表现及诊断

临床症状视纤维瘤发生的部位和大小而定，发生于声带者可有声嘶，若肿瘤较大，位于声门，可引起喉喘鸣及呼吸困难。

（三）治疗

手术切除是有效的治疗方法。较小的纤维瘤可在间接喉镜或支撑喉镜下切除，较大者需行喉裂开术。

七、喉淋巴管瘤

（一）概述

喉淋巴管瘤甚为少见。多数喉淋巴管瘤在婴儿出生时即已形成，经过一段较长的无症状期，到成年后受到各种诱因影响才表现出一定的临床症状。组织病理学上可分为毛细淋巴管瘤、海绵状淋巴管瘤、囊状淋巴管瘤及全身性淋巴管瘤 4 型。肿瘤好发于喉部淋巴丰富的区域如会厌、喉室及杓会厌皱襞等。肿瘤呈海绵状，颜色灰白或淡红，表面光滑或呈乳头状，基底较广，按压时瘤体可缩小。

（二）临床表现及诊断

肿瘤生长缓慢，早期无临床症状，肿瘤较大时可出现声嘶、呼吸困难及吞咽困难等。穿刺可抽出淋巴液，病理可确诊。

（三）治疗

治疗方法有：外科手术、局部注射药物、穿刺吸引、激光、冷冻及放疗等。手术为首选治疗方法，可在喉镜下摘除，也可采用喉裂开、舌骨上入路完整切除。激光治疗最大限度地保全了发音功能和吞咽功能，对肿瘤范围局限者可作为首选。药物治疗采用博来霉素、5－Fu 等抗肿瘤药物注入肿瘤组织内，引起炎症反应，破坏内皮细胞，使淋巴管瘤缩小。本病可复发，应密切随访。

八、喉神经纤维瘤

（一）概述

喉神经纤维瘤来源于神经膜细胞和成纤维细胞，好发于 20～40 岁，以声门上区多见，几乎全部肿瘤侵犯杓状软骨和杓会厌皱襞。本瘤为多发，但在喉部多为单独发生，可与神经纤维瘤病并存。肿瘤除累及杓会厌皱襞及披裂外，还可累及声带和室带。主要呈圆形或椭圆形，表面光滑，质韧，若发生黏液样变可变软。

（二）临床表现及诊断

早期症状为咽喉异物感，胀满感，逐渐出现呼吸困难和吞咽困难。确诊需病理学检查。与神经鞘瘤的区别在于：神经纤维瘤常无完整包膜，细胞排列疏松，一般无栅状排列，混有胶原纤维，而且脂肪或皮肤附属气管常包括其中。

（三）治疗

以手术为主，可在支撑喉镜下切除肿瘤，必要时也可行喉裂开术或咽侧切开术。

（姚　远）

第二节　恶性肿瘤

喉部恶性肿瘤指喉部原发性肿瘤，以鳞癌最常见，占 90% 以上。其他如腺癌、肉瘤、恶性淋巴瘤、恶性黑色素瘤等较少见。喉部恶性肿瘤的发病率为全身癌肿的 1%～5%，在耳鼻喉的恶性肿瘤中，占 7.9%～35%，居耳鼻咽喉各部位恶性肿瘤的第 3 位。喉部恶性肿瘤男性较女性多见，为（7～10）：1，以 40～60 岁为高发。

一、喉癌

（一）概述

喉癌是耳鼻咽喉头颈外科常见的恶性肿瘤之一。其发病率占全身恶性肿瘤的 0.87%～7.3%，占耳鼻咽喉恶性肿瘤的 7.9%～35%。喉癌的发病率各地不一，我国北方多于南方，城市高于农村，重工业城市高于轻工业城市。由于空气污染、吸烟和某些职业暴露的影响，以及诊断技术的改进，喉癌的发病率呈现逐年增长的趋势。喉癌的原发部位以声门区居多，其次为声门上区和声门下区。

（二）临床表现及诊断

1. 临床表现　喉癌的临床症状有声嘶、呼吸困难、咳嗽、吞咽困难、咽喉疼痛不适等。据肿瘤发生部位的不同，其表现各有差异。

（1）声门上癌：大多发生于会厌喉面根部。临床表现多不明显，随着肿瘤发展，可出现咽部不适、异物感等而易被患者忽视。声门上癌分化差、发展快，肿瘤多在出现颈淋巴结转移时才引起警觉。随着肿瘤向深面浸润，渐出现喉部疼痛，由间断性进展为持续性，并向同侧耳部放射。声嘶、呼吸困难、吞咽困难等常为声门上癌晚期症状。因此，要警惕持续性咽喉不适的中年患者，避免漏诊。会厌癌常引起咳嗽或干咳，肿瘤侵及喉上神经时，可发生呛咳。直到癌肿侵及声带，无明显声嘶表现。随着肿瘤发展，也可引起喉部疼痛和呼吸困难。因原发于会厌喉面和喉室的肿瘤位置隐蔽，应仔细检查，早期发现病变。

（2）声门癌：早期即出现声嘶，而无其他不适，故常被误认为"感冒"而不被重视。声嘶逐渐加重，可出现声音粗、哑，甚至失声。故40岁以上声嘶时间较长，经休声和一般治疗后无缓解者应仔细行喉镜检查。声门裂是呼吸道最狭窄的部位，声门癌发展到一定程度会影响声带外展，使其运动受限或固定，加之肿瘤组织阻塞，可能引起呼吸困难等喉阻塞症状。肿瘤向声门上区或声门下区发展，还可出现咳嗽、吞咽困难、放射性耳痛等症状。由于声带淋巴结较少，不易发生颈淋巴结转移，且声门癌一般分化程度高，发展缓慢。但肿瘤一旦侵犯声门上区或声门下区则发展加快，很快出现颈淋巴结转移。肿瘤如穿破甲状软骨板或环甲膜则出现喉体增大、喉前包块等。

（3）声门下癌：声门下癌少见，位于声带平面以下，环状软骨下缘以上部位的癌肿，位置隐蔽，早期症状不明显。当肿瘤发展到一定程度可出现刺激性咳嗽、咯血等。由于声门下区被肿瘤阻塞，患者常感呼吸困难。肿瘤累及声带时则出现声嘶，穿破环甲膜出现颈前包块，也可侵入颈前组织、甲状腺等。

2. 检查与诊断　早期诊断、及时治疗是提高肿瘤治愈率的关键。诊断依据症状、检查和活检等。凡年逾40岁，有声嘶或其他喉部不适超过3周以上者都必须仔细检查喉部并随访，以免漏诊。

（1）间接喉镜：检查时需仔细看清喉的各部分，常采用由上向下系统观察的方法，避免遗漏。以舌根、会厌舌面、会厌缘、会厌喉面、两侧杓会厌襞、杓状软骨、杓间区、室带、喉室、两侧梨状窝、环后、咽后壁的顺序依次检查，尤其注意会厌根部、前联合及喉室。

（2）纤维喉镜检查：纤维喉镜因镜体柔软、纤细、可曲且照明度强，可接近声带进行观察。将纤维喉镜与电视摄像系统连接，可动态观察病变的过程，有利于早期发现肿瘤。

（3）扪诊：仔细触摸颈部有无肿大淋巴结，除注意沿颈内静脉走向的颈深上、中、下淋巴结外，还应仔细检查气管旁淋巴结，颈后淋巴结，颌下、颏下淋巴结和锁骨上淋巴结等。注意喉轮廓是否正常，喉体是否增大，会厌前间隙是否饱满，有无触痛，颈前软组织和甲状腺有无肿块，喉的运动情况等。如将喉部对着颈椎左右移动时发现其间有软垫子感觉者，需想到喉咽被侵犯的可能。

（4）影像学检查：包括喉侧位X射线片、喉体层摄片、喉部CT及MRI检查。X射线检查可显示病变的部位、特征、范围、周围结构受累程度、甲状软骨破坏情况及喉功能异常等，具有诊断意义的X射线征象有软组织肿块、软组织增厚、不规则黏膜、喉膨胀功能或活动功能障碍、甲状软骨破坏和喉头移位等。CT和MRI可清楚显示肿瘤向周围组织结构内浸润情况及范围和颈部淋巴结的肿大，强化扫描有助于病变的显示，喉 CT 扫描的局限性在于不易区别肿瘤的原发部位，亦不能显示小的黏膜病变；对软骨，尤其是甲状软骨的不规则钙化或骨化常易与肿瘤侵蚀相混淆；对肿瘤邻近组织的水肿和纤维化常误认为肿瘤扩展。MRI 对喉软骨的破坏显示不满意。

（5）B 超检查：可显示颈部淋巴结肿大情况以及与邻近颈部血管的关系。

（6）活检：活体组织检查是喉癌确诊的主要依据。标本可在间接喉镜、直接喉镜或纤维喉镜下采集，但应注意钳取肿瘤的中心部位，不要在肿瘤的溃疡面上钳取，该处组织常有坏死。癌瘤组织一般较脆，易钳取，但结节、包块型肿瘤有时需反复多次活检才能证实。对声门下表面光滑、淡红色的新生物不可贸然采取，可能为异位甲状腺，术中有出血导致窒息的危险。一般活检也不宜过大过深，以免引起出血。对于临床症状可疑而活检阴性者需反复进行活检。若 2～3 次后仍无阳性结果，临床上又不能排外喉癌者，可在喉裂开下采取标本，术中进行快速冰冻切片检查，事先做好喉癌手术准备；一旦确诊，即按肿瘤手术的原则，根据病变的范围，选择适当的术式，施行手术切除。

3. 鉴别诊断

（1）喉结核：早期喉癌需与喉结核相鉴别。喉结核病变多位于喉的后部，表现为喉黏膜苍白、水肿、伴多个浅表溃疡，也可出现一侧声带充血或增厚，但会厌、杓会厌襞都有广泛的水肿和浅表溃疡。喉结核主要症状为声嘶和喉痛。胸片及痰结核分枝杆菌检查有助于诊断，但确诊需活检。

（2）喉乳头状瘤：喉乳头状瘤表面粗糙，呈淡红色，可单发或多发。成人喉乳头状瘤易恶变，需活检鉴别。

（3）喉淀粉样瘤：表现为声带、喉室或声门下区的暗红色肿块，表面光滑，质硬，不易钳取。

（4）喉梅毒：病变多位于喉前部，黏膜红肿，常有梅毒瘤，继而出现较深的溃疡，破坏组织较多，愈合后瘢痕收缩粘连，致喉畸形。患者声嘶，但喉痛不明显。活检可证实。

（5）其他：喉癌还需与喉角化症、喉黏膜白斑病、呼吸道硬结病、喉内异位甲状腺及喉软骨瘤相鉴别。

（三）治疗

喉癌的治疗包括手术、放疗、化疗、免疫治疗、中医中药治疗等。目前多主张手术加放疗的综合治疗。治疗方法的选择应从多方面考虑，例如肿瘤的原发部位、扩展范围、肿瘤的组织学特征、患者的年龄及身体状况、有无颈部淋巴结转移、患者能否定期随诊等。随着手术方式的完善，放疗技术的进步，喉癌患者的 5 年生存率明显提高。

1. 手术治疗　手术为喉癌的主要治疗手段。自 1862 年第一例喉部分切除术施行以来，喉癌的外科治疗经历了从喉部分切除术到喉全切除术为主，又从喉全切除术过渡到喉部分切除术这样一个发展过程。根据病变的范围、肿瘤的生物学行为、患者的全身情况、机体的免疫力等多个因素综合考虑选择不同的术式，总的原则是在根治性切除肿瘤的前提下尽量保留或再造喉的发音功能。

（1）喉声门上水平部分切除术

1）适应证：会厌癌，喉面或舌面（T_1）；会厌及室带癌（T_2）；会厌癌，侵及会厌谷、舌根黏膜或梨状窝内壁黏膜（T_2）；声门上喉癌，侵及会厌前间隙（T_3）。

2）手术要点：颈部水平弧形切口，切口正中最低处在甲状软骨中部，两端至胸锁乳突肌前缘。皮下分离，上端暴露舌骨，下端显示甲状软骨。在病变重的一侧用电刀贴舌骨及舌骨大角切断附着于舌骨上的肌肉（下颌舌骨肌、舌骨舌肌、咽中缩肌、舌内肌等）。该处手术紧贴舌骨，不要向口底，以免伤及舌动脉及舌神经。在舌骨体正中，或稍偏健侧，用骨剪切断舌骨，分离舌骨内侧，将患侧舌骨连同附着在舌骨下缘的带状肌向下翻转，显露甲状软骨。沿甲状软骨上缘切开外软骨膜，将骨膜向下剥离，后侧在甲状软骨板上切断咽下缩肌，显露上半甲状软骨；再剥离内骨膜，将患侧甲状软骨上半包括上角切除（在颈中线以甲状软骨切迹与甲状软骨下缘之间中点为界），甲状软骨水平切除上半部时，宜稍偏上，尽可能避免伤及前联合。在对侧从中线斜向上，切除一部分甲状软骨，可保留对侧上角。先切除甲状软骨板便于手术操作，进入喉腔。从患侧梨状窝切开进入下咽，用剪刀切开杓会皱襞黏膜，走向会厌谷。在会厌与舌根间全层切开，至对侧咽会皱襞。观察肿瘤范围。在对侧杓会皱襞切入喉前庭，切除室带，用剪刀指向喉室，水平向前切开，将健侧室带与声带分离，至前联合。再用剪刀从前向后，在患侧喉室处水平向后，在声带突上方切除室带，切开患侧杓会皱襞，标本即切除。从两侧杓会皱襞切入喉室时小心离开杓状软骨，避免损伤，缝合残存杓会皱襞时避免过紧，影响术后杓状软骨活动。喉部分手术后拔管困难的原因之一是杓状软骨因手术损伤而固定。

3）手术切除的组织：半侧舌骨及上半甲状软骨，会厌及会厌前间隙、双侧室带，杓会皱襞大部；必要时可扩大切除部分舌根或梨状窝内壁，舌根切除不要超过轮廓乳头，切除过多舌根，手术后会造成吞咽呛咳。

4）手术保留的组织：甲状软骨下半部，双侧活动正常的杓状软骨、声带及前联合。

（2）喉声门上水平垂直部分切除术

1）适应证：声门上型喉癌 T_2，肿瘤从声门上侵及声门，杓状软骨活动良好。T_3 声门上型喉癌，侵及声门，杓状软骨固定，会厌前间隙受侵；对侧声带及杓状软骨正常，或对侧前联合稍受侵。

2）手术要点：颈部水平弧形切口，切口正中最低处在甲状软骨中部，两端至胸锁乳突肌前缘，近下颌角。皮下分离，上端暴露舌骨，下端显示甲状软骨。在病变重的一侧用电刀在舌骨上切断附着于舌骨上的肌肉（下颌舌骨肌、舌骨舌肌、中咽缩肌、舌内肌等）。注意在舌骨体上保留一些肌肉，以备以后应用。舌骨大角处用电刀贴骨膜切断肌肉，该处切缘不要向口底，以免伤及舌动脉及神经。在舌骨体正中用骨剪切断舌骨，解剖舌骨内侧，将患侧舌骨连同附着在舌骨下缘的带状肌向下翻转，显露甲状软骨。沿甲状软骨上缘切开外软骨膜，将骨膜向下剥离，后侧在甲状软骨板上切断咽下缩肌，显露上半甲状软骨；再剥离内骨膜，将患侧甲状软骨上半切除（在颈中线以甲状软骨切迹与甲状软骨下缘之间中点为界），对侧切除一部分软骨，便于进入喉腔。从患侧梨状窝切开进入下咽，用剪刀切开黏膜，走向会厌谷。在会厌与舌根间全层切开，至对侧咽会皱襞。观察肿瘤范围。在对侧杓会皱襞切入喉前庭，切除室带，用剪刀指向喉室，水平向前切开，将室带与声带分离，至前联合。在前联合处向声门下切开，切除患侧声带，到后联合。在后联合正中切开黏膜，但不要切透喉后壁，即下咽前壁黏膜。在杓状软骨顶端切开杓会皱襞，分离杓会皱襞的下咽部黏膜，并保留，连标本切除杓状软骨。如果病变已侵及声带突及声带后端，患侧声门下切口应向下，切除环状软骨部分背板，患侧环杓关节及声门下黏膜病变完整切下。

3）修复：手术后有 2 个缺损需要修复，①杓状软骨（及部分环状软骨）切除后喉后壁（即下咽前壁）有一缺口，术后吞咽时食物易于误入喉内，造成呼吸道感染。②病变祛除后遗留半侧喉腔开放，发声嘶哑，且吞咽时无法关闭声门。修复这两个缺损在文献报道上有几个方法。如利用甲状软骨残留的后缘一小块软骨带咽下缩肌垫高喉后壁缺损，如移植游离脂肪以加高杓区等。

（3）喉裂开声带切除术

1）适应证：声门型癌 T_{1a}。

2）手术要点：皮肤切口，以往采用垂直切口，皮下分离少，手术较方便。但因垂直瘢痕明显，现在多改用横切口。采用以环甲膜为中心弧形横切口。切口长度略宽于甲状软骨。皮下上下剥离后正中分离带状肌。横行切开环甲膜，上下不要贴软骨切，在甲状软骨及环状软骨旁边留下软组织，便于术毕时关闭喉腔。正中裂开甲状软骨，在甲状软骨上切迹处向上切开会厌根部，可以更好地显露喉内。观察病变，分离甲状软骨内骨膜，便于切除肿瘤及松解喉室或室带黏膜做缝合，在肿瘤外 $2\sim3mm$ 处切除，将上端室带黏膜拉下与声门下黏膜缝合。下端为弹力圆锥，不易松解。也可在室带上切一个有蒂黏膜瓣，转下与声带缝合。有时因缺损大，上下黏膜不能对上，可留待自行愈合。但应注意，对足量放疗后复发病例，手术腔尽可能不要让软骨裸露，应该用软组织覆盖。缝合时应用可吸收缝线，也可用 1 号丝线。手术时用小拉钩（静脉拉钩），力求不创伤对侧黏膜，避免术后喉水肿。喉腔内手术完毕后将会厌根部切开处缝一两针，关闭喉腔前检查喉内有无活跃出血，妥善止血。甲状软骨因骨化不易缝上，可在甲状软骨上端切迹处缝 1 针，在下端紧贴甲状软骨将环甲膜缝 1 针，这样在上下就把甲状软骨固定住。用带状肌缝合环甲膜切开处。分层缝合皮下及皮肤。手术后 24 小时内用地塞米松。

3）手术切除的组织：一侧声带前 2/3，可以保留前联合。

注：这一手术在有激光治疗条件的单位，可以应用激光治疗。

（4）喉额侧垂直部分切除术

1）适应证：声门型喉癌 T_{1b}，声带马蹄型病变，前联合受侵。

2）切除范围：甲状软骨前端前联合韧带附着处切除一条软骨，其余保留，做骨膜下剥离。切除软组织。

声门型 T_{1b} 病变手术后容易造成喉狭窄，尤其是女性喉腔较小者，为防止前联合瘢痕粘连，可植入 "T" 形钛板，留置半年以上，需要二期取出。

治疗 T_{1b} 病变可以用喉环状软骨上部分切除术来治疗，替代喉额侧垂直部分切除术。

（5）喉垂直部分切除术

1）适应证：声门型喉癌 T_2，声带原发，侵及喉室或室带。或声门上型喉癌 T_2，室带原发向下侵犯声门，会厌及杓会皱襞无肿瘤，声带突无肿瘤。

2）手术操作：皮肤切口采用以环甲膜为中心弧形横切口。皮肤分离后，横行切开环甲膜。切口应靠环状软骨，换言之，准备将环甲膜全切除，如声门下有侵犯，可切除一部分环状软骨上缘。甲状软骨正中裂开，如术前检查病变已至前联合，则裂开软骨时宜偏健侧，裂开后将甲状软骨内骨膜剥离，保留甲状软骨。在甲状软骨下缘切开环甲膜，直至声带突；沿甲状软骨上缘用剪刀水平剪开室带上缘，走向杓会皱襞。在明视下用剪刀在声带突前垂直将上下切口联合，切除标本，必要时可切除杓状软骨声带突。T_2 病变因为没有深部浸润，做垂直部分喉切除术时通常保留甲状软骨。如果有前联合受侵，则切除一条甲状软骨以保证前联合切除。

3）喉腔修复：喉垂直部分切除后，留下一侧声门缺损的创面。可以不用修复，关闭喉腔，喉内创面自愈。但术后发声效果较差。如果同侧甲状软骨板切除一部分，手术创面可以用甲状软骨外骨膜修复，将骨膜连同带状肌与喉内残存黏膜缝合。

喉垂直部分切除术后要修复喉腔的目的主要是改善发声条件。喉的三大功能中，呼吸功能在喉垂直术后不受影响；吞咽功能只要杓会皱襞存在，术后不会造成误吸。只有发声功能，因为一侧声、室带切除，喉腔无法关严，发声哑，甚至耳语。修复的原则就是设法填充一侧喉腔至中线，使健侧声、室带在发声时可以和患侧组织接触，增加发声响度。但要注意，有时修复过渡，组织过于臃肿而造成拔管困难。

喉腔修复，可用双蒂肌瓣移入喉腔。双蒂肌瓣由 Pressman 在 1954 年创建，20 世纪 70 年代 Bailey 经过 50 条狗实验后应用于临床。双蒂肌瓣：利用颈前带状肌，手术前考虑应用肌瓣时，分离皮下组织时不要损伤肌筋膜。喉腔肿瘤切除后将甲状软骨外骨膜周边与带状肌缝几针固定。先估计喉腔创面前后径长度，在带状肌外侧相当宽度处用刀子垂直切开肌层，形成一条上下比甲状软骨稍长、和术腔创面同宽的肌瓣，从甲状软骨裂开处移入喉内，使外骨膜面向喉腔。将带状肌后缘与杓状软骨声带突处缝合，下方与声门下黏膜缝合。上方无法观察，肌瓣与会厌根部黏膜接触，以后自然愈合。前面肌瓣与对侧前联合处缝合。甲状软骨对合，软组织缝合，关闭喉腔。从理论上说，双蒂肌瓣只能应用于甲状软骨保存的病例，用甲状软骨闭合后肌瓣自然被压入喉腔。如果甲状软骨切除，就是颈部肌瓣关闭喉腔，无所谓肌瓣了。

4）手术切除的组织：一侧室带及声带。

5）手术后残留喉组织：会厌、一侧声带和室带、两侧杓状软骨、两侧甲状软骨。

（6）喉扩大垂直部分切除术

1）适应证：声门型喉癌 T_3，一侧声带杓状软骨固定，后联合及对侧喉无病变；或对侧前联合少许受侵。向上未超过室带，向下未达环状软骨。

扩大垂直喉部分切除术和垂直喉部分切除术的不同在于：①T_3 病变可能有声门旁间隙受侵，需切除同侧甲状软骨。②这类病变常常已扩展到声带突，需切除患侧杓状软骨。有时还可能需要切除环杓关节，同时切除一部分环状软骨背板。

2）手术要点：皮肤横切口如前。环甲膜水平切开如上述。正中切开甲状软骨外骨膜，剥离患侧外骨膜直至后 1/3 处。正中裂开甲状软骨。如病变已侵及前联合，裂开软骨时相应的偏向健侧。

观察病变后用剪刀沿环甲膜向后切开，同时切开环甲肌，直至后联合。如病变已侵及声带突下或要切除环杓关节，在环状软骨侧面用剪刀水平切入软骨，指向后联合。后联合处用刀子正中垂直切开黏膜及杓间肌，在此处操作注意两点：①切开后联合时一定保持正中，不要偏向健侧，否则容易在操作时伤及对侧杓状软骨，造成术后喉狭窄。②切开后联合时不要切透后壁（下咽前壁）黏膜。T_3 病变通常不侵犯杓后黏膜，可以保留用做修复。这时喉部分手术的下切缘及后切缘已完成。在甲状软骨上缘用剪刀水平全层在室带与会厌间剪开，直至杓会厌襞。该襞裂的喉面要切除，但下咽一边，包括杓后黏膜可保留。从杓会厌襞弯向后联合，使杓状软骨后黏膜与软骨分离，剪除杓状软骨及部分环状软骨，连同部分甲状软骨板及肿瘤全切除。

3）手术后残留喉组织：会厌、健侧活动的声带、室带和杓状软骨及一侧甲状软骨。

4）修复：喉扩大垂直部分切除手术后喉腔有 2 个地方要修复，患侧喉腔因声带、室带切除而不能关闭；杓状软骨切除处组织缺损，术后因为杓状软骨，下咽前壁部分缺损，吞咽时食物容易进入喉腔，最好修复喉后壁（下咽前壁）高度，术后经过短期进食练习，可以恢复正常饮食。修复方法在文献上报道较多，常用的手术方法如下：

A. 单蒂肌瓣：在切开皮肤分离皮下时宜保留肌筋膜。做肌瓣时制作一条带状肌，宽 1~1.5cm，上端在舌骨处切断，通常蒂在下，便于操作。肌蒂部应相当于前联合高度。肌瓣长度以喉前后径为标准。将肌瓣上端折转 90°，弯向喉内。肌瓣断端缝于原杓状软骨处黏膜下，将保留的杓后黏膜覆盖一部分肌瓣，大部分肌瓣及肌筋膜裸露，以后自行上皮化。在肌瓣向喉腔折转处与对侧前联合缝一针，肌瓣成直角进入喉腔。将外侧带状肌拉拢至中线缝合。

B. 舌骨肌瓣：复合的舌骨肌瓣制作已在声门上喉癌手术内讲述，此处不重复。由于声门型 T_3 病变不宜保留一侧甲状软骨板，肌瓣折转进喉腔处无支架依靠，可以先衡量健侧喉腔前后径，在肌瓣中段适当长度处将肌瓣与健侧前联合缝合一针，造成新的前联合。将残留带状肌拉向对侧，跨过肌瓣与健侧带状肌缝合，关闭伤口。

C. 双蒂双肌瓣：高太虎等报告将颈前带状肌分为两层应用的经验，有其特点。他们将胸骨甲状肌和甲状舌骨肌借外软骨膜连结，其内缘分别与声门下、后联合、披裂黏膜缝合修复创面。甲状舌骨肌内缘再与梨状窝内侧壁创缘及会厌根部缝合数针即成形和扩大了梨状窝。健侧胸骨舌骨肌内缘与健侧环甲膜切缘、声带、喉室、假声带切缘缝合包埋甲状软骨切缘。患侧胸骨舌骨肌瓣内缘向中线牵拉与健侧胸骨舌骨肌最高点缝合关闭喉腔。

5）手术切除的组织：一侧甲状软骨板，一侧室带声带及杓状软骨（部分环状软骨及环杓关节）。手术需要切除环状软骨及环杓关节是由于肿瘤可能侵犯该处，但实际上这类病变从肿瘤根治角度看，还是需要喉全切除术。

6）手术保留的组织：会厌软骨，一侧完整的室带，声带及杓状软骨，杓会皱襞及环状软骨，健侧甲状软骨板。

（7）其他喉功能保全性手术治疗：喉癌外科治疗除以上经常应用的手术方案外，尚有一些近年来在国内外应用较多的手术，如喉环状软骨上部分切除术；喉次全切除，会厌成形术；喉全切除术，环（气管）咽吻合术等。

1）喉环状软骨上部分切除术

A. 环状软骨－舌骨固定术（SCPL－CHP）

适应证：应用于声门上型喉癌。声门上型喉癌累及声门区，侵犯前联合或对侧声带（T_2）；会厌前间隙受侵犯（T_3）；单侧声带活动受限或固定而杓状软骨未固定（T_3）；侵犯甲状软骨（外侧软骨膜完好）（T_4）。

禁忌证：杓状软骨固定，环状软骨受侵犯，会厌前间隙肿瘤侵犯突破甲舌膜，舌根或舌骨受侵犯，甲状软骨外侧软骨膜侵犯至喉外，呼吸功能不全，高龄患者且不宜行喉部分切除术者。

手术方法：①颈部"U"形切口，分离皮瓣，"U"形切口，自双侧乳突尖下方起，沿双侧胸锁乳突肌前缘的外侧向下至胸骨上凹 2cm 处，切开皮肤、皮下组织及颈阔肌，分离皮瓣至舌骨上约 1cm。②游离喉体，行环甲关节脱位，在双侧颈廓清术后，正中切开颈白线，于舌骨下缘切断舌骨下肌群，切断并缝扎甲状腺峡部，钝性分离颈段气管前、侧壁至上纵隔，于甲状软骨下缘切断胸骨甲状肌，可保留双侧的肩胛舌骨肌；于甲状软骨板后上侧缘切断咽缩肌后，切开甲状软骨板外侧软骨膜，注意保护位于两肌层间的喉上神经血管束，分离至外后方。松解内侧甲状软骨膜及梨状窝后，行环甲关节脱位，注意保护其下方的喉返神经。③进入喉咽腔，切除喉肿瘤病灶，在环状软骨弓上缘切开环甲膜，探查声门下情况后界定声门下切缘。于舌骨小角间切开舌骨下缘骨膜，剥离后松解甲舌膜、会厌舌骨韧带；取会厌谷进路，经舌骨下切开会厌谷黏膜进入喉咽腔，同时可完整地切除全部会厌前间隙。将会厌拉向前下方，在直视下从病变较轻侧开始切除喉肿瘤病灶，注意保留一侧或两侧完整的环杓结构，声带突前的垂直切除线与环甲膜切开线相连，切除线的前方为切除标本，包括两侧完整的声带、室带、声门旁间隙、喉室及前联合、部分杓会皱襞、完整的甲状软骨、会厌及会厌前间隙，有时还包括一侧杓状软骨。切除线后方为保留的双侧梨状窝和下咽缩肌，一侧或两侧杓状软骨及杓间区。如果术中冰冻病理切片示患侧切缘欠安全时，可以做一侧杓状软骨全切除，同时切除环杓侧肌和环甲肌及部分环状软骨。④新喉重建，妥善止血后，用 3 － 0 可吸收合成缝线将向后倾倒的杓状软骨（一侧或双侧）缝一针，缝线牵拉向环状软骨的前外侧，将杓状软骨固定于前倾位。然后用 1 号可吸收合成缝线 3 针经黏膜下穿过环状软骨，向上绕过舌骨，深达舌根肌肉，将环状软骨与舌骨对端吻合，针间距 1.0～1.5cm。⑤颈前肌层缝合后置负压引流，缝合皮肤切口。

B. 环状软骨 － 舌骨 － 会厌固定术（SCPL － CHEP）

适应证：应用于声门型喉癌。T_{1b}、T_2 声门癌，侵犯室带、前联合或对侧声带，局限的 T_1 喉室癌，一侧声带固定的声门癌（T_3），T_4 声门癌限于甲状软骨受侵犯（外侧软骨膜完好）。

禁忌证：同环状软骨 － 舌骨固定术，但因术中需保留大部分的会厌，故会厌前间隙侵犯亦列为禁忌。

手术方法：①颈部小"U"形切口，分离皮瓣，小"U"形切口起自两侧舌骨大角，向下至环状软骨下缘，切开皮肤，皮下组织及颈阔肌，分离皮瓣于舌骨水平。②游离喉体，行环甲关节脱位，正中切开颈白线，自甲状软骨上缘水平切断胸骨舌骨肌和甲状舌骨肌，向下掀起已切断的胸骨舌骨肌，紧贴甲状软骨板斜线肌肉附着处切断胸骨甲状肌，在甲状软骨翼板两侧切断咽缩肌并切开甲状软骨外侧软骨膜；游离两侧梨状窝；切断并缝扎甲状腺峡部，松解颈段气管直至上纵隔；行环甲状关节脱位，注意保护喉上神经、血管束及喉返神经。③进入喉咽腔，切除喉肿瘤病灶，先切开环甲膜界定声门下切缘，经由甲状软骨上缘切断甲状舌骨膜，进入会厌前间隙，然后切断会厌根部进入喉咽腔，在直视下切除声门区肿瘤病灶，声带突前方的垂直切除线与环甲膜切开线相连，切除范围包括两侧声带、室带、完整的喉室及前联合，部分杓会厌皱襞，完整的甲状软骨；当声带活动受限或肿瘤累及杓状软骨前端时，则切除部分杓状软骨；当一侧声带固定时，则切除一侧的环杓单元，包括杓状软骨、环杓侧肌及环甲肌。④新喉重建，妥善止血后，以与 CHP 同样的方法固定双侧杓状软骨于前倾位，然后用 1 号可吸收合成缝线 3 针经黏膜下穿过环状软骨，再穿过保留的会厌软骨、会厌前间隙，向上绕过舌骨行喉咽吻合，针间距 1.0～1.5cm。⑤重建颈前肌层后置负压引流，缝合皮肤切口。气管切开处换管。

C. 气管 － 环状软骨 － 舌骨固定术（SCPL － TCHP）和气管 － 环状软骨 － 舌骨 － 会厌固定术（SCPL － TCHEP）

适应证：TCHEP 的适应证是声门癌只向声门前下侵犯小于 2cm（T_2），会厌无侵犯；声门下癌局限在声门下前部，环甲膜部分受侵犯，环状软骨的前上缘受侵犯（T_1）。TCHP 的适应证是声门癌向上侵犯会厌，同时向下侵犯声门前下小于 2cm，环状软骨后板及一侧环杓单元完好者。

禁忌证：双侧杓状软骨受侵犯或一侧固定，会厌根部广泛受侵犯（TCHP），会厌前间隙肿瘤侵犯已穿破甲舌膜；肿瘤声门前下侵犯大于 2cm；环状软骨广泛受侵犯；舌根或舌骨受侵犯；甲状软骨外侧软骨膜受侵犯；呼吸功能不全，高龄患者且不宜行喉部分切除术者。

手术方法：TCHEP 的手术步骤及喉的暴露与 CHEP 基本类同。在甲状软骨上缘切断会厌根部进入喉咽腔，保持完整的环甲膜，从病变较轻一侧切除声门旁间隙开始，向下与环状软骨弓前 1/3 切除沟连起来，在第 1 气管环上方做水平切除，在中线折断甲状软骨板，充分暴露喉内肿瘤，在直视下完整地切除喉肿瘤病灶。TCHP 的切除方法与 CHP 术式亦基本类同，只是从舌骨下取会厌谷进路进入喉咽腔，必须完整地切除会厌前间隙。在杓状软骨重新固定至前倾位后，同样地用 1 号可吸收合成缝线 3 针经黏膜下穿过第 1、第 2 气管环，向上绕过舌骨，将气管—环状软骨与舌骨吻合。

2）喉次全切除，会厌成形术

适应证：声门型喉癌 T_2；喉室已部分受侵，声带未受侵。声门下无肿瘤；声门型喉癌 T_3，健侧杓状软骨活动，无肿瘤。

切除范围：甲状软骨板大部、会厌蒂部、患侧声带、室带、杓状软骨、对侧部分声带室带，到声带突。保留一侧杓状软骨，大部会厌软骨及两侧杓会皱襞。

术式要点：正中切开甲状软骨外骨膜，沿甲状软骨上、下缘切开甲状软骨外膜。将两侧软骨膜剥离至甲状软骨翼板后缘，保留后端约 1/3（相当于梨状窝侧壁）。纵向在后端切开甲状软骨翼板，切除前 2/3 甲状软骨板。横行切开环甲膜。沿甲状软骨上缘，横行切开甲舌膜，在会厌根部切断，进入喉腔。观察喉内病变后，在病变轻的一侧，明视下在肿瘤后缘垂直切开声带室带，切缘在 2~3mm。将半喉组织瓣向对侧翻转，看清喉内病变。在肿瘤后方切断。如肿瘤未达声带突，杓状软骨可保留。对 T_3 病变，切除该侧杓状软骨，保留杓后黏膜。

修复：用鼠咬钳夹持会厌根部，自下而上在会厌腹侧游离会厌前间隙的纤维脂肪组织及舌骨会厌韧带，松解并拉下会厌，注意保留会厌谷黏膜的完整性，确保不进入口咽腔。将会厌拉下，与环状软骨及甲状软骨残端缝合。甲状软骨膜复位对合。

3）喉全切除术，环（气管）咽吻合术（Arslan – Vega 手术）：1972 年，Arslan 报告 35 例喉声门型鳞状上皮癌，行喉全切除术，切除杓状软骨，将环状软骨和会厌吻合。1975 年 Vega 报告 17 例类似手术，包括声门上型喉癌。切除会厌软骨，保留或不保留环状软骨板，切断舌骨，行环（气管）–咽（舌根）吻合术。国内于 20 世纪 70~80 年代在局部地区曾流行这一术式，应用于喉癌 T_1~T_3 病变。但因术后呛咳严重及拔管率低（国内报道 40% 左右），目前应用较少，多采用其他术式。其肿瘤学治疗效果与喉全切除术相仿。这一手术和近年来兴起的喉环状软骨上部分切除术的区别仅仅在于杓状软骨的保留。Arslan 术式保留了环状软骨和会厌软骨，切除了杓状软骨，Vega 更进一步切除会厌。喉环状软骨上部分切除术保留了至少一侧杓状软骨，基本解决进食呛咳及拔管问题。

（8）喉部分切除术后的喉腔修复：喉部分切除术后，要保证喉功能的恢复，首要是防止进食呛咳。在垂直部分切除术后，即使声门关闭不严，只要杓会皱襞保持完整，术后没有长期呛咳问题；在声门上水平部分切除术中，只要杓状软骨没有损伤、双声带完整，也没有进食呛咳。所以，进食呛咳是由于喉腔开放，杓会皱襞缺损，尤其是杓状软骨或环杓关节切除引起的。

喉部分切除术后修复，从两方面着手，①手术后喉内组织缺损：声门型喉癌 T_2 或 T_3 病变手术后可以应用肌瓣或皮瓣修复，使声门有软组织掩盖。Conley 于 1961 年就开始应用颈部皮瓣移植到喉腔内做修补。王天铎也有同样报告。文献报道应用颈前带状肌转入喉内较多，有用单蒂肌瓣或双蒂肌瓣，如前述。也有报告用游离肌肉，取一块大一点的肌肉，缝在声门区，表面用黏膜盖上。②手术后杓状软骨或环杓关节处缺损：喉后半或下咽前壁缺损，食物容易从缺损进入气管。在这种情况下，应该用组织填高该处，恢复杓状软骨原有高度。应用的组织有舌骨体、舌骨大角、甲状软骨后缘、肌肉、游离脂肪等。

（9）喉全切除术及发音重建术：手术切除范围包括舌骨和全部喉结构。切除气管环数目按声门下区受累程度而定。喉全切除发音重建的手术方法有以下几种：①内部分路手术，指在喉全切除术后，用自身组织做成管道连接气管和咽部以重建发音的方法。②外部分路手术，指在喉全切除术后，在下咽或食管造瘘于颈侧再以颈部皮瓣做成皮管连接气管造瘘口和咽瘘口。③各种发音器的安装手术：将各种发音装置放置于喉全切除术后的患者。④气管咽吻合术：在喉全切术后将气管上提与舌骨接近而形成气管咽吻合，术后发音良好。

2. 放射治疗　放疗对喉癌的治愈率为：原位癌 100%，声门区癌 T_1 80%~90%，T_2 63.8%，T_3~T_4 约 39%，声门上癌 T_1 80%~93%，T_2 51%~77%，T_3 20%~67%，T_4 16%~55%。影响放疗效果的

主要因素有：年龄、原发部位、生长性质、局部扩展情况及有无颈部淋巴结转移等。年龄大，肿瘤范围广以及有颈部淋巴结转移者效果欠佳。目前喉癌的治疗多主张手术加放疗，但对于病变范围较广，肿瘤细胞分化程度较低者，可先行术前放疗。术前放疗剂量为 4 500Gy 左右，放疗后 2 周再考虑手术。术后放疗者，若无明显颈部淋巴结转移，仅做预防性照射，总量为 4 500～5 000Gy。对于晚期患者，且不能耐受手术的患者，可行姑息性放疗。

声门区癌的放疗：对 T_1、$T_2N_0M_0$ 的声门癌可首选放疗。该区肿瘤发生颈淋巴结转移的可能性小，只照射喉部即可。总量为 60～66Gy，每次照射量为 1.8～2.0Gy。$T_3N_0M_0$、$T_4N_0M_0$ 及 T_3、$T_4N_xM_0$ 的患者，以手术治疗为主，术后用总量为 45～50Gy 的预防性照射。

声门上区癌的放疗：对 T_1、$T_2N_0M_0$ 的声门上癌可行放疗或喉部分切除术。先用 40～50Gy 行淋巴结区预防照射，然后缩小照射野至喉部，总量为 60～66Gy。80%～90% 的患者仅用放疗便可治愈。对于 T_1、$T_2N_xM_0$ 的声门上癌，原发灶行放疗，有颈部淋巴结转移者，对转移淋巴结的剂量可达 60～70Gy。

声门下癌的放疗：该区肿瘤易向气管旁淋巴结转移，故照射野应包括此区域。

3. 化疗　喉癌中 90% 为鳞状细胞癌，常用的药物有氨甲蝶呤、顺铂、博来霉素等。目前多主张联合用药，并与其他治疗手段结合使用。目前采用的化疗方式有诱导化疗、辅助化疗和姑息化疗等。

（1）诱导化疗：指在手术或放疗前进行化疗，以期减少术后复发率，提高生存率。该法的优点在于未经手术和放疗，肿瘤血管丰富，有利于药物分布，能最大效率地发挥药物对肿瘤细胞的杀灭作用。但经化疗后，患者营养状态较差，以及药物的免疫抑制作用，可能会增加术后并发症。

（2）辅助化疗：指在手术或放疗之后采用的化疗。手术后，机体可能存在肉眼不能分辨的微小病灶，即所谓的"亚临床灶"。辅助化疗的目的在于抑制和杀灭这样的癌细胞。

（3）姑息化疗：指对复发肿瘤和远处转移肿瘤采取的化疗，姑息化疗可在短期内使肿瘤缩小，临床症状改善，但远期疗效欠佳。

4. 免疫治疗　目前仍处研究阶段，疗效尚未受肯定。包括重组细胞因子、过继转移的免疫细胞、单克隆抗体及其偶联物及肿瘤分子疫苗等。

二、喉横纹肌肉瘤

（一）概述

横纹肌肉瘤可以发生于喉部，但很少见。本病多见于儿童和青少年中，男女之比为 2：1。

（二）临床表现及诊断

1. 临床表现　常见的临床表现为进行性声嘶、呼吸困难和喉喘鸣。肿瘤生长迅速，短期内即可出现喉阻塞。查体可见肿瘤位于声带或室带，呈圆形，表面光滑，可遮盖声门，甚至侵及一侧杓会厌皱襞、梨状窝等处，也可生长于声门下区。

2. 诊断　需病理检查才能明确诊断。

（三）治疗

以手术切除为主，尽量保留喉功能，目前多采用以手术为主，辅以放、化疗的综合疗法。

三、喉纤维肉瘤

（一）概述

喉纤维肉瘤为喉部间叶组织中最常见者，其发病率约占喉部恶性肿瘤的 1%，可发生于任何年龄。大部分患者在 50 岁以上，男女发病率之比为 4：1。肿瘤多发生于声带前部或前联合，也可生长于喉室或环状软骨，外观呈结节状或息肉状，表面光滑，无溃烂，灰白色，质硬。

（二）临床表现及诊断

常见症状为咳嗽、进行性声音嘶哑、呼吸困难和喘鸣。由于肉瘤生长较快，数月内即可阻塞声门，发生喉梗阻。本病很少发生淋巴结转移，晚期可随血行转移，局部复发率约为 40%。

（三）治疗

以手术切除为主。组织分化好，病变范围局限者，可行部分喉切除术及喉功能重建术。分化较差、范围较广的肿瘤，可行全喉切除术，辅以化疗。本病对放疗不敏感。

四、喉组织细胞瘤

（一）概述

喉组织细胞瘤又称恶性纤维组织细胞瘤，起源于间质。发生于喉部的组织细胞瘤很少，发病年龄以 50～70 岁居多，男性多于女性。

（二）临床表现及诊断

常见症状为声嘶、呼吸困难、咽喉部疼痛、咯血及吞咽困难。肿瘤具有较强的浸润性，易发生全身转移。

（三）治疗

本病对放疗不敏感，治疗以广泛手术切除为主，术后辅以化疗，易复发。

五、喉软骨肉瘤

（一）概述

喉软骨肉瘤较为罕见，多发生于环状软骨，也有小部分发生在甲状软骨及喉部其他软骨。

（二）临床表现及诊断

首发症状以呼吸道阻塞和吞咽困难为主。肿瘤生长缓慢，病史较长。行喉部 X 射线检查，80% 病例中可见钙化斑点。易复发，远处转移罕见。

（三）治疗

以手术治疗为主，病变范围小者，可行喉部分切除术。因肿瘤多发生于环状软骨，大范围的手术切除可能影响后的骨性支架，造成喉腔狭窄、闭锁等。本病预后较好。

六、喉髓外浆细胞瘤

（一）概述

髓外浆细胞瘤又称孤立性浆细胞瘤，属罕见肿瘤，80%～90% 的髓外浆细胞瘤发生于头颈部，上呼吸道的浆细胞瘤中，约有 10% 见于喉部。发病年龄以 40～50 岁多见，男女发病率之比为 2.3：1。

（二）临床表现及诊断

本病的主要症状为声嘶、咳嗽，也可有咯血及呼吸困难。多发生于会厌，其次为声带、室带和喉室。检查可见单发、局限的肿块，也可浸润到周围组织内。肿瘤内血管丰富，表面呈紫红色，质脆，有出血倾向。肿瘤常向上呼吸道及食道发展，少数患者有邻近淋巴结及远处器官转移。注意与多发性骨髓瘤鉴别，髓外浆细胞瘤可为多发性骨髓瘤在喉腔的局部表现，也可在治疗数年后发展为多发性骨髓瘤。血 γ 球蛋白增加、IgG 数值增高、血沉升高、尿中免疫球蛋白、骨髓穿刺示浆细胞数增多提示为多发性骨髓瘤，而在髓外浆细胞瘤则少见。

（三）治疗

局限于喉腔内或侵及喉外，但范围局限者可行全喉切除术，浆细胞对放疗敏感，故建议手术后辅以放疗。累及全身其他器官时，可采用化疗。本病易复发，易进行长期观察。

七、Kaposi 肉瘤

（一）概述

Kaposi 肉瘤是一种非常罕见的血管增殖性疾病，恶性程度不高。本病病因尚不明确，可能不属于真正肿瘤，只是一种对外界刺激的反应，也可能与巨细胞病毒有关。在艾滋病患者中，有 1/3 患者有 Kaposi 肉瘤发生，故 Kaposi 肉瘤已成为艾滋病的主要特征之一。

（二）临床表现及诊断

1. 临床表现　其症状视肿瘤发生的原因及部位而定。如果肿瘤发生于会厌、声带及气管黏膜，可出现声嘶、喉喘鸣和呼吸困难等症状；发生于艾滋病患者，肿瘤发展快，多累及内脏，病情较重；发生于皮肤，呈慢性病程。

2. 诊断　应详细询问病史，辨别患者是否为艾滋病患者，并行血液免疫功能检查及血清 HIV 抗体检查。在病变处行活检，可确诊。

（三）治疗

主要的治疗方法为放疗和化疗，有喉阻塞者，必要时需行气管切开术。放疗较为有效，用量为 16Gy，可以控制病变，仅有轻微的急性反应。若病变在口腔，放疗可能引起严重黏膜病变，以化疗为首选。化疗多采用长春新碱及博来霉素联合化疗。目前治疗艾滋病中 Kaposi 肉瘤的策略如下：若病变不引起显著症状，不需特殊治疗；如孤立性皮肤病变已引起外貌改变，或伴有水肿，可用局部放疗，共16Gy，在 4 天内分 4 次治疗；若皮肤或黏膜广泛病变，可采用长春新碱联合博来霉素的化疗方案治疗。

（姚　远）

第三节　喉癌手术

手术治疗是喉癌的主要治疗手段。原则是根据肿瘤的部位、范围、患者的年龄以及全身情况选择适当的术式。最早多行喉全切除术，近几十年来，随着喉外科的发展，各种喉部分切除术逐渐广泛地被应用于喉癌的治疗。目前主张在彻底切除癌肿的前提下，尽可能保留或重建喉的功能，以提高患者的生存质量。

一、喉部分切除术

喉部分切除术是一类在彻底切除喉癌的基础上，将喉的正常部分安全地保留下来，经过整复恢复喉的全部或部分功能的手术。根据切除的部位、范围，喉部分切除术包括以下术式：

1. CO_2 激光手术　适用于早期（T_1、T_2）声门型和声门上型喉癌。

2. 喉垂直部分切除术（vertical partial laryngectomy）　适用于一侧声带癌向前接近、累及前连合而声带活动正常者，或向上侵及喉室、室带，或向下累及声门下区，声带活动正常或受限者。手术切除包括患侧甲状软骨板前 1/3 或 1/2，对侧甲状软骨前 0.5cm，患侧声带、喉室、室带、声门下区和（或）对侧声带前 0.5cm。

3. 喉额侧部分切除术（frontolateral partial laryngectomy）　适用于声门型喉癌累及前连合以及对侧声带前 1/3，向声门下侵犯前部不超过 1cm，未侵及声带突，声带运动正常者。手术切除包括患侧甲状软骨板前 1/3 或 1/2，对侧甲状软骨前 0.5~1cm，患侧声带、喉室、室带、声门下区及对侧声带前 1/3。

4. 喉扩大垂直部分切除术（extended partial laryngectomy）　适用于声门型喉癌累及一侧声带全长，向后累及声带突者。手术切除包括患侧甲状软骨板前 1/3 或 1/2，对侧甲状软骨前 0.5cm，患侧声带、喉室、室带、声门下区、前连合和（或）对侧声带前 0.5cm，同时切除患侧的杓状软骨。

5. 喉声门上水平部分切除术（horizontal supraglottic partial laryngectomy）　适用于会厌、室带或杓会厌襞的声门上癌，未累及前连合、喉室或杓状软骨者。手术切除会厌、室带、喉室、杓会厌襞、会厌前间隙或部分舌根部及甲状软骨上半部。

6. 喉水平垂直部分切除术（horizontal vertical partial laryngectomy）　亦称 3/4 喉切除术，适用于声门上癌侵及声门区，而一侧喉室、声带及杓状软骨正常者。

7. 环状软骨上喉部分切除术（supracricoid partial laryngectomy）　主要包括环状软骨舌骨会厌固定术（CHEP）和环状软骨舌骨固定术（CHP）等术式。前者主要适用于 T_{1b}、T_2 和部分经选择的 T_3 声门型喉癌，后者主要适用于声门上癌侵及声门区，而有一侧声带后 1/3 及杓状软骨正常者。

8. 喉近全切除术（near - total laryngectomy）　主要适用于 T_3、T_4 喉癌，已不适合做上述各种喉部分切除术，而有一侧杓状软骨及残留的声带、室带、喉室、杓会厌襞和杓间区黏膜正常者。手术切除喉的大部后，利用保留的杓状软骨及一条与气管相连的喉黏膜瓣，缝合成管状，来保留患者的发音功能。

二、喉全切除术

喉全切除术：切除范围包括舌骨和全部喉结构，其主要适应证为：①由于肿瘤的范围或患者的全身情况等不适合行喉部分切除术者。②放射治疗失败或喉部分切除术后肿瘤复发者。③T_4 喉癌已累及并穿通软骨者。④原发声门下癌。⑤喉癌放疗后有放射性骨髓炎或喉部分切除术后喉功能不良难以纠正者。⑥喉咽癌不能保留喉功能者。

三、颈部淋巴结转移的处理

颈淋巴结清扫术是治疗喉癌伴颈淋巴结转移的较有效的方法，能提高喉癌患者的生存率和临床治愈率。根据癌肿原发部位和颈淋巴结转移的情况可行根治性颈清扫术（radical neck dissection）、功能性颈清扫术（functional neck dissection）、分区性颈清扫术（selective neck dissection）和扩大根治性颈清扫术（extended radical neck dissection）。

四、喉切除后的功能重建及言语康复

喉全切除术后，患者失去了发音能力，无论从功能上和心理上对患者影响都是巨大的。目前，常用的发音重建方法主要有以下几种：

1. 食管发音法　其基本原理是：经过训练后，患者把吞咽进入食管的空气从食管冲出，产生声音，再经咽腔和口腔动作调节，构成语言。其缺点是发音断续，不能讲较长的句子。

2. 人工喉和电子喉　人工喉是将呼气时的气流从气管引至口腔同时冲击橡皮膜而发音，再经口腔调节，构成语言。其缺点是佩戴和携带不便。电子喉是利用音频振荡器发出持续音，将其置于患者颏部或颈部做说话动作，即可发出声音，但所发出的声音略欠自然。

3. 食管气管造瘘术　在气管后壁与食管前壁间造瘘，插入发音钮或以肌黏膜瓣缝合成管道。包括Blom – Singer 发音钮法和 Provox 发音钮法等。

（姚　远）

参考文献

[1] 黄健．眼耳鼻喉口腔科学［M］．北京：人民卫生出版社，2022.

[2] 邢英姿．耳鼻喉头颈外科疾病防治［M］．北京：科学技术文献出版社，2021.

[3] 石大志．耳鼻咽喉头颈外科学分册［M］．北京：人民卫生出版社，2021.

[4] 孙虹，张罗．耳鼻咽喉头颈外科学［M］．9 版．北京：人民卫生出版社，2018.

[5] 吴媛媛．内镜在耳鼻喉临床带教中的应用体会［G］．中国社区医师，2020，36（10）：185 – 186.

[6] 王斌全，祝威．耳鼻咽喉头颈外科学［M］．北京：高等教育出版社，2017.

[7] 刘广安，张洁，马俊岗．耳鼻喉科疾病临床诊疗技术［M］．北京：中国医药科技出版社，2017.

[8] 李明，王洪田．耳鸣诊治新进展［M］．2 版．北京：人民卫生出版社，2017.

[9] 徐倩倩．耳鼻喉科职业暴露因素分析及管理对策［G］．中医药管理杂志，2020，28（6）：37 – 38.

[10] 孙红霞．鼻炎防治［M］．北京：科学出版社，2017.

[11] 石伟．耳鼻喉急性感染及术后疼痛的临床治疗分析［J］．世界最新医学信息文摘，2020（49）：44.

[12] 夏寅，林昶．耳鼻咽喉头颈外科学［M］．北京：中国医药科技出版社，2016.

[13] 马建民，王宁宇，江泳．眼耳鼻喉口腔科学［M］．2 版．北京：北京大学医学出版社，2016.

[14] 王亮，娄卫华，叶放蕾．实用耳鼻咽喉头颈外科诊断与治疗学［M］．郑州：郑州大学出版社，2015.

[15] 韩东一．耳鼻咽喉头颈外科学高级教程［M］．北京：中华医学电子音像出版社，2016.

[16] 王建国．耳鸣耳聋［M］．北京：中国医药科技出版社，2016.

[17] 孔维佳，周梁．耳鼻咽喉头颈外科学［M］．3 版．北京：人民卫生出版社，2015.

[18] 张建国，阮标．耳鼻咽喉头颈外科学（案例版）［M］．2 版．北京：科学出版社，2016.

[19] 王建国，付涛．中耳炎［M］．北京：中国医药科技出版社，2016.

[20] 张勤修，刘世喜．耳鼻咽喉头颈外科学［M］．北京：清华大学出版社，2017.